U0244556

全国县级医院系列实用手册

麻醉科医生手册

主　编　姚尚龙　严　敏

副主编　郭向阳　郑　宏　徐世元

主　审　于布为　刘　进　熊利泽

人民卫生出版社

图书在版编目（CIP）数据

全国县级医院系列实用手册.麻醉科医生手册/姚尚龙，严敏主编.—北京：人民卫生出版社，2016

ISBN 978-7-117-22448-2

Ⅰ.①全… Ⅱ.①姚…②严… Ⅲ.①县-医院-管理-中国-手册②麻醉学-手册 Ⅳ.①R197.32-62②R614-62

中国版本图书馆 CIP 数据核字（2016）第 078165 号

人卫社官网　www.pmph.com	出版物查询，在线购书
人卫医学网　www.ipmph.com	医学考试辅导，医学数据库服务，医学教育资源，大众健康资讯

全国县级医院系列实用手册

麻醉科医生手册

主　　编：姚尚龙　严　敏
出版发行：人民卫生出版社（中继线 010-59780011）
地　　址：北京市朝阳区潘家园南里 19 号
邮　　编：100021
E - mail：pmph @ pmph.com
购书热线：010-59787592　010-59787584　010-65264830
印　　刷：北京盛通印刷股份有限公司
经　　销：新华书店
开　　本：850×1168　1/32　　印张：18.5
字　　数：469 千字
版　　次：2016 年 6 月第 1 版　2016 年 6 月第 1 版第 1 次印刷
标准书号：ISBN 978-7-117-22448-2/R·22449
定　　价：99.00 元

打击盗版举报电话：010-59787491　E-mail：WQ @ pmph.com
（凡属印装质量问题请与本社市场营销中心联系退换）

编 者（以姓氏笔画为序）

于布为　上海交通大学医学院附属瑞金医院
马武华　广州中医药大学第一附属医院
王　洁　华中科技大学同济医学院附属协和医院
王　锷　中南大学湘雅医院
王月兰　山东省千佛山医院
王英伟　复旦大学附属中山医院
王晓斌　泸州医学院附属医院
王海英　遵义医学院附属医院
车薛华　复旦大学附属中山医院
邓　萌　复旦大学附属中山医院
朱　涛　四川大学华西医院
刘　进　四川大学华西医院
孙绪德　第四军医大学唐都医院
严　敏　浙江大学医学院第二附属医院
李　偲　中山大学附属第一医院
李天佐　首都医科大学附属北京世纪坛医院
邹晓静　华中科技大学同济医学院附属协和医院
张明生　江西省人民医院
张宗泽　武汉大学医学院中南医院
张诗海　华中科技大学同济医学院附属协和医院
张珍妮　西安交通大学第二附属医院
陈向东　华中科技大学同济医学院附属协和医院
武庆平　华中科技大学同济医学院附属协和医院
武宙阳　华中科技大学同济医学院附属协和医院

编 者

欧阳文　中南大学湘雅三院

罗爱林　华中科技大学同济医学院附属同济医院

金孝岠　皖南医学院弋矶山医院

周　锦　沈阳军区总医院

郑　宏　新疆医科大学第一附属医院

赵　璇　上海交通大学医学院附属新华医院

俞卫锋　第二军医大学第三附属医院

姚尚龙　华中科技大学同济医学院附属协和医院

袁世荧　华中科技大学同济医学院附属协和医院

夏中元　武汉大学医学院人民医院

徐世元　南方医科大学珠江医院

徐军美　中南大学湘雅二院

徐国海　南昌大学第一附属医院

郭向阳　北京大学第三医院

黑子清　中山大学附属第三医院

熊利泽　第四军医大学西京医院

《全国县级医院系列实用手册》
编委会

5

出版说明

县级医院是我国医疗服务承上启下的重要一环，是实现我国医疗服务总体目标的主要承载体。目前，我国县级医院服务覆盖全国人口 9 亿多，占全国居民总数70% 以上，但其承担的医疗服务与其功能定位仍不匹配。据《2014 中国卫生和计划生育统计提要》数据显示，截至 2013 年，我国有县级医院 1. 16 万个，占医院总数的47%；诊疗人次 9. 24 亿人次，占医院总诊疗人次的34%；入院人数 0. 65 亿人，占医院总入院人数的46%。

为贯彻习近平总书记"推动医疗卫生工作重心下移、医疗卫生资源下沉，推动城乡基本公共服务均等化，为群众提供安全有效方便价廉的公共卫生和基本医疗服务"的指示，落实国务院办公厅《关于全面推开县级公立医院综合改革的实施意见》和《关于推进分级诊疗制度建设的指导意见》等文件精神，推动全国县级医院改革发展与全国分级诊疗制度顺利实施，通过抓住县级医院这一关键环节，实现"郡县治，天下安"的目标，在国家卫生和计划生育委员会的领导下，在中国医师协会、中华医学会、中国医院协会的支持下，人民卫生出版社组织编写了本套《全国县级医院系列实用手册》。

本套图书编写有如下特点：

1. 编写工作是在对全国 31 个省市自治区 100 多家县级医院的充分调研基础上开展的，充分反映了全国县级医院医务工作者迫切需求。

2. 图书品种是严格按照县级医院专业构成和业务能力发展要求设置的，涉及临床、护理、医院管理等 27 个专业。

3. 为了保证图书内容的学术水平，全部主编均来自全国知名大型综合三甲医院；为了增加图书的实用性，还选择部分县级优秀医生代表参与编写工作。

4. 为了保证本套图书内容的权威性和指导性，大部分参考文献来源于国家制定的指南、规范、路径和国家级教材。

5. 整套图书囊括了县级医院常见病、多发病、疑难病的诊治规范、检查技术、医院管理、健康促进等县级医院工作人员必备的知识和技术。

6. 本套图书内容在保持先进性的同时，更侧重于知识点的成熟性和稳定性。

7. 本套图书写作上字斟句酌，字词凝练。内容表达尽量条理化、纲要化、图表化。

8. 本书装帧精良，为方便阅读，参照国际标准制作成易于携带的口袋用书。

本套图书共 27 种，除适合于县级医院临床工作者阅读之外，还兼顾综合性医院年轻的住院医师和临床研究生使用。本套图书将根据临床发展需要，每 3~5 年修订一次。整套图书出版后，将积极进行数字化配套产品的出版。希望本套图书的出版为提升我国县级医院综合能力、着力解决我国"看病难、看病贵"等问题，做出应有贡献。

希望广大读者在使用过程中发现不足，并反馈给我们，以便我们逐步完善本套图书的内容，提高质量。

人民卫生出版社

《全国县级医院系列实用手册》编委会

2016 年 1 月 18 日

前　言

　　自 20 世纪 40 年代，尚德延教授、吴珏教授等一批麻醉界精英海归，逐步创建中国的麻醉学科，历经 70 余年的努力拼搏，特别是卫生部（1989）12 号文件的颁布，麻醉科作为临床二级学科进入了快速发展时期，逐渐发展为涵盖临床麻醉、危重病医学、疼痛诊疗和急救复苏的重要临床二级学科。现代麻醉学科的建立，为维护患者安全以及开展各类临床诊疗和手术提供了良好的保障。各种新型麻醉和监测设备不断应用于临床，使得中国的麻醉学科迅速与国际接轨。住院医师规范化培训制度的逐步完善，大量本科生、研究生进入麻醉领域，使得学科的人才梯队结构和建设逐渐合理有序。全国麻醉质量控制工作的稳步开展，使得临床麻醉安全明显改善。中国麻醉学科的发展历程凝集几代麻醉学家心血和努力。

　　然而，目前国内麻醉学科的发展还很不平衡，基层医院麻醉科与中心城市麻醉科在医疗水平上存在较大差距。在基层医院，麻醉科大多未能达到国家卫生和计划生育委员会的要求。①部分基层麻醉科未受到医院的重视，没有独立建科，部分医院纳入医技科室管理，甚至有的还从属于外科，严重制约麻醉学专业的发展；②麻醉科核心制度的执行和监管不到位，县级医院麻醉科核心制度的知晓率和执行力度严重不足；③科室人员素质较低，人员储备严重不足，结构不合理，专业知识的缺乏，摄取知识的局限，不能满足现代医学的要求，使基层医院麻醉整体水平不高；④基层医院仪器设备匮乏，

9

新技术新业务开展受到限制，医疗安全隐患颇为突出；⑤新型农村合作医疗的广覆盖和分级转诊制度的开展对基层麻醉科提出全方位的挑战。

"郡县治则天下安，县域强则国家富"。县级医院作为县域内的医疗卫生中心和农村三级医疗卫生服务网的龙头，是城乡医疗服务体系的枢纽，关乎基层广大人民群众健康和疾病防治，正是当前医疗卫生体制改革的重点。医院麻醉科作为二级学科和一级临床科室，在促进医院发展和保障人民健康方面发挥着举足轻重的作用。加强县级医院麻醉科的建设和管理，对于全面提升我国县级医院综合能力，满足县域居民医疗服务需求将起到积极的作用。因此对于基层医院麻醉科室医生如何提升麻醉技术水平，提高麻醉手术质量，正是当前我国各级医疗卫生组织所要关注的问题。

为响应习近平总书记要求"推动医疗卫生工作重心下移、医疗卫生资源下沉，推动城乡基本公共服务均等化，为群众提供安全有效方便价廉的公共卫生和基本医疗服务，真正解决好基层群众看病难、看病贵问题"的重要工作部署，国务院和国家卫生和计划生育委员会近年出台多份推进县级医院综合改革的文件，《全国县级医院系列实用手册》这一丛书的编写正是推动县级医院改革与综合能力提升，进一步推进分级诊疗工作的应有之举。

全国麻醉学专业的专家教授与人民卫生出版社共同努力，编写成这本《全国县级医院系列实用手册——麻醉科医生手册》。本手册的读者定位为县级医院麻醉学专业医务人员及管理人员，以人民卫生出版社的新版本科教材为蓝本，以国际知名的 *The Washington Manual of Medical Therapeutics* 为参考，充分考虑县级医院麻醉临床工作实际需求，注重麻醉学科建设，临床基本技能，主要涉及麻醉的围手术期管理、危重病医学和疼痛治疗。本书作者从事临床麻醉工作多年，具有丰富的临床工作经验及教学经验。本手册内容以目前国内大型三甲医院的临床技能为模板，适用于县级医院麻醉学专业日常工作的临床需求。由于本书编纂时间较紧，可能存在一些不足之处，敬请各位赐教指正。

姚尚龙　严　敏
2016 年 4 月于武汉

目　录

第一篇　麻醉前评估

第二篇　临床麻醉

目　录

第三篇　围手术期问题

第一篇

麻醉前评估

第一章

麻醉前患者评估

一、概述

麻醉前评估的目标，包括建立良好的医患关系，了解患者需行外科手术治疗的外科疾病以及是否存在其他系统疾病，制定适当的麻醉管理方案，并取得患者或其家属同意。麻醉医生会诊应在病例上详细记录所选的麻醉方式、益处及相应的风险。术前评估的主要目的是减轻患者术前焦虑、降低围手术期并发症的发生率和死亡率。

二、病史

（一）麻醉医生应了解现存外科疾病的症状、已做检查、诊断、初始治疗和患者的反应等。注意患者的生命体征和估计体液平衡。

（二）并存疾病可能使患者的麻醉和手术过程复杂化。麻醉医生应了解自己的权限和责任，不应要求专科会诊医生解决麻醉及其相关的问题。

（三）明确并存疾病的治疗方案、药物种类及剂量。一般常规药物可应用至术前。

（四）变态反应和药物反应

1. 变态反应药物使用后产生皮肤征象（荨麻疹伴瘙痒或皮肤潮红）、面部或口腔肿胀、呼吸急促、窒息、

1

喘息甚至休克等情况，应考虑为变态反应。①抗生素是最常见的诱发因素。②食物。③氟烷和琥珀胆碱。④局麻药物。⑤含碘制剂。⑥乳胶制品。

2. 不良反应和副作用：围手术期多种药物能产生可回忆的不愉快反应（如麻醉性镇痛药引起的恶心、呕吐和皮肤瘙痒）。

3. 某些少见但重要的药物交叉反应可危及生命，用药前需预见。如硫喷妥钠可能诱发致命的急性间歇性卟啉症。

（五）麻醉史

1. 应该复习以往麻醉记录了解以下信息：①对镇静药、镇痛药和麻醉药的反应。②开放静脉通路和有创监测的类型及操作是否顺利。③面罩通气的难易程度、插管难易、气管导管的型号和大小及深度。④围麻醉期间的并发症。⑤术中、术后恢复室记录。

2. 询问患者既往使用麻醉药物后的情况。

（六）家族史

对于家庭成员中麻醉后出现不良反应的患者应高度注意，还应询问有无恶性高热病史。

（七）个人史及习惯

1. 吸烟史。

2. 药物和饮酒史应了解患者最近所用药物的种类、用药途径、用药次数和近期用药情况。

（八）各系统回顾

1. 近期上呼吸道感染病史　近期有上呼吸道感染体征和症状（咳嗽、流鼻涕、咽喉痛及发热）者必须推迟择期手术。

2. 哮喘　哮喘患者麻醉诱导或气管插管后可引起急性支气管痉挛。

3. 既往有冠状动脉疾病　麻醉和手术应激下，更易诱发心肌缺血、心功能不全或心肌梗死。

4. 安装起搏器和（或）植入式心脏转复除颤器的心律失常患者，术前需请心内科会诊。

1

5. 糖尿病　询问患者平时血糖控制情况。

6. 未经治疗的高血压　麻醉中易出现剧烈的血压变化。

7. 食管裂孔疝伴反流　发生反流误吸的危险性增加。

8. 头、颈部接受放疗史　可能存在气道解剖结构异常。

9. 眩晕/晕动病史　术后易发生恶心呕吐。

10. 妊娠　可能性育龄妇女应确定是否妊娠。

11. 阻塞性睡眠呼吸暂停（OSA）　麻醉期间应减少阿片类药物用量。

三、体格检查

体格检查应该全面且有重点，特别注意气道、心、肺和神经系统的检查。

（一）生命体征

1. 身高和体重是计算用药量，液体需要量及围手术期尿量是否足够的有效指标。

2. 血压分别测量双上肢血压，注意两者之间的差异。

3. 应注意患者静息状态时的脉率、节律、浅静脉充盈程度。

4. 呼吸　观察患者的呼吸频率、深度和呼吸方式。

5. 氧饱和度　应注意氧饱和度和静息状态需氧量。

（二）头颈部

1. 张口度。

2. 测量甲颏距离。

3. 记录牙齿情况。

4. 颈椎活动范围。

5. 气管偏移。

6. 长胡须或络腮胡须可能会干扰面罩通气时的面罩气密性。

1

（三）心前区听诊：注意有无杂音。

（四）肺脏

双肺听诊注意有无异常呼吸音，同时观察双肺呼吸幅度是否对称，有无呼吸困难。

（五）腹部

注意有无腹胀、腹部包块或腹水。

（六）四肢

注意有无肌肉萎缩、肌无力及全身末梢血管灌注；注意有无杵状指、发绀及皮肤感染。

（七）背部

有无畸形、瘀伤或感染。

（八）神经系统检查

记录意识状态、脑神经功能、认知功能及周围感觉运动功能。

四、实验室检查

（一）血液学检查

1. 近期血细胞比容（Hct）和血红蛋白水平（Hb）：贫血原因未明的患者应延期手术。

2. 血小板功能。

3. 凝血功能 术前应做凝血功能检查。

4. 血型或抗体筛查 术中预计出血较多的患者应常规检查。

（二）血生化检查

1. 低钾血症 轻度低钾（2.8～3.5mmol/L）不必推迟择期手术。快速静脉补钾可能诱发心律失常和心搏骤停。

2. 高钾血症 高钾血症多见于终末期肾功能不全的患者。此类患者术中补液应选择不含钾离子的替代液。

3. 心电图 具有冠状动脉疾病的高危因素的患者应行心电图检查。

4. X线检查 年龄超过50岁、既往患有心肺疾病及手术危险性高的患者，术前应常规检查。

1

5. 肺功能检查（PFTs） 用于评估肺部疾病严重程度及对支气管扩张药治疗反应。

五、麻醉医生与患者之间的关系

（一）围手术期多数患者情绪处于应激状态，麻醉医生可以通过以下几个方面帮助患者消除恐惧，增强信心。

1. 安排一个轻松的会面。

2. 指导患者术前应注意的事项，包括：①术前禁食水的时间；②预计手术时间；③常规药物治疗应继续至手术当日；④自体输血适用于患者术前状态良好、预计失血量大的手术；⑤阿司匹林和非甾体抗炎药的治疗原则。脊麻和硬膜外麻醉，需停用阿司匹林 7~10 天；⑥手术当日所需的麻醉操作，确保围手术期予必要的镇静和镇痛；⑦计划术后在麻醉后恢复室或 ICU 进行严密观察；⑧计划术后镇痛。

（二）麻醉知情同意

1. 麻醉中特殊注意的问题，应事先明确提出和讨论。

2. 制订麻醉备用方案。

3. 告知围手术期麻醉相关的风险。①区域麻醉：头痛、感染、局部出血、神经损伤、药物不良反应以及区域麻醉失败致麻醉效果不佳，同时应向患者交代改全麻的可能性及全麻相应风险。②全身麻醉：咽痛、声音嘶哑、恶心呕吐、牙齿损伤和药物过敏反应。术中知晓、心肺功能损伤术后重新插管或病情危重入 ICU 后续治疗。③输血：发热、溶血反应、感染。④动静脉穿刺置管：外周神经、肌腱和血管损伤；中心静脉穿刺置管所致血胸和（或）气胸；感染。⑤注意：还应告知患者某些不能客观预见和解释的风险。

4. 特殊紧急情况下，麻醉可在未取得同意的情况下进行。

5. 术前应特别注意患者有无个人或宗教信仰。

六、麻醉会诊记录

术前麻醉记录是永久性医院病志中医学法律文件，它应包括：

（一）简洁清晰记录会诊日期和时间、麻醉方案及特殊注意事项。

（二）病史、体格检查、实验室检查中的阳性和阴性结果、过敏史及其治疗方案。

（三）所有疾病过程、治疗方案及目前功能受限等问题清单。

（四）ASA 分级

1 级：无生理、身体、心理异常的健康患者。

2 级：患有轻度全身疾病，日常活动不受限。

3 级：患有严重全身疾病，活动受限但器官功能尚可代偿。

4 级：患有不能代偿性全身疾病，常可危及生命。

5 级：濒死患者，无论手术与否，生存不能超过 24 小时。

6 级：脑死亡患者，组织、器官准备捐赠。

如果是急诊手术，ASA 分级前加"E"。

（五）麻醉方案

1. 术前用药必要性的评估　抗焦虑药的剂量和种类选择应因人而异。

2. 有创监测必要性的评估　多数创伤较小手术给予标准 ASA 监护即可。

3. 麻醉选择的考虑　依据患者病情选择最适宜的麻醉方案。

4. 术后镇痛方案。

5. 麻醉会诊记录　应就麻醉方法的选择、特殊的风险、必要的监测手段和术后管理等方面进行详细的讨论。

1

七、术前禁食、水指南

表 1-1　美国麻醉医师学会（ASA）
术前禁食、水指南

年龄段	清淡液体（h）	母乳（h）	非人类乳/清单快餐（h）	煎炸脂类食物/肉类（h）
婴儿	2	4	6	8
儿童	2	4	6	8
成人	2	—	6	8

八、术前用药

（一）术前应将并存疾病调控至稳定状态

1. 高血压　经治疗血压仍持续不降或舒张压 >
115mmHg 时，择期手术应延迟直至血压得到有效控制。

2. 冠状动脉疾病　冠状动脉疾病患者或存在冠状动
脉疾病高危因素者（年龄 >65 岁、高血压、糖尿病、高
胆固醇血症、冠状动脉疾病家族史及吸烟患者等）术前
使用 β 受体阻滞药有一定益处。

3. 哮喘　中、重度哮喘患者或术前虽经过治疗但仍
有症状的患者，应给予沙丁胺醇、异丙托溴铵雾化治疗
（两种气雾剂可在诱导前使用）。

4. 糖尿病　糖尿病患者术前或术后可能出现高血糖
或低血糖。

5. 误吸和吸入性肺炎　有误吸性肺炎高危因素包括
临产妇、食管裂孔疝伴反流症状、困难气道、肠梗阻、
肥胖、血糖控制不佳、中枢系统抑制及所有创伤患者等。

（1）H_2 受体阻滞药：剂量依赖性减少胃酸分泌。

（2）质子泵抑制剂：此类药物起效缓慢，不能用于
立刻手术的患者。

（3）非颗粒性抗酸药：胶体抗酸混合悬液能够有效
地中和胃酸。

（4）甲氧氯普胺（灭吐灵）。注意静脉应缓慢注射，

1

以免引起腹部绞痛。与其他多巴胺受体激动剂类似，可引起肌张力异常和锥体外系症状。

（二）术前给予镇痛和镇静药物有助于减轻患者焦虑，减少血管穿刺、区域麻醉操作、安置体位带来的疼痛与不适，使麻醉诱导更加平稳。

1. 高龄、恶病质、急性中毒、上呼吸道梗阻、创伤、中枢性呼吸暂停、神经病变、严重肺及心脏瓣膜病患者，镇静药和镇痛药应该减量或不用。

2. 对阿片类和巴比妥类药物成瘾者及慢性疼痛治疗的患者，术前用药应给予充足量。

3. 苯二氮䓬类药物：能够有效地减轻患者术前焦虑症状。

（1）咪达唑仑：已经镇静治疗的患者不应使用。

（2）劳拉西泮：应避免肌内注射。

4. 巴比妥类药物：很少用于术前镇静。

5. 阿片类药物：除术前存在明显疼痛的患者，阿片类药物一般不作为术前用药。

（三）抗胆碱类药物

不作为术前常规用药。

（四）止吐药

诱导前或术中给予止吐药物可预防术后恶心呕吐的发生。所有止吐药的疗效基本类似，应选择最安全、价格低廉的止吐药物作为一线用药。

表 1-2 止吐药

止吐药	作用机制	副作用	剂量
昂丹司琼	5-HT$_3$ 受体阻滞药	头晕、头痛或 QTc 间期延长	4mg 静脉注射
氟哌利多*	多巴胺（D$_2$）受体阻滞药	肌张力障碍、QTc 间期延长、降低癫痫发作阈值	0.5 ~ 1.25mg 静脉注射

1

续表

止吐药	作用机制	副作用	剂量
氟哌啶醇	D_2 受体阻滞药	肌张力障碍、QTc 间期延长、降低癫痫发作阈值	1mg 静脉注射
地塞米松	未知	肛门、外阴瘙痒、高血糖症	4mg 静脉注射
甲氧氯普胺	DA 受体拮抗药	胃肠功能紊乱伴绞痛和动力异常	10mg 静脉注射
异丙嗪	抗组胺药	镇静、降低癫痫发作阈值	6.25mg 静脉注射
东莨菪碱	抗胆碱药	口干、视物模糊、意识混乱、尿潴留	1.5mg 经皮注射

九、延期手术

（一）近期心肌梗死

7~30 天内发生的心肌梗死患者，需请专科医生会诊。

（二）新发不稳定的心律失常

需行心电图、血清电解质等检查，请相关科室会诊。

（三）凝血异常

术前需详细评估和对症处理。

（四）低氧血症

不明原因的术前低氧血症需仔细查找病因。根据低氧血症可能的病因，通过动脉血气分析、胸片等检查做出明确诊断。

（姚尚龙　武宙阳）

第二章

心脏病手术麻醉的相关问题

一、缺血性心脏病

围手术期心脏事件的发生随年龄增加而增加，围手术期心脏事件是围手术期死亡的主要原因。术前发现、检查、治疗和风险评估有助于尽量减少围手术期并发症的发生。

（一）生理

氧的供需平衡：在心肌需氧量超过供氧量的情况下发生心肌缺血。

1. 氧的供应　心肌的氧供取决于冠状动脉的口径、左室舒张压、主动脉舒张压及冠状动脉血中的氧含量，冠状动脉分为左、右支。左冠状动脉分为左前降支和左旋支，供应左心室的大部分（LV）、室间隔（包括房室束）和左心房的血液。右冠状动脉供应包括窦房结和房室结在内的室间隔的血液。

（1）冠状动脉血流量取决于主动脉根部和冠状动脉之间的压力梯度。大部分冠状动脉血液灌注发生于心室舒张期。

（2）心率与心室舒张期长度成反比。心率增加会缩短冠状动脉最大灌注的持续时间。

（3）血氧含量取决于血红蛋白浓度、氧饱和度及溶解于血浆中的氧量，吸入氧分压和（或）血红蛋白浓度的升高均可增加血氧含量。

2. 氧的需求　影响心肌耗氧量（MVO_2）的主要因素是心室壁张力和心率（缩短速率），其次是心肌收缩力。

（1）心室壁张力可以用拉普拉斯（Laplace）定律计算：

心室壁张力 =（心室跨壁压 × 心脏半径）/2 × 心室
壁厚度

上述任何一个参数的改变均可影响心肌需氧量。

（2）心率增加导致耗氧量增加。

（3）心肌收缩力增强则心肌耗氧量亦增加。

3. 供需平衡　动脉粥样硬化是氧供需失衡最常见的病因。其他情况如显著心肌肥厚和心室内高压，即使冠状动脉无病变时也可增加氧耗量而产生氧供需失衡：例如主动脉瓣狭窄、体循环高血压和肥厚型心肌病。治疗目标是改善心肌氧的供需失衡状态。

（1）增加氧的供应

①增加冠状动脉灌注压：给予 α 受体激动药以升高主动脉舒张压。②增加冠状动脉血流量：给予硝酸酯类以扩张冠状动脉。③增加血氧含量提高血红蛋白浓度或血氧分压。

（2）减少氧的需求

①降低心率：可通过 β 受体阻滞药直接降低心率，也可以通过阿片类药物和抗焦虑药降低交感神经兴奋性来间接降低心率。②降低心室壁张力：通过给予硝酸酯类药、钙拮抗药或利尿药来降低心室前负荷而减少心肌需氧量。③降低心肌收缩力：钙通道阻滞药和吸入麻醉药可降低心肌收缩力。④主动脉内球囊反搏术：通过提高主动脉舒张压来增加冠状动脉的血液灌注，还可降低左室射血阻力，从而缩小左室和降低室壁张力。

（二）非心脏手术术前心血管评估

1. 初期评估主要包括病史、专科检查和常规实验室检验。可通过询问病史明确患者心脏危险因素和心脏功

2

能状态。应根据患者病史确定实验室检查项目，患有心血管疾病患者，应该进行静息心电图、胸片、血红蛋白和血清肌酐水平的检查；40 岁以上男性和 50 岁以上女性，术前也应进行心电图检查。

2. 识别是否存在活动性心脏疾病及临床心血管风险的因素

（1）活动期心脏疾病包括急性心肌梗死（<7天）、近期心肌梗死（术前 1 个月内）、不稳定型心绞痛、心功能不全失代偿期、严重心脏瓣膜病和明显的心律失常（重度房室传导阻滞、有症状心律不齐、未控制心室率的室上性心律失常和室性心动过速）。

（2）临床危险因素包括有心肌缺血病史（急性心肌梗死前期，心电图上有异常 Q 波）、心功能不全代偿期、心脑血管疾病、糖尿病、肾功能不全。

3. 用代谢当量值（MET）来表示心功能储备，作为能否耐受手术的参考。1 单位的 MET 为静息时的心肌氧耗量。

（1）运动能力低于 4MET 时可定义为心功能储备不足。低于 4 MET 者要求的活动量有轻微家务劳动、以每小时 3~5km 的速度能步行 100m。

（2）运动能力高于 4MET 时则可定义为心功能储备中度或良好。属于心功能储备中度的运动包括爬一段楼梯、以每小时 6~7km 的速度步行、短跑、擦地板等。能够参加剧烈运动如游泳，打网球或踢足球，则属于心功能储备良好。

4. 手术相关风险：按危险性级别可分为低风险手术、中等风险手术、高风险手术

（1）大血管手术在围手术期的心脏病发病率高于 5%，属于高风险手术。大血管手术包括开放性主动脉和外周血管手术。

（2）中等风险手术是指心脏病发病率低于 5% 的手术，如不太复杂的腹腔和胸部手术、颈动脉内膜剥脱术、腹主动脉瘤血管内修复术、头颈部手术、整形及前列腺

手术等。

（3）低风险手术的心脏病发病率低于1%，包括鼻内镜、体表，乳腺及白内障手术等。

5. 术前心血管评估

（1）有活动性心脏病患者择期手术应推迟进行，有待进一步评估和心功能达最佳状态。

（2）低风险手术或无临床风险因素的患者可直接手术，不需要进一步评估。

（3）心功能储备≥4 MET且无症状患者，可以进行择期手术，不需要进一步评估。

（4）存在心功能储备不足（<4MET）的患者，拟施中等风险手术时，可考虑行相关无创检查，或请相关科室会诊，明确该类患者是否应经适当的医疗处理再接受手术。

（5）心功能储备不足（<4MET）的患者，应基于临床危险因素的多少而定。≤2个临床危险因素的患者可以进行医疗优化手术。伴有心功能储备不足且临床风险因素≥3个的患者，应进行会诊决定是否手术。

（三）心脏的补充评价

当提示需要测量心功能储备，识别心功能不全和评价围手术期心血管风险时，需进行心脏补充评估。

1. 所有拟行血管手术及伴≥1个临床风险因素行中等风险手术的患者，建议做静息12导联心电图检查。此外，年龄超过50岁即使无症状者，也推荐术前心电图检查。

2. 超声心动图 用于评价左心室功能。如用于存在心功能不全，不明原因呼吸困难病史和有瓣膜心脏病病史患者左心功能的评估，同时用于评估新发现的诊断性心脏杂音。

3. 负荷试验

（1）运动负荷试验：测量心功能储备的客观指标，是能够承受适当工作负荷患者的首选检查。其对多支冠状动脉疾病（CAD）的敏感性和特异性分别是81%和

66%。当出现缺血性 ST 段改变时［ST 段改变大于 2mm，改变持续至恢复运动前水平和（或）伴有低血压］运动负荷试验具有很高的预见性。在低负荷条件下动态心电图就出现异常的患者，围手术期心血管事件的风险会显著增加。放射性核素显像或超声心动图可联合运动负荷试验，用于基础心电图无阳性结果的患者。

（2）药物负荷试验：应用增加心肌耗氧量药物（多巴酚丁胺）或扩张冠状动脉药物（双嘧达莫或腺苷），适用于不能做运动负荷试验的患者。负荷试验通常是联合超声心动图来检测，多巴酚丁胺通过增加心肌活动负荷引起心脏壁的异常运动。双嘧达莫或腺苷负荷试验多是联合放射性核素显像来检测心肌的高危部位。患有多支冠状动脉疾病患者所有血管已经扩张到最大限度，所以应用血管扩张药试验有假阴性结果的风险。在这两种情况下，围手术期心脏风险程度与在放射性核素显像中发现心肌的风险程度成正比。

4. 心导管检查：是评价冠状动脉疾病（CAD）的"金标准"。获得的信息包括解剖学上心脏直观显像和血流分布、血流动力学以及心脏的整体功能情况。

5. 心脏科会诊：能够指导患者接受有助于诊断的检查，并能够向患者解释相关检查结果。会诊有助于优化患者术前药物治疗并进行术后随访。

（四）麻醉前准备

1. 术前访视和安慰，对缓解患者焦虑极为有效。抗焦虑药物会降低交感神经张力，因此不宜应用或监护下使用。

2. 术前通常继续进行心脏病的药物治疗。但要除外血管紧张素转换酶抑制药（因为有持续血管扩张作用）、缓释或长效药物及利尿药。

（1）β 受体阻滞药：临床资料显示，围手术期应用 β 受体阻滞药可以降低 CAD 患者围手术期缺血和心肌梗死的发生率。术前已使用 β 受体阻滞药的患者，围手术期应继续服用。没有禁忌证（如既往药物的不良反应，

2

充血性心衰）的情况下，拟行高风险心血管手术的患者术前应给予β受体阻滞药治疗。在可能的情况下，在择期手术前数天到数周应用β受体阻滞药，但应谨慎调整药物剂量。低、中度风险手术的高危患者，围手术期应用β受体阻滞药的收益尚不明确，可能风险大于益处。

（2）他汀类药物：围手术期应用他汀类药物可能减少心脏并发症和病死率。

（3）可乐定：术前小剂量应用可乐定对心脏有保护作用并降低病死率。

3. 经皮冠状动脉介入治疗术（PCI）的时机，应由心血管医生与外科手术医生协商后做出选择。

（1）无支架植入球形血管成形术：现有的研究推荐非急诊手术可推迟2～4周。阿司匹林应用至围手术期。

（2）裸金属冠状动脉支架（BMS）：ACC/AHA建议经皮置入冠状动脉裸金属支架术的患者，择期非心脏手术应推迟4～6周。这期间应进行吩噻吡啶治疗，使支架处形成完整的内皮。经皮冠状动脉介入治疗术（PCI）后30天内发生心肌局部缺血性事件的风险最高，其次是术后30～90天内，再其次是术后90天后。在围手术期应继续使用阿司匹林治疗。

（3）药物洗脱支架（DES）：放置药物洗脱支架治疗者，择期手术应推迟至1年后实施。在围手术期仍应继续使用阿司匹林治疗。

（4）经皮冠状动脉介入治疗术（PCI）后，在双重抗血小板治疗期间，行非心脏手术患者，要考虑整个围手术期持续抗血小板治疗。如果有出血风险，必须停止吩噻吡啶类药物治疗，可继续阿司匹林治疗一段时间后尽快再次应用吩噻吡啶类药物。

4. 辅助吸氧　所有存在明显心肌缺血风险，尤其是术前给予镇静药的患者应该辅助吸氧。

（五）围手术期管理要点

1. 应将手术麻醉风险告知患者或家属。

2. 围手术期在心内科医师指导下使用β受体阻滞剂

控制心率。

3. 术前应给予硝酸酯类药物。

4. 对于接受大手术的患者，应考虑直接动脉测压、中心静脉测压等。

5. 麻醉管理应遵循"氧供与氧需平衡"的原则，尽量减少心肌缺血的发生，如：心动过速、舒张压过低、收缩压过高等。

6. 术前镇静、术中完善镇痛非常重要。

7. 定期血红蛋白测定，维持足够的血红蛋白含量。

8. 诱导期和拔管期避免出现高血压和心动过速，必要时可考虑使用短效的 β 受体阻滞剂或深麻醉下拔管。

二、非冠状动脉心脏病

（一）感染性心内膜炎：感染性心内膜炎与发生心脏有关的不良后果风险最高。发生感染性心内膜炎高危因素还有人工心脏瓣膜置换、人工材料瓣膜修复、既往有感染性心内膜炎、伴有瓣膜反流、心脏移植受体和先天性心脏病（CHD）患者。接受肠胃或泌尿生殖系统手术患者，不推荐进行心内膜炎的防治。对有呼吸道黏膜破损操作的高危患者，推荐进行心内膜炎的防治。

（二）主动脉瓣狭窄

1. 病因　通常是进行性钙化和正常瓣膜或二瓣叶狭窄瓣膜口面积小于 $1.0cm^2$，或者跨瓣压大于 40mmHg 时，可判定为重度狭窄。而瓣膜口面积大于 $1.5cm^2$，或者跨瓣压小于 25mmHg 时，可定义为轻度狭窄。中度狭窄介于二者之间。

2. 症状　主动脉狭窄发展到后期就会出现心绞痛、晕厥或心衰。在没有手术干预的情况下，此病出现上述症状后平均存活 2～3 年。

3. 心室肥大　心肌由于压力负荷增加而变得肥大和僵硬。由于心肌肥大和心室压力增加，导致冠状动脉灌注压降低，易发生心肌缺血。

4. 麻醉管理要点　主动脉瓣膜狭窄是唯一与围手术

期心肌缺血、心肌梗死的发生和病死率增加有直接关系的瓣膜疾病。

（1）维持正常的窦性心律和充足的血容量。患者不能耐受低血压、心动过速（心充盈不足，需氧量增加）和严重心动过缓（心排出量减少），必须积极处理以维持冠状动脉灌注压。

（2）治疗心动过缓应该考虑患者的心脏起搏功能。室上性快速心律失常应积极给予直流电复律。

（3）肺动脉导管可用于评估基础充盈压、心室功能，观察对药物治疗、液体治疗以及心率和节律变化的反应，肺动脉导管还能提供一种房室起搏的方法。

（4）必须慎用硝酸酯类和外周扩血管药，因为左室容积轻度的减少就可能使心排出量明显下降。

（5）心肌缺血处理：要通过增加冠状动脉灌注压以增加氧供，又要降低氧耗（通常是降低心率）。

（三）主动脉瓣反流

1. 病因　包括风湿性心脏病、心内膜炎、创伤、胶原血管病及使主动脉根部扩张的疾病（如动脉瘤、马方综合征和梅毒）。

2. 病理生理

（1）急性主动脉瓣反流可导致突然的左室容量超负荷，伴左室舒张末期压力和肺毛细血管楔压的增高。

（2）慢性主动脉瓣反流可导致左心室扩张和向心性肥大，在左心衰发生之前无明显症状。

3. 麻醉管理要点

（1）保持心率正常或轻度增快可使反流降低到最小程度，同时维持主动脉舒张压和冠状动脉灌注压。

（2）维持充足的血容量。

（3）使用扩血管药物可改善前向血流，降低左室舒张末期压力和心肌室壁张力。

（4）外周动脉收缩药物可能加重反流，应避免使用。

（5）考虑安装起搏器。这类患者传导异常的发生率很高。

（6）主动脉瓣反流的患者禁止应用主动脉球囊反搏术。

（四）二尖瓣狭窄

1. 病因　几乎都是风湿性心脏病引起。超声心动图检查是评价严重程度的最好方法：轻度，瓣口面积 > $2cm^2$；中度，$1 \sim 2cm^2$；重度，$< 1cm^2$。

2. 病理生理

（1）左房压力和容量负荷增加，使左房内径增大，并可导致房颤。

（2）左房压力增高使肺静脉压力和肺血管阻力增高。因此，在心排出量一定的情况下，右心室压力可增高。慢性肺动脉高压会导致肺血管重构。

（3）肺动脉高压可能导致三尖瓣反流、右心衰及心排出量降低。

（4）心动过速可减少舒张期充盈时间，降低心排出量和增加左房压力，二尖瓣狭窄患者难以耐受心动过速。

3. 麻醉管理要点

（1）避免心动过速。房颤患者，可用药物来控制心室率或考虑电复律。在围手术期继续服用地高辛、钙通道阻滞药和 β 受体阻滞药。

（2）避免肺动脉高压。缺氧、高碳酸血症、酸中毒、肺不张和拟交感神经类药均可增加肺血管阻力。给氧、低碳酸血症、碱中毒、硝酸酯类药物、前列腺素 E1 和吸入氧化氮可降低肺血管阻力。

（3）低血压可能由低血容量引起。但必须高度怀疑存在右心衰。正性肌力药和降低肺动脉压药物可能有效（如多巴胺、多巴酚丁胺、米力农、氨力农、硝酸酯类、前列腺素 E 和吸入一氧化氮）。

（4）肺动脉导管对围手术期评估血容量、心内压和心排出量有帮助。

（5）术前用药要充分缓解焦虑，预防心动过速。低血压、肺动脉高压和低心排出量患者应慎用。

2

（五）二尖瓣反流

1. 病因包括尖瓣脱垂、缺血性心脏病、心内膜炎和心肌梗死后乳头肌断裂。

2. 病理生理　二尖瓣反流即在收缩期左心室血液被再次射入左心房。反流量取决于左房和左室内压力梯度、二尖瓣口面积和左室收缩期长短。

（1）急性二尖瓣反流常发生在心肌梗死患者。急性左心容量负荷过重导致室壁张力增加伴有左室功能障碍。

（2）慢性二尖瓣反流可逐渐导致左房和左室超负荷和扩张，伴有左房、左室代偿性肥厚。

（3）射血分数不能以前向血流和反流比进行定量测定，因为瓣膜关闭不全使心脏收缩期产生直接双向血流。

3. 麻醉管理要点

（1）相对的心动过速有助于减少心室充盈时间和降低心室容积。心动过缓可到左室容积及反流增加。

（2）减轻后负荷是有益的。全身血管阻力增加导致反流增多。

（3）维持前负荷。

（4）如需用心肌抑制药时，应小心滴定。

（六）肥厚型心肌病是一种遗传性心脏病，其特点是左室不对称性肥厚。虽然大多数肥厚型心肌病患者，在静息状态下不会增加左室流出道的梯度，但多数患者可随左心排出量增加而发生动力性流出道梗阻。主动脉瓣下左室流出道梗阻机制是心脏收缩期二尖瓣叶向前运动与室间隔接触所致。

1. 加重流出道梗阻的因素包括动脉压降低、心室内容积下降、心收缩力增加及心率增快。

2. 临床表现和治疗与主动脉瓣狭窄相似。

3. 麻醉注意事项

（1）维持正常的窦性心律。

（2）考虑应用电复律治疗室上性心动过速。

（3）继续应用钙通道阻滞药和 β 受体阻滞药治疗。

（4）维持正常血容量。

（5）使用 α 受体激动药纠正血管扩张以防心动过速和心肌收缩力的明显改变。

（6）慎用正性肌力药，因为这些药可能加重流出道梗阻。

（7）应用硝酸酯类药和外周扩血管药应特别小心。

三、先天性心脏病

随着先天性心脏病（ACHD）患者生存率的提高，现代麻醉医生要面对更多的先天性心脏病成年患者行非心脏手术。由于药物和外科手术治疗技术的不断发展，同一类先天性心脏缺陷的不同患者解剖和生理不同，因此治疗方法不一，治疗效果也有差异，所以应该考虑将患者转到有治疗先天性心脏病丰富经验的医疗机构治疗。

1. ACHD 患者外科手术风险较正常人群更高。非心脏手术高风险患者的主要危险因素有：肺动脉高压、发绀型 ACHD、重度心室功能障碍、重度左侧梗阻性病变和纽约心脏协会分级 Ⅱ 或 Ⅳ 级心衰患者。有中度风险患者包括实施人工瓣膜置换术或导管重建术、心内分流术及中度左侧梗阻性病变和左室功能障碍患者。

2. 全面了解患者心脏解剖、生理及功能状态；了解外科手术操作所致生理应激反应也是非常重要的。术前评估应包括心电图、X 线胸片、超声心动图、动脉血气分析、血细胞及血小板计数。

3. 心脏功能障碍可能是一个长期生理变化的结果，这个生理变化可能与原发病或原发病不断修复或耐受有关。也可能是长期慢性低氧所致。

4. 先天性心脏病患者心律失常较常见，可能是由心血管发育缺陷引起的病理生理改变或先前手术瘢痕所造成的。房内折返性心动过速和室性心动过速最为多见。

5. 发绀型心脏病患者通常有红细胞增多，易发生脑卒中和形成血栓。静脉补充液体很重要。如果围手术期血细胞比容大于 60%，应考虑进行血液稀释。

6. 发绀型先天性心脏病患者的凝血功能异常，通常

2

较轻。可能存在内源性、外源性凝血途径异常和血小板功能异常。

7. 体循环气栓是一种常见的危险，特别是存在双向或右向左分流的情况下。静脉输液通路中必须除去气泡并考虑使用空气过滤器。

8. 感染性心内膜炎的预防。伴有植入人工瓣膜、复杂型 CND 或是导管重建术后的患者，是出现感染性心内膜炎的高风险群体。即使拔牙均要应用抗生素来预防感染性心内膜炎的发生。

四、心脏移植患者

（一）心脏移植术后患者常因潜在的血管疾病，或出现长期应用类固醇药物或免疫抑制治疗所带来的并发症而需要手术。

（二）心脏移植的生理

1. 随时间的推移，已有交感神经支配恢复的证据，但无副交感神经支配恢复的证据；然而，与应用新斯的明相关性心动过缓已有报道。

2. 移植心脏的动脉粥样硬化的速度加快，因此发生心肌缺血的风险性增加。

3. 移植心脏的血流动力学

（1）尽管静息心率增快，但心脏冲动的形成和传导正常。

（2）Frank-Starling 机制仍完全适用。移植心脏对血液循环中的儿茶酚胺反应正常。

（3）冠状动脉血流的自动调节是完好如初的。

（4）由于受自主神经支配，移植心脏为了实现心排出量增加，先通过增加每搏量，继而对循环中儿茶酚胺起反应而加快心率。

4. 药物效应

（1）通过自主神经系统起作用的药物（例如阿托品和地高辛）无效。

（2）直接作用的血管活性药物有效。异丙肾上腺素用于提高心率，去甲肾上腺素或去氧肾上腺素可用于升高血压。对麻黄碱反应迟钝。

（3）β肾上腺素能受体完好，密度可能增加。

（4）传统观念认为，抗胆碱酯酶药不能影响去神经心脏的心率；然而，心脏移植术恢复足够长时间后，其他相关受体的机制可能起作用并使抗胆碱酯酶药发挥减慢心率的作用。因此，同时应用毒蕈碱受体拮抗药可阻断心脏和其他毒蕈碱样药物的副作用。

（三）麻醉注意事项

1. 应该检测患者活动水平和运动能力。心脏科会诊医生可通过超声心动图或导管检查，提供患者心脏功能和解剖方面的更多情况。

2. 潜在的冠状动脉疾病可无症状。心肌缺血的表现包括呼吸困难、心功能降低征象和心律失常。

3. 必须做 12 导联心电图检查，心电图显示两个 P 波和右束支传导阻滞。

4. 胸部 X 线片可能对了解病情有帮助。

5. 为了评价免疫抑制剂和辅助药物的疗效，基本的实验室检查应包括全血细胞计数、电解质、血尿素氮、肌酐、血糖和肝功能检查。

6. 所有操作必须严格无菌（如静脉穿刺），因为这些患者可能终身处于免疫抑制状态。

7. 监测 根据患者心肺功能状态和将进行的手术决定是否使用有创监测。如需进行中心静脉穿刺，不要采用右颈内静脉，因为经常通过此静脉进行心内膜活检。

（四）麻醉管理要点

1. 各种麻醉都常用于心脏移植患者，包括全麻、局麻和椎管内麻醉。除了有心脏移植的病史，还需要通过各方面的问题来指导麻醉。

2. 血流动力学目标

①维持正常的前负荷；②避免血管突然扩张。心脏的代偿性反应首先依据 Frank-Starling 机制进行，心率反应则延迟出现；③如果突然发生低血压，给予扩容和直

2

接收缩血管药物如去氧肾上腺素或去甲肾上腺素。

五、起搏器

（一）常采用五位字母代码命名起搏器

1. 第一位字母表示起搏心腔［O 代表无心腔起搏、A 代表心房、V 代表心室、D 代表双心腔（心房和心室）］

2. 第二位字母代表感知心腔［O 代表无感知功能、A 代表心房、V 代表心室、D 代表双心腔（心房和心室）］

3. 第三位字母代表起搏器对感知心脏电活动后的反应方式（O 代表无感知反应、I 代表抑制起搏器输出、T 代表触发起搏器输出、D 代表兼有触发和抑制）

4. 第四位字母代表有或无频率调节功能（O 代表无频率调节；R 代表有频率调节）

5. 第五位字母代表有多起搏点和类型（O 代表无多起搏点、A 代表某个心房有多个刺激点或每个心房均有多个起搏点，或二者兼有、V 代表某个心室有多个、D 代表有心房心室的联合刺激点）

6. 例如，心室处于抑制状态下，VVI 起搏器可感知和起搏心室，如发现 R 波，起搏器将不发放冲动。DDD 起搏器可感知和起搏心房和心室。VVIRV 是心室抑制起搏器，并具有频率调节和心室多点起搏功能，该种类型起搏器常用于心力衰竭、慢性心房颤动或心室内传导延迟的患者。DDDRD，是双腔起搏器，并具有频率调节及心房（双房）和心室（双室）多点起搏功能。

（二）适应证

根据 ACC/AHA/NASPE（北美起搏和电生理学会）操作指南的增补资料。

1. 三度（完全型）房室传导阻滞。

2. 二度Ⅱ型房室传导阻滞。

3. 有症状的心动过缓。

4. 心脏再同步化治疗：双室同时起搏来改善左、右

2

心室去极化的同步情况主要用于治疗有心室内传导异常合并心衰症状的患者。这种疗法已被证明可降低曾用药物治疗患者的住院率及病死率。

（三）安装永久性起搏器患者的术前评估

1. 明确安装起搏器的适应证和对起搏器的依赖性。

2. 明确安装脉冲发生器的部位。当前多安装在胸部，旧式起搏器可能安装在腹部。

3. 确定起搏器的型号和编程模式。如果不易得到相关信息，可以通过发生器的照片获得制造商和型号。为起搏器编制程序，必须识别起搏器制造商，因为每个制造商有着独特的编程设备。是否安装频率调节装置应灵活掌握。同时也要明确装置对磁性的反应情况。

4. 根据患者的病史、临床电生理记录和心电图来确定功能合适的起搏器。对于掌握起搏器的设置和电池功能，起搏器咨询是唯一可靠的方法。

5. 为了避免起搏器失控，安装起搏器的患者，不能进入有磁共振成像机器的房间。

（四）术中管理

1. 现代起搏器对电器有很强的抗干扰（EMI）特性。如果发生干扰，起搏器的输出功能可能受到抑制，或将起搏器重新调至起搏模式（如 DOO 或 VOO）。

2. 磁性物体置于起搏器上，大多数起搏器会自动转变为非同步方式。应用 EMI 可防止起搏器输出受抑制。一般情况下，移除磁性物体后，正常起搏器功能恢复。通过咨询起搏器对磁性物体的反应是最可靠的确定办法。在外科手术过程中需使用磁性物体时，只有起搏器输出抑制确实符合 EMI 时，才能使用。如果使用磁性物体，应将其直接放在起搏器上面，最好用胶带粘住磁性物体，以免不慎移动。

3. 通过 EMI 重新设置的起搏器，会产生非同步起搏，在心电图上可以观察到。

4. 可通过安装电凝分散电极（地线）而减少起搏器与 EMI 的术中暴露，使来自电凝产生的电流不能传到附

2

近的脉冲发生器。其他措施包括最低电能的、短的、间歇式脉冲电极，以及使用双极电凝方式或超声刀。在操作过程中，要考虑无活性应答频率的特征。

5. 在电凝时，用心前区或食管听诊器、脉搏血氧饱和度仪、动脉测压或指端脉搏监测心率。

6. 如果应用电凝技术，大多数制造商建议术后要进行起搏器功能评估。

（五）围手术期起搏器的选择

1. 经皮：通过胸廓前后大的电极板进行胸外起搏。这是一种简易廉价的心室起搏方法。

2. 经静脉

（1）可经中心静脉向心内置入一个临时起搏电极。

（2）各种肺动脉导管均具有起搏功能。

（3）经食管：通过食管起搏探头来起搏左心房。

六、植入型心内转换除颤器（ICD）

ICD 显著改善了有心源性猝死危险患者的治疗。

1. 电击除颤是治疗室颤的唯一可靠方法。

2. ICD 是一个植入腹壁或胸壁的装置，与两个除颤电极或静脉内电极相连，另一个单独电极用于起搏和感知。这个电极能感知室性心动过速或颤动，发放 $20 \sim 30J$ 电击进行连续 4 次除颤。

3. 所有 ICD 对电凝产生的电磁干扰反应相当敏感。ICD 能检测到的电磁干扰可误认为心室颤动，可能导致伪电击。

4. 所有 ICD 都专门设置了终止检波的功能以回应磁性物质的干扰。因此，在除颤器上安装磁性物质可避免由于 EMI 而引起的室颤。磁性物质的应用不会影响 ICD 的起搏功能。大多数 ICD 在移除磁性物质的情况下都能够恢复其功能。应用磁性物质后一些 ICD 可能永远被关掉。通过移除和再应用磁性物质可以再次激活 ICD。询问心脏科医生或 ICD 的制造商来确定此装置对磁性物质的反应情况。

2

5. 术中宁可应用磁性物质，也不要关闭 ICD。如果术中发生室性心动过速或室颤，只要移除磁性物质，ICD 就可以恢复感知功能和达到治疗作用，通常不超过 10 秒钟。这比任何其他人为的方法（比如体外除颤）都要明确和迅速。

6. 麻醉期间可能出现 ICD 失效，多因除颤阈值的改变，因此，应该备有体外除颤器。

7. 安装 ICD 患者避免进入有磁共振成像机的室内，因为 ICD 有出现功能障碍的潜在危险。

（金孝岠）

第三章 ····

肺疾病的特殊问题

一、概述

在围手术期死亡原因中肺部并发症仅次于心血管并发症。肺疾病的类型和严重程度是术后肺部并发症发生的主要因素之一。肺部疾病患者较非肺部疾病患者发生术后呼吸衰竭的风险更高；中至重度肺部疾病患者行上腹部和胸部手术更易发生术后肺部并发症且术后死亡率更高。因此及时鉴别围手术期发生呼吸并发症的危险因素，通过制订术前及术后各种优化治疗方案可明显降低患者术后死亡及肺部并发症发生。

二、肺部疾病的分类

（一）阻塞性肺部疾病

1. 慢性阻塞性肺部疾病

（1）肺气肿：呼气时肺泡的弹性回缩明显障碍。

（2）慢性支气管炎：长期吸烟是主要诱发因素之一。

2. 哮喘　运动、冷空气、干燥、气道刺激、感染、药物等因素可诱发。

3. 导致低氧血症的主要原因是肺泡通气/血流比值不匹配。

（二）限制性肺部疾病

1. 内源性

（1）肺水肿。

（2）肺间质疾病。

2. 外源性

（1）胸膜疾病。

（2）胸壁异常。

（3）膈肌上抬：肥胖、大量腹水以及妊娠等是常见因素。

3. 导致低氧血症的主要原因是肺泡通气/血流比值不匹配。

（三）肺动脉高压

1. 定义　静息时肺动脉压力 > 25mmHg（或运动时 > 30mmHg）不伴有肺毛细血管压力异常，可导致右房、右室扩张，肥厚甚至衰竭。

2. 原因

（1）原发性。

（2）继发性。

（3）肺源性心脏病。

三、患者麻醉的确定

（一）病史

1. 呼吸系统疾病症状。

2. 吸烟史。

3. 慢性咳嗽。

4. 呼吸困难。

（二）体征

1. 一般情况

（1）肥胖，妊娠及脊柱畸形。

（2）营养不良，恶病质。

（3）发绀。

2. 呼吸体征

（1）呼吸频率 > 25 次/分钟，提示呼吸困难的早期体征。

（2）正常呼吸模式改变

1）吹笛样呼吸或明显的呼气费力提示呼吸道阻塞。

2）辅助呼吸的膈肌和肋间肌活动增强提示呼吸困难。

3）胸壁不对称性扩张提示单侧支气管阻塞或气胸或胸腔积液或肺实变或单侧膈神经损伤。

4）气管偏移提示气胸或纵隔疾病。

5）反常呼吸提示肋骨骨折致胸腔破裂。

（3）听征

1）呼吸音减弱提示局部实变或气胸或胸腔积液。

2）啰音提示肺不张或充血性心衰。

3）喘息提示阻塞性气道疾病。

4）喘鸣提示上呼吸道狭窄。

3. 心血管体征

（1）奇脉（吸气时动脉收缩压较吸气前下降10mmHg或者更多）提示左心室充盈或泵血损害或心脏压塞或上腔静脉阻塞。

（2）肺动脉高压提示低氧血症、高碳酸血症、酸中毒、肺栓塞、ARDS或高PEEP。

（三）实验室检查

1. 胸片

（1）高透亮和低血管征提示慢阻肺。

（2）胸腔积液，肺纤维化征提示限制性肺部疾病。

（3）充血性心衰、肺实变、肺不张或气胸征提示肺通气血流比值异常或存在低氧血症。

（4）气管狭窄或移位征提示纵隔压迫或肿瘤所致。

2. 心电图

（1）低电压，R波递增不良提示存在COPD。

（2）电轴右偏、Ⅱ导联P波大于2.5mm、右室高压（在V导联R/S比值＞1）以及右束支阻滞提示肺动脉高压或肺心病。

3. 动脉血气分析

（1）动脉血氧分压（PaO_2）＜55mmHg，表明存在严重低氧血症。严重低氧血症患者提示存在明显肺功能障碍，术后发生肺部并发症风险很高。

（2）动脉血二氧化碳分压（$PaCO_2$）>45mmHg，表明存在高碳酸血症。慢性二氧化碳蓄积患者提示存在肺部严重疾病，术后发生肺部并发症风险很高。

（3）pH 值结合 $PaCO_2$ 分析可以判断酸碱紊乱。

4. 肺功能测定（Pulmonary function tests，PFTs）

（1）是了解肺通气、换气以及储备功能的可靠指标。

（2）有助于决定肺切除手术方案的制订。

（3）70kg 成人男性 PFTs 正常值为：总肺容量（total lung capacity，TLC）5.5L；潮气量（vital capacity，VC）4L；功能残气量（FRC）2.5L；剩余容量（residual volume，RV）1.5L；第一秒用力呼气量（forced expiratory volume in the first second，FEV1）3.2L，占 VC 80%。

（4）阻塞性肺部疾病表现为 TLC，FRC 和 RV 升高，而 FEV1 低于 VC 的 80%；限制性肺部疾病表现为 TLC，FRC 和 RV 降低，而 FEV1/FVC 比值正常或升高。

四、麻醉和手术对肺功能的影响

（一）对肺通气和换气的影响

1. 全身麻醉和俯卧位可降低 FRC。长时间机械通气可致肺不张，通气中加 PEEP 可一定程度预防肺不张。

2. 正压通气可致肺通气血流比值异常。

（二）对呼吸调节的影响

1. 吸入麻醉药，异丙酚，巴比妥类药以及阿片类药物可削弱机体对高碳酸血症的通气反应。

2. 吸入麻醉药，异丙酚，巴比妥类药以及阿片类药物可削弱机体对低氧血症的通气反应。

3. 对于阻塞性睡眠暂停综合征患者麻醉和镇痛药物对呼吸的抑制作用更明显，需高度注意。

（三）手术的影响

1. 不同部位的手术对术后肺功能影响程度存在

差异。

2. 对呼吸道纤毛运动功能的影响　全身麻醉机械通气以及气管插管均可损害呼吸道纤毛运动功能，降低患者对肺部感染的抵抗力。

五、肺部疾病的围手术期治疗

（一）手术前禁烟

1. 禁烟 12 小时可减少尼古丁以及碳氧血红蛋白水平。

2. 长时间禁烟（至少持续数周）能够减少伤口感染的风险和通过改善纤毛功能减少发生术后肺并发症的风险。

（二）术前感染

1. 伴发急性细菌感染应在择期手术开始前给予纠正。

2. 近期病毒性呼吸道感染，特别是儿童易致支气管痉挛和喉痉挛。

（三）吸入气体湿化有助于支气管分泌物排出。

（四）深呼吸、咳嗽、诱发性肺活量以及胸部打击与振动结合体位引流练习等胸部理疗措施有助于降低术后肺部并发症。

（五）药物治疗

1. 致支气管扩张拟交感药物或 β_2 肾上腺素能激动药

（1）选择性作用于 β_2 肾上腺素能激动药

1）短效 β_2 肾上腺素能激动药：通过吸入可预防因气道刺激所致的急性支气管痉挛。

2）长效 β_2 肾上腺素能激动药：与皮质激素类药物联合吸入用于维持治疗。

（2）联合作用于 β_1 和 β_2 肾上腺素能激动药：包括肾上腺素和异丙肾上腺素。静脉低剂量肾上腺素（< $1\mu g/min$）可用于严重难治性支气管痉挛。在低剂量（$0.25 \sim 1.0\mu g/min$）肾上腺素下，β_2 肾上腺素能激动作用占优势，伴随因激动 β_1 肾上腺素受体心率增快。在更

高剂量肾上腺素下，α肾上腺素能激动作用占优势，伴随收缩药升高。

2. 抗副交感神经药　抗胆碱能类药物通过阻滞乙酰胆碱的作用可直接扩张支气管。这些药物通过雾化吸入可改善 COPD 患者 FEV1。主要药物有：

(1) 异丙托溴铵（爱喘乐）：是一种通过雾化吸入的短效药物。

(2) 噻托溴铵（思力华）：是一种通过干粉吸入器用药用于维持治疗的长效药物。

(3) 格隆溴铵（胃长宁）：0.2～0.8mg 雾化吸入。

(4) 硫酸阿托品：因可致心动过速，应限制使用。

3. 甲基黄嘌呤（如氨茶碱和茶碱）

(1) 通过多种机制引起支气管扩张。

(2) 一些慢性支气管哮喘或 COPD 患者长期口服茶碱治疗。术前应检查血清茶碱含量并调整剂量维持血清茶碱含量至 10～20μg/mL。不常用茶碱患者，可术前静脉给予 5～6mg/kg 负荷剂量氨茶碱（给药时间不低于20 分钟）并 0.5～0.9mg/(kg·h) 维持。氨茶碱用量需注意个体化。

(3) 全身麻醉期间很少需要继续使用甲基黄嘌呤。因为吸入麻醉药或 β2 肾上腺素能激动剂可致支气管扩张，但术后一旦恢复进食，需重新开始口服茶碱。

(4) 长时间不能口服用药的患者需静脉给药茶碱或氨茶碱。

(5) 当药物水平 >20μg/mL 常发生毒性作用；毒性反应的症状和体征包括恶心、呕吐、头疼、焦虑、心动过速、心律失常以及抽搐。

4. 皮质甾类激素

(1) 对其他支气管扩张剂无反应患者常使用皮质甾类激素。

(2) 类固醇常定量雾化吸入。如氟尼缩松［氟尼缩松气雾吸入剂］每 6 小时雾化吸入 2 次。

(3) 常静脉使用的类固醇有：氢化可的松（每 8 小

时静脉给予 100mg），甲泼尼龙（在哮喘性支气管炎患者每 6 小时静脉可用到高达 0.5mg/kg）。

（4）围手术期用药治疗方案通常会根据临床反应对剂量、频率和给予途径进行调整。

5. 色甘酸钠　预防哮喘发作的吸入治疗药物。可能的作用机制是稳定肥大细胞和减少支气管活性介质的释放。

6. 黏液溶解药

（1）乙酰半胱氨酸（痰易净）可用喷雾器给药，通过破坏黏蛋白的二硫键降低黏液的黏度。

（2）高渗盐水也可用来降低黏液黏度。当高渗盐水通过喷雾器给药时，水的渗透性转移，黏液的容量增加，促进黏液的排出。

注意：吸入高渗盐水可能增加气道阻力。

（3）重组脱氧核糖核苷酸酶，每天吸入 10～40mg，用于囊性纤维化的患者，它可以通过分解唾液中的 DNA 片段来降低支气管黏液的黏度。可促进气道的清洁和改善 5%～20% 的肺功能。

7. 白三烯（LT）调节剂　通过阻断 LT 受体达到抗炎作用。目前主要用于慢性哮喘的预防和维持治疗。

注意：肝功能异常和嗜酸性脉管炎的患者可能会出现副作用。

8. IgE 抗体　其他治疗方法难以控制的哮喘患者可静脉注射 IgE 抗体可能有效。

9. 氯胺酮　可松弛支气管平滑肌。可能的作用机制是拟交感样作用和（或）抗卡巴胆碱和组胺释放。常用来治疗无反应性支气管痉挛或者哮喘。

六、麻醉前用药

（一）麻醉前用药目的

减轻患者焦虑、降低气道刺激造成的反应性支气管收缩，使麻醉诱导更平稳。

（二）常用药物

1. 氧治疗　如患者术前需氧治疗，在送手术室途中应持续给予。

2. β肾上腺素能激动剂或抗胆碱药　如果患者正在吸入β肾上腺素能激动剂或者抗胆碱药，应持续应用到手术室。这些药物可减弱气道的反应性。

3. 抗胆碱药　常用来预防喉镜检测、气管内插管等气道操作刺激引起的迷走神经兴奋造成的支气管痉挛，可胃肠外给药。

注意：可能引起分泌物干燥，增加黏液的黏度。

4. 组胺（H_2）受体阻滞剂（西咪替丁、雷尼替丁）。

注意：可能加重哮喘患者的支气管痉挛，因H_2受体阻滞剂可能不能拮抗H_1介导的支气管收缩，因此可考虑同时给予H_1受体阻滞剂（苯海拉明25mg iv）。

5. 苯二氮䓬类　是有效的抗焦虑药。

注意：在衰竭的患者中与阿片类药物合用时可引起过度镇静和呼吸抑制，应加强监测。

6. 阿片类药　能提供镇痛和镇静。

注意：需严密观察，避免呼吸抑制，特别是严重肺功能障碍和（或）阻塞性睡眠呼吸暂停的患者更应该注意。

七、麻醉技术

（一）周围神经阻滞或者局部麻醉

可能是肺部疾病患者接受眼或者四肢等外周手术是较好的麻醉选择方式。

（二）脊麻或硬膜外麻醉

1. 可能是肺部疾病患者接受下肢手术的较好选择。

注意：严重COPD的患者需依靠辅助肌肉辅助呼吸，高平面脊麻或硬膜外麻醉有较大风险，因为运动神经阻滞可减少FRC，患者咳嗽和排出分泌物的能力减低。因此硬膜外与全身麻醉联合可确保控制气道，提供足够的通气，防止低氧血症和肺不张。

2. 长时间的四肢手术最好选择全麻或者联合麻醉。

（三）全麻联合硬膜外麻醉用于上腹部和胸部手术。

1. 大部分挥发性药物可扩张气道且能维持适当的麻醉深度，可降低气道的高敏性。

注意：地氟烷可引起气道兴奋和吸入呛咳，对于具有反应性气道的患者尽量避免使用。

2. 合并高反应性气道或者严重 COPD 患者在实行气管插管全麻时应避免使用动力性肺过度膨胀（持续性呼末正压通气）。因持续性呼末正压通气可以导致低血压和心排量下降。

3. 喉罩（LMA）通气可减少但不能消除支气管痉挛发生的风险。

注意：喉罩通气的另外一个风险是当支气管痉挛时吸气压超过 LMA 能够封住喉的压力时，LMA 就失去了通气功能。

八、术后处理

（一）有效控制术后疼痛是减少呼吸并发症的关键。

（二）对高危险的患者应备好随时可用的胸部物理治疗和吸痰设备措施。

（三）及时评估并与患者沟通是否需要术后继续通气支持治疗。

（王晓斌）

第四章 ●●●●

肾脏疾病的特殊问题

一、概述

肾脏是机体的主要排泄器官，其包括生成尿液、排泄代谢产物、维持体液、酸碱和离子平衡及内分泌功能。肾脏在维持机体内环境稳定方面发挥着重要的功能。麻醉和手术对患者的肾功能有不同程度的影响，特别是术前就存在慢性肾功能不全的患者，可能造成急性肾衰竭。因此麻醉医师全面了解肾脏疾病的相关问题，可降低围手术期的并发症发生率和病死率。

二、肾脏生理

（一）肾脏血流量的调节

1. 肾血流量占心输出量的20%。肾髓质对缺血相当敏感。

2. 当平均动脉压在60~150mmHg范围内，肾血流量能通过自身调节保持平衡。

（二）肾脏对体液的调节

1. 体液总量占体重60%，肥胖患者按理想体重计算体液总量。估算血容量 = 70ml/kg，估算血浆容量 = 50ml/kg。

2. 髓袢升支粗段上的致密斑细胞有助于调节容量变化。

3. 低血容量时机体通过神经体液系统进行调节，包括：

（1）肾素-血管紧张素-醛固酮系统

1）肾脏低灌注时，肾素使血管紧张素原降解为血管紧张素Ⅰ，后者在肺脏和其他组织内由血管紧张素转换酶（ACE）转化为血管紧张素Ⅱ。

2）血管紧张素Ⅱ可收缩小动脉、刺激醛固酮释放。

3）醛固酮作用于远曲小管，增加 Na^+ 重吸收，并排出 K^+ 和 H^+。

4）利尿药通过减弱肾髓质浓度梯度，破坏肾浓缩尿液的能力而利尿。

（2）血管加压素（AVP），又称抗利尿激素（ADH），作用于集合管腔膜上的"水通道蛋白"，增加集合管对水的通透性，从而回吸收水分和浓缩尿液。

4. 高血容量时心房肌分泌心房利钠肽（ANP）和肾皮质分泌激肽，促进钠和水排出。

5. 渗透平衡

（1）通过 Henle 袢的逆流倍增作用，可维持肾髓质的高渗状态。

（2）渗透浓度计算公式：渗透浓度值（mmol/kg）= 2 $[Na^+]$ + $[BUN]$ （mg/dl）/2.8 + $[Glu]$ （mg/dl）/18。正常值为290mmol/kg。

（3）渗透浓度差值 = 渗透浓度实测值 − 渗透浓度计算值，正常情况下，差值小于10。

6. 成人每天水摄入量：大约为2600ml，其中饮水1400ml、食物含水800ml、内生水400ml。每天最少摄水量约为600ml，以保证排泄溶质负荷。

（三）维持电解质的平衡

1. 钠平衡失调

（1）低钠血症：血清钠 <135mmol/L。

1）钠丢失过多：过度出汗、呕吐、腹泻、大面积烧伤和利尿剂应用等。

2）水潴留：肾衰竭、ADH 分泌不当综合征。

3) 总液体量可增多、减少、正常（"自由水"过量）。

4) 血浆渗透压降低。

5) 假性低钠血症：高血糖症、高脂血症、高蛋白血症（多发性骨髓瘤）可引起假性低钠血症，临床上应加以除外，以免误治。

6) 临床表现：①血钠浓度 > 125mmol/L 无明显症状；②血钠浓度 125 ~ 120mmol/L，厌食、恶心、劳累（非特异）；③血钠浓度 <120mmol/L，头痛、嗜睡，甚至抽搐和昏迷。

7) 治疗：以 0.5mmol/（L·h）的速度将血［Na^+］逐步升至 120mmol/L，防止快速纠正所致的并发症（如脑水肿、脑桥中央髓鞘溶解和惊厥）。血［Na^+］应在几天内逐渐被纠正至正常水平。

①高血容量性低钠血症治疗原则为：限制摄入钠和水，必要时应用利尿剂；②低血容量性低钠血症可输入生理盐水纠正；③正常血容量性低钠血症以限制液体入量为主。

(2) 高钠血症：血清钠 >145mmol/L。

1) 机体摄入水不足、失水大于失钠、钠摄入过量。

2) 总液体量可增多、减少、正常（"自由水"缺失）。

3) 机体含钠总量可增加、降低、正常。

4) 临床表现：可表现为口渴、震颤、无力、易激动、精神错乱，甚至惊厥和昏迷。

5) 治疗：以 0.5mmol/（L·h）的速度将血钠浓度逐步降低，48h 内缓解至 150mmol/L 为止，血钠浓度不应低于正常。避免快速纠正致脑水肿、惊厥，永久性神经损害甚至死亡。若存在水分缺失，缺水量可按公式计算：缺水量（L）= ［0.6（女 0.5）× 体重（kg）×（血［Na^+］ -140）/140］。

①高血容量性高钠血症治疗可通过透析或使用利尿剂，缺失的水分采用 5% 葡萄糖溶液（D5W）补充；②低血容量性高钠血症可先输 0.45% NaCl，甚至输注 0.9% NaCl 纠正血容量，再输 D5W 补充余下的自由水缺

失量直至血［Na^+］下降，之后再输注 0.45% NaCl；③正常血容量性高钠血症输注 D5W 纠正自由水缺失，对于中枢性尿崩症可用血管加压素。

2. 钾平衡失调

（1）低钾血症：血清［K^+］<3.5mmol/L。

1）病因：①总体钾含量欠缺；②钾分布异常（细胞外钾向细胞内转移）。

2）钾丢失原因：①胃肠道（如呕吐、腹泻、胃管、营养不良、肠梗阻）。②肾脏（如使用利尿剂、盐或糖皮质激素过多、某些类型肾小管中毒）。

3）碱中毒可使 H^+ 转移到细胞外而 K^+ 进入细胞内，当采用过度通气或 $NaHCO_3$ 快速输注时，可引起低钾血症。

4）临床表现：当血清［K^+］<3.0mmol/L 或快速降低时，出现临床症状。

①体征为肢体无力、神经肌肉阻滞加重、肠梗阻及心肌收缩力减弱；②低钾血症增加心肌兴奋性，易发生各种心律失常，此类心律失常较难控制，需先纠正低钾血症。血清钾<2.7mmol/L 时，心电图有特征表现（包括 T 波低平、出现 U 波、PR 和 QT 间期延长、ST 段下移以及房性和室性心律失常），应用洋地黄者更易发生室性心律失常；③血清钾<2.5mmol/L 时属严重低钾，可有呼吸困难和软瘫；④血清［K^+］<2.0mmol/L 时可有血管收缩和横纹肌溶解。

5）治疗：一般患者血清［K^+］不宜<3.0mmol/L，用洋地黄者不宜<3.5mmol/L。围手术期静脉补钾，1g 氯化钾（10%）含钾 13.4mmol。注意事项：①见尿补钾：尿量 40ml/h 以上补钾较安全；②速度：1mmol/kg·h 以下；③速率：不宜>20mmol/h；④顽固性低钾常伴低镁，可试验性补镁；⑤需全程密切监测血清［K^+］。

（2）高钾血症：血清［K^+］>5.5mmol/L。

1）病因：①摄入过多；②排出减少（如肾衰竭、醛固酮减少症）；③细胞内钾转移到细胞外（如酸中毒、组织缺血、横纹肌溶解症、肿瘤溶解综合征及使用琥珀胆碱等药物）；④肾衰竭患者接受输血、青霉素钾盐以及盐替代等治疗；⑤血样本溶血致假性高钾血症。

2）临床表现：①肌无力、感觉异常、心脏传导异常（当血清[K^+]接近7mmol/L时发生危险），可引起心动过缓、室颤甚至心脏停搏；②心电图表现包括T波高尖、ST段下降、PR间期延长、P波消失、R波变低、QRS波增宽及QT间期延长。

3）治疗：血清钾>6mmol/L或有心电图改变时应积极处理。①对抗钾的心肌毒性，用钙盐、钠盐制剂，阿托品对钾致心脏传导阻滞有一定作用；②促进钾进入细胞内（糖-胰岛素液、$NaHCO_3$、过度通气）；③促钾排出（排钾利尿剂、透析）；④治疗原发病。

（四）肾外调节和代谢功能

1. 红细胞生成素（促红素）：可刺激红细胞生成，应用外源性重组促红素，可防止慢性肾衰竭及其后遗症导致的贫血。

2. 前列腺素：前列腺素类物质可扩张近髓血管和维持内层皮质的血流量起肾保护作用。

3. 1, 25 (OH)$_2$D$_3$：活性维生素D由近端肾小管合成，有较高生物活性。

4. 甲状旁腺激素：促进肾脏重吸收钙和抑制磷酸盐的重吸收，增加维生素D生物转化。

5. 降钙素：降钙降磷。

6. 胰高血糖素：促进尿钠和磷的排泄。

7. 胰岛素：随肾衰竭进展，机体对其需要量减少。

三、肾衰竭

（一）急性肾衰竭

各种原因导致肾脏泌尿功能在短期内急剧降低，引起水、电解质、酸碱平衡失调及代谢废物蓄积的综合征。

1. 病因

（1）肾前性：如血容量不足、心排出量减少、低血压。

（2）肾性：最常见原因是缺血导致肾小管坏死（ATN）。

（3）肾后性：如各种原因所致的尿路梗阻，可致排空受阻。

2. 临床表现

（1）少尿期：水肿（甚至脑水肿、肺水肿、心功能不全）、电解质紊乱（高钾血症的危害最大）、氮质血症导致中枢抑制和出血倾向。

（2）多尿期：尿量 >400ml/d，可出现脱水、低钾、低钠。

（3）恢复期：6 ~ 12 个月，肾功能逐渐恢复。

3. 诊断　临床表现结合尿液和血清生化检查有助于病因诊断。

4. 预防　维持尿量 >0.5ml/（kg·h）；减轻肾缺血及再灌注损伤。

5. 治疗

（1）药物：利尿剂、多巴胺和非诺多泮增加尿量，治疗高血压，纠正水电解质、酸碱平衡紊乱。

（2）血液透析

1）原理：使用人工半透膜将血液与透析液隔开，通过弥散作用交换溶质。

2）并发症：动静脉瘘、感染、血栓形成、透析失衡综合征、痴呆、低血压、心包炎等。

3）透析适应证：急、慢性肾衰出现高钾血症、酸中毒、容量超负荷、尿毒症并发症及严重氮质血症时。

4）超滤和血滤：可滤除多余的水分，而排出废物极少。

（3）持续肾脏替代治疗（CRRT）：指持续体外滤除溶质和体液的模型。

（二）慢性肾衰竭

各种慢性肾脏疾病使肾单位进行性破坏，造成水电解质与酸碱平衡紊乱、代谢废物潴留、肾脏内分泌功能障碍，全身多器官受累的临床综合征。

1. 病因　高血压、糖尿病、慢性肾小球肾炎、间质小管病变、肾血管疾病及多囊肾。

2. 临床表现

（1）高血容量和高血压，可致水肿和充血性心力衰竭。

（2）加速动脉粥样硬化，增加合并冠心病风险。

（3）尿毒症性心包炎和心包积液，可致心脏压塞。

（4）高钾血症、高镁血症、低钠血症。

（5）低钙血症和高磷酸盐血症，可致肾病性骨营养不良。

（6）代谢性酸中毒。

（7）慢性贫血。

（8）血小板功能障碍。

（9）胃肠道功能障碍：尿素在体内堆积引起消化道炎症反应，反流误吸的风险增加。

（10）极易继发感染。

（11）中枢神经系统改变。

（12）糖耐量异常及高甘油三酯血症。

3. 治疗：血液透析（占85%），腹膜透析（占15%），肾移植是最佳治疗方法。

四、药物与肾脏

（一）利尿剂

利尿剂可增加尿量（表4-1），治疗高血压和调节水、电解质和酸碱平衡。

（二）多巴胺和非诺多泮

可扩张肾小动脉，增加肾血流量，增加尿钠排泄和肾小球滤过率（GRF）。

4

表 4-1　利尿药

利尿药	主要作用	副作用	注意事项
非渗透性利尿药			
袢利尿药(呋塞米、依他尼酸、布美他尼)	中-强度排钠利氯	低钾血症、酸中毒、低血容量	干扰尿的浓缩和稀释功能
噻嗪类利尿药(氯噻嗪/氨苯蝶啶-氢氯噻嗪复合片)	轻至中度排钠	低钠血症、低钾血症、碱中毒、低血容量	干扰尿的稀释功能，肾衰竭和充血性心力衰竭
碳酸酐酶抑制剂(乙酰唑胺)	轻度排钠	高氯血症、低钾血症和代谢性酸中毒	主要用于眼科，利尿效应呈自限性
保钾利尿药(螺内酯、氨苯蝶啶、阿米洛利)	轻至中度排钠	高钾血症	常与排钾利尿药合用或用于醛固酮增高状态
渗透性利尿药			
甘露醇	中-强度利尿	早期:血管扩张高血容量 晚期:高渗状态低血容量	使细胞内液进入血管内

（三）麻醉药对肾脏的影响

肾功能正常的患者即使血压和心排量没有明显变化，也会出现麻醉后短暂的肾功能改变。

1. 间接作用　所有吸入麻醉药和许多静脉诱导药均可引起心肌抑制、低血压和轻到中度肾血管阻力增加，致肾血流量和 GRF 下降。椎管内麻醉可降低肾血流量、GRF 和尿量。

2. 直接作用　含氟类麻醉药的直接毒性和氟化物（F^-）致肾小管肿胀和坏死。

（1）氟烷不产生 F^-，异氟烷和地氟烷不明显释放 F^-。

（2）恩氟烷 2% 可代谢为 F^-，但其代谢很快，且未达到肾毒性阈值。

（3）七氟烷产生 F^- 超过恩氟烷，且低流量吸入产生复合物 A，但临床未见明显肾毒性。

五、药物与肾衰竭

肾衰竭影响许多麻醉药的作用，在慢性肾衰竭的患者中，药物的起效时间取决于再分配而非清除率，故不需明显改变负荷量；重复或持续给药时，药物作用持续时间取决于清除率，如明显需经肾排泄的药物，维持量应减少。

（一）局部麻醉药

酯类局麻药在血浆被假性胆碱酯酶水解；酰胺类局麻药主要经肝脏代谢，代谢产物和部分局麻药原形经肾脏排泄，肾功能不全时，局麻药药效延长，局麻药剂量必须减量，减少剂量可避免阻滞平面过广导致低血压和肾血流下降。

（二）吸入麻醉药

对肾脏功能的影响与其直接作用和间接作用有关，几乎所有吸入麻醉或多或少在体内发生一定的生物转化，转化后的物质几乎全部经肾脏排出，但患者的麻醉苏醒取决于吸入麻醉药在肺部的消除；因此，轻、中度肾功能不全患者可以选用吸入麻醉药。

（三）静脉麻醉药

1. 苯二氮䓬类和丁酰苯类　此类药物均先经肝脏代谢，再由肾脏清除，对于严重肾衰竭的患者，苯二氮䓬类药物和其代谢产物易蓄积，且不易经透析清除。

2. 巴比妥类、依托咪酯和丙泊酚　此类药物蛋白结合率高，在低蛋白血症患者中，此类药物作用增强，时间延长，故在肾衰竭患者应减小这些药物的初始剂量，酸中毒和血-脑屏障改变者更进一步减少。

3. 氯胺酮　对未合并高血压、心脏病的慢性肾衰竭患者，不影响其临床应用。

4. 阿片类　此类药物经肝脏代谢，肾衰竭（尤其伴低蛋白血症）者，因其与蛋白结合少，故作用增强、时间延长。但肾衰竭患者中芬太尼、舒芬太尼、阿芬太尼、瑞芬太尼的药代动力学无改变。

5. 右美托咪定　经肝脏代谢，不影响肾脏自身调节，对肾功能无显著影响。

（四）肌肉松弛药

尽可能选用非去极化肌松药，阿曲库铵（首选）、米库溴铵、罗库溴铵可选。

（五）其他药物

1. 胆碱酯酶抑制剂　肾功能受损，其清除减少，半衰期延长。

2. 地高辛　经尿排出，肾衰竭者洋地黄中毒风险增加。

3. 儿茶酚胺类　收缩肾血管，减少肾血流量。

4. 异丙肾上腺素　减少肾血流量，但程度较轻。

5. 硝普钠　慢性肾衰竭时更易发生硫氰酸盐积聚而引发神经毒性。

6. 经肾脏排泄的抗生素　负荷剂量可不变，但维持剂量需调整。

4

六、麻醉管理

(一) 术前评估

1. 病史

(1) 症状和体征 有无多尿、烦渴、排尿困难、水肿及呼吸困难。

(2) 患者用药情况 有无应用利尿剂、抗高血压药、钾剂、洋地黄制剂,有无接触肾毒性物质 (NSAID、氨基糖苷类、重金属、造影剂等)。

(3) 是否接受血液透析,以及与择期手术的关联。

2. 体格检查

(1) 根据肾衰竭患者的临床特征进行全面体检。

(2) 根据存在震颤或杂音,明确动静脉瘘是否通畅,开放静脉通道和测量血压应在对侧肢体。

3. 实验室检查

(1) 肾功能的测定

1) 尿常规:提示肾疾病的结果为:pH 异常、蛋白尿、管型尿、脓尿等,还可判断肾脏的尿浓缩能力。

2) 肾小球滤过功能检测:①血肌酐 (Scr)、内生肌酐清除率 (Ccr);②血清尿素氮 (BUN);③尿素清除率 (Cs);④其他试验。

3) 肾小管功能检测:①β_2-微球蛋白 (β_2-MG);②α_1-微球蛋白 (α_1-MG);③肾小管对氨基马尿酸最大分泌率 (TmPAH);④其他试验。

(2) 血清电解质、血液学检查 (贫血和凝血功能)、血气分析、胸部 X 线摄影和心电图等,必要时同时做检测。

4. 术后肾衰竭危险因素的评估

(1) 术前存在肾功能不全。

(2) 糖尿病 1 型和 2 型。

(3) 年龄 >65 岁。

(4) 充血性心力衰竭。

(5) 高危手术 (肾动脉手术、胸腹主动脉手术、心

肺转流术 >3 小时）。

（6）近期接触肾毒性物质：造影剂、胆色素、内毒素血症、氨基糖苷类抗生素、非甾体抗炎药。

（7）长时间肾脏灌注不足：休克、脓毒血症、肾病综合征和肝硬化所致。

5. 麻醉前的准备

（1）透析：血液透析能纠正患者术前大部分代谢紊乱，改善心血管状态和高血压。

（2）选用非肾毒性抗生素有效的控制感染。

（3）肾替代治疗（CRRT）：应根据患者行 CRRT 的根本原因、手术持续时间及手术类型决定手术期间是否行 CRRT。

（4）造影剂：应用 N- 乙酰半胱氨酸和碳酸氢钠可预防造影剂所致的肾病，造影后血管大手术应延期几天。

（5）慢性肾功能不全可致凝血功能障碍，减少术中出血的干预措施有：

1）重组红细胞生成素：纠正贫血，恢复血小板功能。

2）去氨加压素（DDAVP）：恢复出血时间，用后 1~2 小时起效，维持 6~12 小时。

3）冷沉淀：可纠正出血时间延长。

（二）术中管理

1. 麻醉方式选择

（1）急性肾功能不全患者：全麻（静吸复合）可安全应用；急性肾功能不全且高危患者（无出血倾向和尿毒症神经根炎）可选择部位麻醉。

（2）慢性肾功能不全者：全麻（静吸复合）；无出凝血功能障碍和尿毒症性脑病，血压稳定，可行硬膜外阻滞；尿毒症没有进行透析改善代谢紊乱，纠正贫血，原则上禁止择期手术；如急诊手术，只宜行局麻和部位麻醉。

2. 术前用药　阿托品和东莨菪碱可用，东莨菪碱更适合危重肾病患者；质子泵抑制剂、H_2 受体拮抗剂（西

咪替丁）可预防反流误吸；镇静药和镇痛药要减量或
不用。

3. 麻醉诱导　诱导药物应减量，缓慢给药，避免低
血压。可选药物有丙泊酚、依托咪酯、咪达唑仑、芬太
尼、罗库溴铵、阿曲库铵。

4. 麻醉维持　静吸复合，镇痛药可选瑞芬太尼、芬
太尼，肌松药首选阿曲库铵。

5. 术中监测和麻醉处理及注意事项

（1）维持血流动力学稳定和肾血流量及足够尿量：
术中尿量维持 $1ml/(kg \cdot h)$，可以用小量呋塞米；小剂
量多巴胺可用于维持血流动力学稳定。

（2）呼吸管理：间歇正压通气；维持正常气道压；
避免过度通气；防止缺氧发生。

（3）输血输液、控制液体量、持续容量监测：无尿
者避免输含钾液；生理盐水可致高氯性酸中毒；乳酸林
格液较少引起代谢性酸中毒和高钾血症。

（4）纠正水、电解质、酸碱平衡紊乱。

（5）避免使用肾毒性药物，行肾功能保护。

（6）充分镇痛，抑制手术刺激对机体的影响。

（7）因可有肾性骨营养不良，易骨折，安置手术体
位应特别小心。

6. 术后管理

（1）术后液体输注：应考虑渗出和引流量及第三间
隙返入血管的量。

（2）高血压：是术后常见问题，可因液体超负荷而
加重，未透析者可用利尿剂和抗高血压药，透析者继续
透析。

（王海英）

第五章

肝脏疾病的特殊问题

一、肝脏解剖

（一）肝脏的形状、重量与周围组织的关系

1. 肝脏是人体最大的实质器官，也是人体最大的腺体器官，成人男性肝脏重约 1230 ~ 1500g，女性约为 1100 ~ 1300g，约占体重的 1/36。

2. 肝脏呈楔形，右厚而左薄，位于腹腔的右上部。

3. 肝脏顶部左侧膈肌与心脏相邻，肝脏膈面基本都由腹膜或腹膜返折形成的韧带覆盖，仅在右冠状韧带前后叶间有部分肝脏无腹膜覆盖。

4. 肝脏的下缘在右表面与下表面之间圆钝，在前面和下面之间渐变锐利。肝下缘分别在正中线右侧及胆囊体的外侧缘有一处切迹，分别为肝圆韧带切迹和胆囊切迹。肝脏的脏面与腹腔脏器毗邻，在胆囊右侧，肝脏面与结肠肝曲、右肾上腺、右肾以及十二指肠上部贴近；方叶下临幽门、小网膜下部；左叶脏面邻近胃底及小网膜上部。

（二）肝脏的分叶、分段

1. 五叶即左外叶、左内叶、右前叶、右后叶及背侧的尾状叶。

2. 四段即左外叶与肝右后叶分别分为上下两段。

（三）肝脏的血液供应

是体内唯一由门静脉系统及肝动脉系统双重供血的

器官。

1. 门静脉系统　门静脉的肝外部分是由肠系膜上静脉和脾静脉于胰腺头、颈交界处后方汇合而成，门静脉系统特点：①两段均为毛细血管网，可构成独立的循环系统。②门静脉系统供应肝脏 75% 血流。③可形成门-体侧支循环：当门脉高压时，可造成门体交通支淤血曲张。胃左静脉和食管下静脉与流入奇静脉和副奇静脉的食管属支之间的吻合，该组静脉的扩张可能导致食管或胃的血管曲张，甚至引起致命的上消化道大出血。

2. 肝动脉系统　腹主动脉约平第一腰椎水平发出腹腔干，分支之一为肝总动脉，供应 30% ~40% 血流，肝左动脉、肝右动脉分别进入左、右肝门，进行供应左、右半肝。

（四）肝门

1. 第一肝门　左纵沟由脐静脉窝和静脉韧带组成，为肝左外叶与肝左内叶的脏面分界线；横沟连接于两纵沟间，为"第一肝门"所在位置，横沟内有门静脉左、右干，左、右肝管和肝动脉分支走行，因此对于肝脏外科手术具有重要意义。

2. 第二肝门　右纵沟由胆囊窝和腔静脉窝构成，其后上端为肝静脉汇入下腔静脉处，即第二肝门的位置。

（五）肝脏组织学结构

1. 肝小叶　肝实质分隔为许多具有相似形态和相同功能的基本单位，称为肝小叶。人类肝脏约有 50 万个肝小叶。小叶的中轴贯穿一条静脉，为中央静脉。肝细胞以中央静脉为中心呈放射状排列，形成肝细胞素。肝细胞相互吻合成网，网眼间有窦状隙和血窦。肝细胞间的管状间隙称毛细胆管。肝小叶是由肝细胞、毛细胆管、血窦和相当于毛细淋巴管的窦周隙（狄氏间隙）所组成。另外，相邻肝脏的侧面质膜形成微小的管道，即胆小管，这些胆小管最终汇合为胆小管网，在肝小叶周边形成小叶内胆管。

2. 肝细胞　肝细胞核呈圆形，位于细胞的中央，其内有一个或多个核仁。电子显微镜下细胞浆内可显示各种细胞器和包含物，如线粒体、高尔基体、溶酶体、内质网、糖原、脂滴和色素等。细胞核内有染色质，由螺旋结构的去氧核糖核酸和蛋白质组成。

3. 库普弗细胞　肝脏中吞噬和非特异免疫功能主要与库普弗细胞有关。库普弗细胞位于肝血窦内，为具有最活跃和强力吞噬功能的细胞。

二、肝脏功能

肝脏功能十分重要和复杂，参与机体物质合成与代谢，免疫，凝血、解毒等生理过程。

(一) 蛋白质代谢

肝脏是人体合成和分解蛋白质的主要器官，也是血浆内蛋白质的最重要来源。肝脏合成的蛋白质包括肝的组织蛋白，各种酶蛋白和大部分血浆蛋白（表5-1）。

表 5-1　主要在肝脏制造的血浆蛋白

---

1. 白蛋白
2. 凝血因子　纤维蛋白原、凝血酶原、V、Ⅶ、Ⅷ、Ⅸ、Ⅹ和Ⅻ因子
3. 运载蛋白　结合珠蛋白、转铁蛋白、血浆铜蓝蛋白、激素运载蛋白（如甲状腺素结合蛋白、运皮质激素蛋白等）、Y蛋白、α-脂蛋白、β-脂蛋白
4. 损伤及炎症反应蛋白　α-球蛋白、β-球蛋白、大部分补体成分等

(二) 糖代谢

肝脏是维持血糖浓度的重要器官，糖原合成作用、糖原分解作用和糖原异生作用。葡萄糖经三羧酸循环途径代谢，葡萄糖在有氧条件下，彻底氧化成二氧化碳和水，释放大量能量。在空腹时，血糖处于较低水平 5.6~6.7mmol/L（100~120mg/dl），肝内糖原则逐渐被动用，分解成葡萄糖并释放到血液中，使血糖维持相对稳定。由于肝脏有这样的血糖稳定作用，所以肝功能障

碍患者易发生低血糖，糖耐量降低，血中乳酸和丙酮酸增多。对肝功能障碍的患者，应该监测血、尿糖的水平，根据监测结果决定糖的用量。

（三）脂类代谢

肝脏对脂类的代谢和调节血脂浓度有如下几方面：①脂肪酸的 β-氧化；②甘油三酯和脂蛋白的合成；③磷脂的代谢；④胆固醇代谢；合成内源性胆固醇，并使其酯化；分解和排泄胆固醇，将胆固醇合成胆汁酸；调节血液胆固醇的浓度。肝功能障碍时，脂肪代谢的突出改变为脂肪肝形成和胆固醇代谢障碍。临床上可根据血清胆固醇酯的含量推测肝功能损害的程度。

（四）激素代谢

许多激素在发挥其调节作用之后，主要是在肝脏内被分解转化。肝细胞功能障碍时，由于激素灭活能力减弱，必然会对机会产生一系列的影响。

（五）电解质代谢

肝功能与电解质代谢具有密切关系。肝功能障碍时常发生：

1. 低钾血症　常由以下原因引起：①肝细胞对醛固酮灭活减弱；②腹水形成致有效循环血量减少，反射性醛固酮分泌增加；③术前利尿剂应用；④输注葡萄糖使钾离子转移到细胞内。所以应针对低钾血症的原因给予纠正，对防止危重患者肝性脑病的发生很重要。

2. 低钠血症　急性肝功能不全患者发生持续性低钠血症时，主要是因水潴留而形成的稀释性低钠血症，常预示患者预后险恶。水潴留与肝病时有效循环血量减少，抗利尿激素分泌过多或灭活减少有关。

3. 低磷血症和低钙血症　在急性重症肝炎伴昏迷的患者中，血钙和磷常呈现进行性下降，降钙素的升高与肝细胞功能障碍的加重相平行，因此，肝功能不全时降钙素灭活减少是钙磷代谢紊乱的主要原因。使大脑细胞不能很好地利用葡萄糖，可能会引起肝性脑病。

（六）分泌、排泄和解毒功能

肝细胞分泌消化所需的胆汁，胆色素中胆红素是来源于退变的红细胞中的血红蛋白。很快使其进入肝细胞，由原来的低极性脂溶性变为高极性水溶性结合物，从而起到解毒作用，而又利于排泄。

胆红素由肠道细菌作用还原成无色的尿胆素原和粪胆素原，大部分随粪便排出。正常人血清胆红素总量 $< 1mg/dl$，其中未结合（或称间接）胆红素占 80%，未结合胆红素则相反，不能由肾排出，故正常尿中胆红素为阴性。如患者出现黄疸而尿中胆红素为阴性，则说明系由肝前原因（溶血）或肝内原因（不能结合）所致。

肝脏处于门体静脉系统之间，如滤过系统，可从门脉循环中除去有害物质。肝脏的解毒方式有氧化、还原、结合、水解、脱氨 5 种，以前三种最为重要。

肝病主要通过三方面影响肝脏的药物代谢：①血流灌注的改变而间接地使药物或毒物代谢发生异常，例如通过侧支分流，使门脉血中药物逃避肝细胞的代谢。②肝病损害了肝脏代谢药物的能力。③血清白蛋白合成减少，药物同血浆蛋白结合率降低，药物在体内的分布、代谢或排泄也发生改变，而易发生药物中毒。

（七）肝脏的吞噬与免疫功能

肝脏中吞噬和非特异免疫功能主要与库普弗细胞有关。库普弗细胞位于肝血窦内，为具有最活跃和强力吞噬功能的细胞，能吞噬胶体颗粒、某些染料、衰老或破坏了的红细胞和白细胞、微生物以及抗原抗体复合物等；未被血流中粒细胞吞噬的细菌进入肝脏后亦可被库普弗细胞吞噬。

三、麻醉药物的代谢

肝脏对药物进行生物转化和（或）分泌入胆汁而排泄。血浆中的药物经肝细胞摄取、代谢酶进行转化从而生成新的代谢产物，易于通过肝脏和（或）肾脏排出体外。在肝脏的生物转化主要依赖三相代谢：①I相反应也称官能团反应，I相反应包括羟化（如泮库溴铵和维库溴铵）、脱烃脱氨、环氧化、脱硫、脱卤和水解等反应。P450I家族能代谢多达 60 多种常见临床药物，包括抗焦虑药、镇咳药、抗心律失常药和抗高血压药等。肝脏中尤以 CYP3A4 为主，酶底物覆盖面极广，如地西泮、咪达唑仑、芬太尼、阿芬太尼、胺碘酮、奎尼丁、硝苯地平、丙米嗪以及免疫抑制剂环孢素等。卤族类挥发性麻醉药不仅是 P450 的底物还能诱导肝药酶。已经证实氟烷、安氟烷、异氟烷和七氟烷使肝细胞色素 P450 酶活性增加，表现为氧化反应产物无机氟和有机氟化物的血中浓度明显增加。②II相反应又称结合反应，在药物的生物转化过程中占据着重要地位。③III相代谢：除了 OATP 之外 OAT 和 OCT 等膜转运体都应是III相代谢酶。

四、肝脏疾病

（一）乙型肝炎

7 种病毒与病毒性肝炎相关，即甲型肝炎病毒（HAV）、乙型肝炎病毒（HBV）、丙型肝炎病毒（HCV）、丁型肝炎病毒（HDV）、戊型肝炎病毒（HEV）、己型肝炎病毒（HFV）、庚型肝炎病毒（HGV）。其中乙型肝炎病毒（HBV）是导致病毒性肝炎最常见的病毒，乙型肝炎患者，应作血液乙型肝炎标志物检查，检查结果的临床意义（表5-2）。

当血液检测出 HbsAg、HBeAg、抗 HBc 同时呈阳性，临床上称"大三阳"，说明乙肝病毒在人体内复制活跃，这时患者的血液、唾液、精液、乳汁、尿液、宫颈分泌物都可能带有传染性，手术应待治疗后进行，但急诊及癌症患者除外。如手术必须进行隔离。当 HBsAg、抗 HBe、抗 HBc 呈阳性，称"小三阳"，表明乙肝病毒复制减少，传染性减小，是病程相对稳定阶段。麻醉医师操作时应戴手套；注射针头应加针套，以避免被穿刺针损伤，必要时可注射乙肝疫苗预防。

表 5-2 乙型肝炎标志物检查的临床意义

HBsAg	抗HBs	HBeAg	抗HBe	抗HBc	临床意义
–	–	–	–	–	正常
+	–	–	–	–	急性乙肝病毒感染潜伏期后期
+	–	+	–	–	急性乙肝早期,传染性强
+	–	+	–	+	急、慢性乙肝。病毒复制活跃,传染性强
+	–	–	–	+	急、慢性乙肝
+	–	–	+	+	急、慢性乙肝,传染性弱
–	–	–	–	+	乙肝病毒隐性携带者,窗口期,有既往感染史
–	–	–	+	+	急性乙肝病毒感染恢复期或有既往感染史
–	+	–	+	+	乙肝恢复期,已有免疫力
–	+	–	–	–	接种乙肝疫苗后或乙肝病毒感染后康复,已有免疫力

注:HBsAg 乙型肝炎表面抗原;抗 HBs 乙型肝炎表面抗体;抗 HbeAg 乙型肝炎 e 抗原;抗 Hbe 乙型肝炎 e 抗体;抗 HBc 乙型肝炎核心杭体

（二）肝肿瘤

良性肝肿瘤较少，主要是原发性肝癌，在我国，85%～90%的肝癌都与乙肝有关，由肝硬化转化成肝癌的比例高达70%。小肝癌、创伤、囊肿等可行肝脏微创手术。而较大的肝肿瘤要行肝脏切除手术。

五、肝病患者的手术风险

（一）手术麻醉风险的评估

患者全身状况的评估　一般采用美国麻醉医师协会（ASA）的分级标准，ASA分级Ⅰ、Ⅱ级患者对麻醉的耐受力一般均好，麻醉过程平稳；Ⅲ级患者对接受麻醉存在一定危险，麻醉前尽可能做好充分准备，积极预防并发症；Ⅳ、Ⅴ级患者的麻醉危险性极大，更需要充分细致的麻醉前准备。

（二）肝功能评估

可采用Child推荐的肝功能分级标准加以分析，见表5-3。

表5-3　肝功能 Child-Pugh 分级标准

指标异常程度计分	1	2	3
腹水	无	轻	中度及以上
肝性脑病分级	无	1～2	3～4
血清胆红素（μmol/L）	<34.2	34.2～51.3	>51.3
血清白蛋白（g/L）	>35	28～35	<28
凝血酶原延长时间（s）	1～4	4～6	>6

按该表累积计分，A级5～6分，B级7～9分，C级10～15分。A级肝功能有较强代偿能力，手术危险度小；B级肝功能有一定的代偿能力，手术危险度中度；C级肝功能失代偿，手术危险度大，预后差

（三）凝血功能障碍

急性肝炎患者术中、术后极易出现凝血机制障碍，

除紧急抢救手术外，应禁忌施行手术；慢性肝病患者手术的最大问题之一是凝血机制异常，术前须重视并予以纠正。轻度肝功能障碍的患者对麻醉和手术耐受力较强；中度肝功能障碍和濒于失代偿时，麻醉和手术的耐受力显著减退，术前需要经过较长时间的严格准备，方允许择期手术；重度肝功能障碍手术危险性极高，应禁忌施行手术。

（四）肝切除术的风险

是一项大手术，同时会造成较大的上腹部损伤。肝切除范围越大则手术的损伤越大、越容易出血，钳夹血管时间越长，越容易引起肝功能衰竭。如果肿瘤位于大血管附近则更为复杂，可能造成更严重的肝组织血供障碍。

（五）肝移植手术的风险

1. 我国累计施行肝移植手术约 20900 例（截至 2011 年 10 月），肝移植 1 年生存率达 80% 以上，5 年生成率为 50% 左右。多数需要移植手术的疾病是终末期慢性肝病、急性暴发性肝衰竭、早期恶性肝肿瘤和某些肝代谢疾病如肝豆状核变性和 $\alpha 1$-抗胰蛋白酶缺陷。手术禁忌证包括急性肝外感染和肝外恶性肿瘤。移植术用于治疗病毒性肝炎、酒精性肝病和肝肿瘤仍然是有争议的。

2. 肝脏移植患者术前情况差别很大，肝移植受者的麻醉管理可涉及患有多器官系统功能障碍的极度衰弱患者。突发状况下可能会出现生理学和药理学的变化、严重的凝血紊乱、脑病、心肌病、呼吸衰竭、大量腹水和胸腔积液、肾功能障碍和严重血电解质紊乱。麻醉医师任务十分繁重。需尽快进行围手术期风险评估。

六、麻醉选择及术中管理

（一）麻醉药物选择

肝功能障碍患者对麻醉药物代谢率降低，同时低蛋白血症可导致血浆中游离态的药物增加，腹水和水钠潴留可使药物分布容积增大，阻塞性黄疸使药物经胆道系统排泄减少，导致麻醉药物作用时间延长，因此应慎重选择药物的种类和剂量。麻醉药物的选择应遵循的原则是：肝毒性小或无，不经肝脏代谢消除，麻醉作用时间短、苏醒快，也可多种方式复合麻醉以减少麻醉药物剂量。吸入麻醉药如异氟烷、七氟烷对肝肾功能影响较小，而且有研究表明乳化的异氟烷可以减轻缺氧对 Kupffer 细胞的损伤，因此可以选择与静脉麻醉药物复合应用。麻醉性镇痛药芬太尼、舒芬太尼、阿芬太尼等均经肝脏代谢，可导致肝功能障碍患者术后痛阈升高及苏醒延迟。瑞芬太尼因其具有独特的药代、药效动力学特点，超短时效、镇痛作用强，对肝脏影响较小，可作为优选。肝功能障碍的患者对肌松药常有异常反应，主要表现为对肌松药的拮抗性增强和肌松作用延长，如应用罗库溴铵的黄疸患者手术中肌松持续时间明显延长，因此肌松药应选择对肝功能影响较小的阿曲库铵或顺阿曲库铵较为合适。

（二）麻醉方式选择

麻醉方式的选择应根据手术的类型、患者的全身情况以及肝功能的代偿状况等全面考虑。由于麻醉药物均不同程度地在肝脏完成分解代谢，所以肝功能损害的患者的麻醉只要满足手术要求，应尽可能选择简单、对肝脏功能和循环干扰小的麻醉方法。

1. 局部小手术、不合并凝血功能障碍患者的手术，尽可能选择局部麻醉或区域神经阻滞麻醉，复合小剂量短效镇静药，可以减少交感神经兴奋引起的肝血流下降。对不合并凝血功能障碍的患者中、下腹部、肛门会阴部和下肢手术，可选择连续硬膜外阻滞或蛛网膜下腔阻滞。上腹部手术，采用静脉吸入麻醉复合硬膜外阻滞更佳。因为硬膜外阻滞不仅能提供良好的镇痛和肌松作用，减少全麻用药量，而且在无血压下降的情况下，对肝脏功能无明显影响，但在凝血功能障碍时应慎重使用，以免并发硬膜外血肿。

2. 对于全身情况较差以及颅脑、脊柱，心胸等手术或不宜选择硬膜外阻滞的腹部手术应选全身麻醉。全身麻醉气管插管可以控制呼吸、确保氧供、便于呼吸管理以及减少内脏牵拉反应等。复合麻醉可以减少镇痛药和肌松药的用量，减少苏醒延迟的发生率。

（三）麻醉中管理

术中充分吸氧，及时纠正低血压，无论选择什么麻醉方式术中均应避免缺氧和低血压，维持有效循环血量，避免肝脏缺氧致进一步损害；术中减少一切不必要的用药，减轻肝脏的解毒负担；及时开放静脉通路，注意补充胶体液，并根据术前检查给予白蛋白、血浆、冷沉淀或红细胞，以维持足够的血容量和平稳的血压；及时处理大量出血，必要时补充凝血因子；加强术中监测，监测项目包括心电图、血氧饱和度、心率、血压、呼吸末二氧化碳等，观察手术过程中尿量、体温、血糖变化以及电解质、酸碱平衡和凝血功能；相对复杂的大手术，最好使用有创血压监测，动脉置管可测实时动脉压，及时反映血流动力学状态，也便于血气、血糖、电解质、酸碱状态监测，中心静脉置管可测中心静脉压和快速给药、指导补液；漂浮导管置管监测肺动脉压可以指导液体治疗和血管活性药物使用。

七、术后恢复及随访

全麻手术结束后，仍应密切观察患者的病情，监测生命体征，保证充足的氧供，掌握好拔管时机；对相对复杂的手术，术后可能会发生肺水肿，应尽量保留气管内插管；注意对尿量、体温、血糖、电解质、酸碱状态和凝血功能等监测，根据监测结果及时纠正内环境的紊乱；观察黄疸、腹腔积液情况变化，继续保肝治疗，加强营养支持，保证热量和能量供给；应用广谱抗生素预防感染；术后给予适当镇痛，既要减轻患者疼痛引起的不适感，也要注意镇痛药物的呼吸抑制作用；对有出血倾向或渗血多时，应密切观察病情变化，并给予适量维生素 K 及其他止血药物；术后鼓励和帮助患者咳嗽，防止肺部并发症，鼓励患者早期活动，促使血脉流通，加快康复；定期复查肝功能，及时随访患者恢复情况。

　　总之，肝功能障碍患者非肝脏手术的麻醉与围手术期处理应遵循如下原则：①作好术前访视、风险评估和充分的术前准备，尽一切可能维护肝功能、纠正机体的内环境紊乱；②术中减少一切不必要的用药，以减轻肝脏的解毒负担；③选用对肝脏血流、代谢等影响最小的麻醉药；④术中力求血流动力学平稳，减轻肝脏的缺血再灌注损伤；⑤围手术期除加强生理监测外，更应注意动态监测生化及凝血功能；⑥保肝治疗应贯穿于术前、术中及术后。

（俞卫锋）

5

第六章

内分泌疾病的
特殊问题

一、糖尿病

（一）病理生理

胰岛素相对或绝对不足，机体血糖浓度升高超过正常上限，出现一系列的代谢紊乱，脂肪、蛋白质、水/电解质紊乱。主要的影响是糖尿病并发症所致的终末脏器损伤。主要有①冠状动脉粥样硬化；②糖尿病肾脏病变；③糖尿病眼病病变；④糖尿病神经病变；⑤糖尿病骨关节病变；⑥糖尿病皮肤病变；⑦脑血管病变。

（二）术前评估要点

1. 了解血糖控制水平，调整血糖管理策略，大中型手术建议停用口服降糖药改为胰岛素，血糖水平控制在空腹 6.7 ~ 8.4mmol/L 为宜。

2. 择期手术应该于术前治疗酮症酸中毒、高渗性高血糖昏迷及代谢异常综合征。行急诊手术过程中亦应该积极防治上述急性并发症。

3. 系统询问及查体注意缺血心脏病（心电图），脑血管病变，肾功能损伤（蛋白尿），外周神经和自主神经病变（肌电图），体型与肥胖程度，颈部活动度，下颌关节活动度等。

（三）麻醉要点

1. 麻醉方法与技术

（1）全身麻醉：器官功能影响较明显，应激反应较大，异丙酚和右美托咪定对血糖无明显影响，阿片类和依托咪酯减弱手术刺激引起的高血糖反应，吸入麻醉药能可逆性抑制胰岛素对血糖的影响，诱导过程需警惕部分患者关节病变可能存在气管插管困难。

（2）椎管内麻醉：较适用于四肢、下腹部及盆腔手术，注意患者抗凝治疗的药物及时间。实施硬膜外麻醉的主要禁忌证包括：国际标准化比值（INR）>1.5、活化部分凝血活酶时间（APTT）>40s 和血小板计数<5万/μl。血小板功能异常者也不应实施硬膜外麻醉。糖尿病自主神经病变患者椎管内麻醉期间易出现突发的心动过缓和低血压，首选静脉注射肾上腺素。

6

（3）神经阻滞：对于生理功能干扰小，凝血功能要求较椎管内麻醉低，但糖尿病神经病变患者更易发生局麻药所致的神经损伤。深部外周神经阻滞（如锁骨下臂丛神经阻滞、腰丛阻滞），穿刺部位靠近无法压迫的大血管，在抗凝患者中应参照椎管内麻醉的停药时间。

2. 围手术期管理目标是尽量避免高血糖和低血糖。

（1）注意加强血糖监测，建议每 1 小时测一次血糖，可以采用动脉血气分析，维持血糖在 6.7～10mmol/L 为宜。

（2）术中血糖低于 3.92mmol/L 时，应该考虑输注 50% 葡萄糖溶液 40～60ml 静脉注射，并且每小时测血糖指导进一步处理。

（3）术中血糖高于 10mmol/L 时，采用静脉输注胰岛素控制血糖，不建议采用皮下注射，初始速度为 0.5～1U/h（25U/25ml 盐水），根据血糖水平调整输注速度如下。

输注期间仍需每 1 小时测定血糖浓度，血糖稳定后可以将监测间隔延长至每 2 小时测一次，治疗期间需要监测血钾浓度，患者输注胰岛素期间很可能出现低钾血症的情况。如患者同时合并肾功能不全时，应酌情减慢胰岛素输注速度与避免静脉补钾。

血糖 mmol/L（mg/dl）	调整输注速度
10. 14 ~ 13. 44（181 ~ 240）	+0. 3U/h
13. 50 ~ 16. 80（241 ~ 300）	+0. 6U/h
>16. 80（300）	+1. 0U/h

（四）糖尿病急性并发症的防治

1. 糖尿病酮症酸中毒

（1）临床特征：多见于 1 型糖尿病，表现为心脏收缩无力（心肌抑制），外周血管扩张（血管抑制），低血容量（渗透性利尿），酸中毒（酮症），高血糖，渗透压正常。临床症状在清醒患者可出现恶心呕吐、烦渴、虚弱、休克、水果味深大呼吸及精神症状，全身麻醉状态下主要表现为对血管活性药物不敏感的顽固性的休克。

（2）治疗原则：容量治疗，补充胰岛素，纠正电解质紊乱，支持治疗。

a. 第 1 小时输注生理盐水 15 ~ 20ml/kg，随后时间为 5 ~ 15ml/kg 输入，注意血钠浓度和尿量。

b. 关注患者血钾浓度，如患者有尿而血钾低于 5. 5mmol/L，可考虑静脉补钾，如血钾低于 3. 3mmol/L 需立即补充钾 40mmol/L 后再使用胰岛素。

c. 胰岛素，首剂 0. 1 ~ 0. 15U/kg 推注，随后持续输注采用 0. 1U/（kg·h），监测动脉血气和血糖，期望血糖每小时下降 2. 8 ~ 4. 2mmol/L，根据血糖情况调整输注速度。当血糖低于 13. 9mmol/L 时应同时予以 5% 葡萄糖溶液一并输注。

d. 可按需补充镁，前提是患者尿量及肾功能恢复。

e. 谨慎补充碳酸氢钠，仅限于 pH < 7，心律失常，血流动力学很不稳定时。

f. 早期识别和处理潜在诱因。

g. 患者有精神症状时注意气道保护。

2. 高血糖性高渗综合征

（1）临床特征：常为 2 型糖尿病的首发症状，表现包括血糖更高，高渗透压，多尿，脱水，低血容量，低血压，代谢性酸中毒（非酮症）。非全麻患者表现为视物模糊，神经功能缺陷，烦渴多尿。麻醉患者常表现为严重持续的低血压、心动过速状态。

（2）治疗原则：与酮症酸中毒基本一致，包括容量治疗，胰岛素，纠正电解质紊乱，支持治疗。

a. 输入 0.45% 低渗生理盐水 1000~1500ml，直至渗透压正常后予以补充 0.9% 生理盐水 5~15ml/（kg·h）。液体缺失总量一半在最初 12 小时内补充，余下的在随后 24~48 小时缓慢补充，注意高龄和心功能不全病史患者心衰风险。

b. 胰岛素使用方法同酮症酸中毒处理，持续监测血糖调整输注速度直至血糖低于 13.9mmol/L、心血管、电解质及代谢参数正常。

c. 纠正电解质丢失同酮症酸中毒处理。

d. 寻找识别及处理激发诱因。

e. 患者有精神症状时注意气管插管进行气道保护。

f. 警惕和预防静脉血栓栓塞症。

（五）糖尿病的慢性并发症的影响

1. 血管疾病　全身血管系统均可受累，包括冠状动脉、脑血管等大血管和视网膜肾血管在内的小血管。主要表现为缺血性心脏病，高血糖减少冠脉侧支血流，降低冠脉舒张能力，但由于自主神经病变的存在常无明显症状。

2. 自主神经系统病变　慢性糖尿病患者中 20%~40% 伴有自主神经病变，可导致无症状心肌缺血、下段食管括约肌张力下降、胃蠕动减弱和血压不稳。自主神经系统功能紊乱，患者易发生心源性猝死、低体温、体位性低血压、高胃容量误吸，不易代偿区域阻滞所致的交感阻滞。对于胃蠕动减慢患者术前建议常规予以甲氧氯普胺 10mg，或术前 1~2 天改进清流饮食。注意区域麻醉前应该记录已有的神经病变。

3. 关节僵硬性疾病　患者关节僵硬会使气道管理困难加大，约30%1型糖尿病患者有颞下颌关节和颈椎棘突活动度下降造成插管困难。建议备好困难气道预案。

二、低血糖

（一）病理生理

多种原因导致的血糖浓度过低。糖尿病患者血糖值≤3.9mmol/L即可诊断。病因包括胰岛素和口服降糖药使用过量、胰腺病变（胰岛素瘤）、肝硬化、垂体功能不全等。

（二）临床特征

低血糖主要表现为肾上腺素能反应，清醒和区域麻醉患者常表现为心动过速、出汗、心悸、高血压、意识模糊、抽搐、昏迷。全身麻醉患者由于麻醉本身可以掩盖低血糖的症状和体征，更应该保持警惕和高度怀疑低血糖的可能性。长期糖尿病的患者由于自主神经系统病变可能对于低血糖缺乏适当交感神经反应，常不易察觉。

（三）麻醉要点

围手术期严重低血糖常见于胰岛素使用不当及胰岛素瘤手术中，处理要点包括立即输注50%葡萄糖溶液40～60ml，持续定时监测血糖（建议每15分钟测定一次），预测和控制应激，以及持续输注葡萄糖对冲胰岛素瘤的手术操作带来的低血糖。

三、甲状腺疾病

（一）病理生理

甲状腺疾病在成人发病率约1%，多见于女性。甲状腺激素促进所有的代谢过程，包括合成和分解代谢，改变生化反应速度，总体耗氧量和产热量。按代谢影响主要分为甲状腺功能亢进和甲状腺功能减退两类。

（二）临床类型

1. 甲状腺功能亢进

（1）临床表现：主要表现为高代谢状态和交感神经

系统兴奋性增高。患者表现为怕热、疲乏、腹泻、失眠、多汗、肌无力、震颤和体重减轻。心血管表现为心动过速、房颤、心律失常、高心排、心衰。突眼见于 Graves 病。部分患者白细胞、血小板、血红蛋白降低，代谢亢进使凝血因子浓度降低，患者对于抗凝治疗更为敏感。

（2）治疗：一般采用甲状腺部分切除、放射性碘治疗和抗甲状腺药物。

2. 甲状腺功能减退

（1）为先天性病变、手术损伤甲状腺及继发于垂体病变导致的甲状腺功能减退，主要表现为代谢状态低下，患者嗜睡，抑郁，畏寒，舌体增大，水肿，体重增加，便秘，贫血，凝血功能异常，胃排空延迟，麻痹性肠梗阻等。心血管表现为心动过缓、心包积液、舒张期高血压、心肌病、压力感受反射器反射减弱。伴发高容量低钠血症和抗利尿激素分泌不全综合征。

（2）治疗：口服甲状腺激素。

3. 甲状腺危象

（1）严重的甲状腺功能亢进的失代偿状态，诱发因素有感染、创伤、手术、突然中断抗甲状腺药物、碘造影剂、胺碘酮等。临床表现和恶性高热极为相似（高温、心动过速、高代谢）。另外也和脓毒症，输液/药物反应，嗜铬细胞瘤危象表现有重叠。表现为腹泻、呕吐、高热、心动过速、充血性心衰、休克、激惹、谵妄、昏迷。

（2）治疗原则：阻止甲状腺激素的合成和释放，阻止 T4 转化 T3，阻滞交感神经反应及支持治疗。

4. 黏液性水肿性昏迷

（1）为少见的严重的甲状腺功能减退，手术、创伤、感染等可在严重甲减患者诱发出现此状态。特点是谵妄、意识丧失、低通气、低体温、心动过缓、低血压及严重的稀释性低钠血症。

（2）治疗补充甲状腺素（T3 25μg iv q12h）、复温治疗、支持治疗、纠正水电解质异常、处理低血压（补充糖盐水）、治疗充血性心衰、氢化可的松（肾上腺功能不全时）。

阻滞交感神经反应	
普萘洛尔	$1 \sim 2mg$ 静脉注射（必要时重复）或 $40 \sim 80mg/6h$ 口服
维拉帕米	$5 \sim 10mg$ 静脉注射（必要时重复）
艾司洛尔	$50 \sim 100\mu g/(kg \cdot min)$ 静脉注射
阻止甲状腺激素的合成（硫脲类）	
PTU（丙硫氧嘧啶）	每 $4 \sim 6$ 小时口服 200mg
甲巯咪唑	每 4 小时口服或经直肠内给予 20mg
阻止甲状腺激素释放	
碘番酸[a]	每 12 小时口服 500mg
依托度酸（SSKI）	每 12 小时口服 100mg
地塞米松	每 6 小时口服 2mg
阻止 T_4 转化为 T_3	
普萘洛尔、丙硫氧嘧啶和碘番酸	
类固醇激素（每 8 小时口服/静脉注射氢化可的松 100mg；或每 6 小时口服/静脉注射地塞米松 2mg)	
支持治疗	
输液，降温（应用哌替啶阻止寒战），补充电解质，退热（不用阿司匹林），治疗原发病和充血性心衰，吸氧，营养支持，血浆置换术，气道支持	

（三）麻醉要点

1. 甲状腺功能亢进的麻醉要点 注意术前尽量纠正

甲状腺功能，围手术期避免诱发危象，相关治疗药物应持续使用至术中。另外还有以下一些情况需要注意：

（1）术前建议使用镇静药物，明显气道风险患者除外，另外避免交感神经兴奋因素（疼痛刺激、氯胺酮、泮库溴铵、肾上腺素）。

（2）术前、术中慎用抗胆碱药物。

（3）满足手术条件前提下推荐采用区域阻滞麻醉，但局麻药物中禁止加入肾上腺素。

（4）甲亢患者代谢更快，麻醉药量需适当增加，但某些 Graves 患者可能伴发重症肌无力肌松剂需谨慎。

（5）急诊手术患者术前 1 小时静脉注射普萘洛尔或艾司洛尔控制心率低至 100 次/分左右。

（6）甲状腺肿块过大时可能影响气道通畅需警惕困难气道可能。

2. 甲状腺功能减退麻醉要点　只有严重甲状腺功能减退的患者需要推迟择期手术，轻、中度甲状腺功能减退患者通常不存在麻醉问题。急诊手术需要静脉甲状腺激素替代治疗。还需注意以下几个特殊问题：

（1）避免或减少镇静药物使用。

（2）常伴有肾上腺功能不全需给予地塞米松。

（3）酌情使用含糖液体防治低血糖。

（4）控制气道防治低通气。

（5）术中注意保温措施，防治低体温。

（6）米力农是合适的强心剂。

（7）注意药物蓄积和代谢延迟导致的苏醒延迟。

3. 甲状腺手术麻醉要点　目前甲状腺手术推荐首选气管插管全身麻醉，亦可采用 LMA 控制气道。

（1）术前评估要点是甲状腺功能状态和气道风险。

（2）术中可采用神经功能监测评估喉返神经完整性，此时需谨慎使用肌松药。

（3）早期识别和处理相关并发症，包括喉返神经麻痹、甲状腺功能减退、甲状旁腺功能减退（低钙血症、肌肉痉挛）、气胸、膈神经损伤、甲状腺危象、颈部血肿、气管软化、双侧喉返神经麻痹导致的气道梗阻等。

四、钙代谢和甲状旁腺疾病

（一）病理生理

钙在机体各项生理活动中有非常重要的作用。钙生理浓度维持则主要是通过甲状旁腺激素和维生素 D 实现的。

（二）临床类型

1. 高钙血症

（1）临床上常见于甲状旁腺功能亢进、恶性肿瘤、维生素 D 中毒等，由于钙作用的广泛性，临床表现可表现在各个器官系统。

6

胃肠道	**骨质减少/骨质疏松**
• 恶心/呕吐	
• 厌食	**虚弱/萎缩/易疲劳**
• 便秘	
• 胰腺炎	**中枢神经系统**
• 消化性溃疡	• 抽搐
• 腹痛	• 定向障碍/精神错乱
	• 遗忘
血流动力学	• 镇静/嗜睡/昏迷
• 脱水	• 焦虑/抑郁
• 高血压	
• 心电图/传导改变	**肾脏**
• 洋地黄敏感	• 多尿
• 心律失常	• 肾结石
• 儿茶酚胺抵抗	• 肾血流减少
	• 少尿性肾功能衰竭（晚期）
血液学	
• 贫血	
• 血栓形成	

当患者血清钙超过 3.5~3.75mmol/L 时，患者可能出现尿毒症、昏迷、心搏骤停和死亡。

（2）治疗

a. 输注生理盐水 150ml/h 和袢利尿剂 40~80mg Q2~4小时保证尿量，监测电解质。

b. 二磷酸盐 60~90mg，ivgtt 或唑来磷酸 4mg，iv 治疗致命性高钙血症，鲑鱼降钙素（4~8IU/kg，q12h）起效快但作用短暂。

c. 必要时采取血液透析。

d. 糖皮质激素对于多发性骨髓瘤、维生素 D 中毒、肉芽肿疾病所致高钙血症有效。

6

2. 低钙血症

（1）常见于甲状旁腺功能减退、甲状腺手术损伤甲状旁腺、颈部放射治疗、大面积烧伤、重症胰腺炎、大量快速输血等。慢性低钙血症患者临床症状常无特异性，可表现为嗜睡、肌肉痉挛、肾衰竭、性格改变等，急性低钙血症患者神经肌肉兴奋性增加及手、足、口周感觉异常。严重可致喘鸣、喉痉挛、呼吸暂停、凝血功能障碍、低血压、意识模糊和顽固性抽搐。

（2）治疗：严重和有症状低钙血症时静脉补充钙剂（葡萄糖酸钙 20ml/氯化钙 10ml），尽可能选择较粗的静脉通路，缓慢推注 10~20 分钟。轻、中度低钙血症口服钙剂和维生素 D 治疗。

（三）麻醉要点

1. 高钙血症麻醉要点

（1）术前纠正高钙血症。

（2）监测容量状态和电解质。

（3）肌松剂的剂量应该谨慎确定，警惕肌无力发生。

（4）搬动患者注意避免骨折（骨质疏松）。

（5）警惕洋地黄中毒。

2. 低钙血症麻醉要点

（1）术前注意纠正低钙和其他电解质异常。

（2）避免碱中毒、低体温、快速大量输注血液制品、肾功能不全。

（3）低血压时 β 激动剂、洋地黄不敏感，易出现传导阻滞。

（4）密切监测凝血功能。

3. 甲状旁腺手术麻醉要点

（1）术前评估要点是甲状旁腺水平及钙等电解质水平，尽可能纠正电解质异常。

（2）麻醉注意与手术并发症与甲状腺手术基本相同。

（3）术中需及时抽血检测 PTH 水平，下降 50% 为手术成功标志。

五、肾上腺皮质疾病

（一）病理生理

肾上腺皮质分泌糖皮质激素、盐皮质激素和雄激素。前两种激素在机体应激反应中维持稳态。对于麻醉有影响的疾病主要有皮质醇增多症、原发性醛固酮增多症、肾上腺功能不全等。

（二）临床类型

1. 皮质醇增多症

（1）临床常见于外源性使用类固醇激素，其他包括垂体或肿瘤分泌 ACTH 过多及肾上腺腺瘤等。患者有特征性的向心性肥胖、高血压、高钠血症、高血容量、高血糖、低钾血症、高凝和血栓形成、骨质疏松、肌无力等。

（2）麻醉注意要点

a. 控制高血压，利尿补钾，监测和调控血糖。

b. 慎用依托咪脂。

c. 防治血栓形成及相关并发症。

d. 肾上腺切除术中及术后需要补充糖皮质激素，双侧切除后还需补充盐皮质激素。

e. 注意警惕骨折发生。

2. 原发性醛固酮增多症

（1）常见于肾上腺腺瘤和双侧肾上腺增生，患者表现为舒张期高血压、低钾性碱中毒、肌无力和头痛，可能同时伴发低镁血症和糖耐量异常。

（2）麻醉注意要点

a. 术前评估目标是改善低钾血症和高血压。

b. 术中需考虑低钾血症可能改变机体对于非去极化肌松药的反应。

c. 双侧肾上腺切除后需补充外源性皮质醇。

d. 注意小心搬动体位警惕引起骨折。

3. 肾上腺皮质功能减退

（1）多见于自身免疫疾病、手术破坏、药物（酮康唑）等，长时间大剂量应用外源性类固醇激素停药后可发生持续抑制。表现为间歇性发热、腹痛和低血压，较难与急腹症鉴别。对于儿茶酚铵敏感性下降、高钾血症，分为原发性肾上腺功能不全（Addison 病）和继发性肾上腺皮质功能不全。前者皮质醇和醛固酮均降低，后者醛固酮功能正常，皮质醇水平下降，主要表现为垂体功能减退症状。

（2）急性肾上腺功能不全（Addison 危象）指患者在手术、创伤、感染等应激状态下出现的急性肾上腺功能不全的状态，有明显心动过速和低血压，此时输液治疗无效，同时伴有高热、腹痛和神志改变。

（3）治疗：外源性激素替代治疗，基础状态下氢化可的松 10～20mg，qd 或泼尼松 4～7.5mg，qd，应激状态下加量。Addison 危象治疗包括补充类固醇激素（氢化可的松 100～150mg/地塞米松 6mg，iv，氢化可的松 30～50mg，q8h）和补液，必要时予以正性肌力药物。

（4）麻醉注意要点

a. 术前评估患者的容量状态、纠正电解质和血糖异常。

b. 患者对麻醉药物非常敏感，需谨慎给药。

c. 避免使用依托咪酯。

d. 接受过 2 周以上激素治疗的围手术期应常规补充糖皮质激素，小手术建议术前再使用平常量或 25mg 氢化可的松，中等手术术前应用平常量或 50～75mg 氢化可的松，术中 50mg，Q 8h，术后 1 天 20mg，Q 8h，第 2 天恢复日常剂量，大型手术前 2 小时即使用平常 2 倍或 100～150mg 氢化可的松，术中 50mg，Q 8h 持续至术后 2～3 天，随后每天减量 50% 至平常量。

六、肾上腺髓质疾病

嗜铬细胞瘤

（一）嗜铬细胞瘤

是严重而常见的肾上腺髓质疾病，约 10% 发生于肾上腺外，分泌活性儿茶酚胺，包括肾上腺素、去甲肾上腺素和多巴胺。典型临床表现为阵发性高血压伴心悸、头痛、多汗和苍白。治疗需要手术切除肿瘤。

（二）术前准备要点

1. 评估并尽可能纠正终末器官损害。

2. 控制血压，恢复血管内容量（α 受体阻滞剂、β 受体阻滞剂、钙通道阻滞剂）。

3. 治疗并存的内分泌疾病。

4. 术前准备达标指标 血压 < 165/95mmHg，无体位性低血压（血压 > 80/45mmHg），室性期前收缩每 5 分钟不多于 1 个，心电图稳定 2 周。

（三）麻醉注意要点

1. 避免诱发肾上腺素能危象（低血压、交感神经兴奋）。

2. 术前常规镇静，围手术期避免使用拟交感神经药物、迷走神经抑制药、组胺释放药。

3. 保证足够麻醉深度，充分抑制插管、手术刺激，开放中心静脉及两组输液通路，监测有创动脉压、中心静脉压。

4. 镁（40～60mg/kg，iv，负荷量，2g/h 持续输入）

是有效的辅助药物，可以阻断儿茶酚胺受体及神经末梢释放儿茶酚胺，副作用为苏醒延迟和肌无力。

5. 联合硬膜外麻醉时注意避免低血压。

6. 术中高血压治疗采用酚妥拉明或硝普钠静脉泵注，剂量有较大个体差异。

7. 肿瘤血管结扎后采用容量支持及血管加压药物去甲肾上腺素、去氧肾上腺素，剂量有个体差异。

8. 如有儿茶酚胺心肌病，需注意心功能的维护，适当使用正性肌力药。

9. 术中监测血糖。

10. 双侧肾上腺切除术后需糖皮质激素和盐皮质激素替代治疗。

七、脑垂体疾病

（一）病理生理

垂体位于蝶鞍，分为前叶和后叶，前叶在下丘脑调控下分泌 TSH、ACTH、卵泡刺激素、黄体生成素、GH和泌乳素。前叶腺瘤可致激素过量分泌或功能不足，另外，可导致局部神经受压出现视觉受损、癫痫及颅内压增高。神经垂体主要储存分泌抗利尿激素、血管加压素和缩宫素，调控细胞外液容量和血浆渗透压。

（二）腺垂体功能亢进

最为常见原因为垂体腺瘤，腺瘤分泌 TSH 引起甲状腺功能亢进，ACTH 引起肾上腺功能亢进，治疗及麻醉处理同前章节，泌乳素瘤对麻醉处理无明显影响，但分泌生长激素的肿瘤对麻醉影响较大。

指端肥大症

1. 患者生长激素分泌过剩刺激骨（凸颌、骨质疏松）、软骨及软组织生长（声门下狭窄、舌体会厌肥大），结缔组织过度生长（喉返神经麻痹），另外糖耐量异常，高血压、肌无力等。

2. 麻醉注意要点

（1）警惕患者解剖改变可能存在困难插管，需备困难气道预案（纤支镜、困难喉镜、可视喉镜），备小号气管导管。

（2）监测血糖，滴定肌松药用量。

（3）防范医源性骨折。

（4）警惕术后呼吸道梗阻。

（三）腺垂体功能减退

1. 多见于腺瘤、创伤、垂体卒中、放疗及手术切除后。

2. 麻醉注意要点

（1）围手术期补充糖皮质激素（垂体损伤后 2 周内可出现肾上腺功能减退）。

（2）评估甲状腺激素水平，必要时补充甲状腺素。

（四）神经垂体疾病

1. 尿崩症

（1）后叶分泌抗利尿激素不足或肾小管对其无反应，分为神经源性和肾性，表现为烦渴多尿，尿液稀释与血液高渗不匹配。

（2）麻醉注意要点

a. 术前尽量纠正脱水和电解质异常。

b. 去氨加压素 $1 \sim 2\mu g$，iv，q6～24h（神经源性尿崩），副作用有冠脉痉挛、高血压、低钠血症等。

c. 补水是肾源性尿崩的首选治疗，氯磺丙脲可能有益。

2. 抗利尿激素分泌异常综合征

（1）见于颅内肿瘤、甲减、肺癌等，表现为尿渗透浓度大于血清渗透浓度，尿钠大于 20mmol/L 且血清钠低于 130mmol/L。

（2）麻醉注意要点

a. 限制液体入量（800～1000ml/d）。

b. 严重低钠血症（＜120mmol/L）需缓慢纠正，注意每小时血钠升高＜0.5mmol/L。

c. 地美环素可能有益。

八、类癌

（一）类癌多来源于胃肠道和肺，可分泌缓激肽、5-HT、组胺等多种肽类和激素。当激素和肽类物质大量进入体循环时可出现类癌综合征。表现为面部潮红、支气管痉挛、胃肠道蠕动亢进、高血压、低血压、血糖异常及心脏瓣膜反流等。

（二）麻醉注意要点

1. 术前评估时注意纠正低血容量、血糖异常及电解质异常。

2. 术前皮下注射奥曲肽 50～100μg。

3. 术前常规镇静。

4. 建议监测有创动脉血压、中心静脉压。

5. 避免相关诱发介质释放因素（休克、应激、疼痛、缺氧、高碳酸血症、挤压瘤体等）。

6. 预测介质释放并予以奥曲肽对抗（25～50μg，iv，或 50～100μg/h 持续输注）。

7. 治疗循环波动。

8. 患者术后可能苏醒延迟，建议转入 ICU 加强监测。

九、卟啉病

（一）卟啉病

是由于亚铁血红素生物合成途径障碍，导致卟啉前体异常积聚，是一种常染色体显性遗传病。具体致病机制尚不明确，可出现一些非特异性症状。可以分为急性和非急性卟啉病。

（二）急性卟啉病

发作特征为腹痛、恶心、呕吐、出汗、心动过速、持续高血压等自主神经紊乱症状及抽搐、神经肌肉无力等神经病学症状。

（三）非急性卟啉病

患者可有肝病、脾大、贫血、易感染、光敏感性和皮肤症状。

光敏感性是红细胞生成性原卟啉病等的特征症状，可见光波（400~410nm、580~650nm）与集聚于皮肤的亚铁血红素的复合物发生相互作用，引起的皮肤改变（起疱、烧灼感等）。

（四）麻醉注意要点

1. 术前评估了解相关家族史及识别发生卟啉病的危险性。

2. 高危患者避免禁食，注意纠正血容量不足及电解质异常，补充足够能量。

3. 患者如有肌无力表现需控制气道且避免术后过早拔管。

4. 昂丹司琼、雷尼替丁、甲氧氯普胺需慎用。

5. 依托咪酯、巴比妥类、抗癫痫药、苯二氮䓬类禁用。

6. 减少用药种类并使用短效药物，警惕急性发作的相关症状和体征。

7. 卟啉病急性发作的处理　支持治疗、去除诱因、补充糖、纠正低血容量、纠正电解质异常、镇痛、予正铁血红蛋白（3~4mg/kg iv 注射时间不短于 20 分钟）。使用正铁血红蛋白的风险是肾衰竭、凝血功能异常及血栓性静脉炎。

（王　锷）

第七章

感染性疾病与麻醉中的感染控制

一、手术室内的传染途径

（一）麻醉医师控制感染的责任

1. 预防感染性疾病的传播　预防感染性疾病在患者之间、患者与手术室人员之间，以及手术室人员与患者之间传播。

2. 预防感染并发症　预防有创操作如静脉、动脉、导管置入、神经阻滞和椎管内阻滞麻醉药物所导致的感染并发症。

3. 避免与麻醉效果并发症　避免麻醉期间易发感染性并发症，如麻醉诱导和插管期间的误吸。

4. 参与预防外科伤口感染　预防使用抗生素。

（二）手术室内传染途径

1. 身体接触　最常见的传染途径。

2. 飞沫传播　咳嗽、喷嚏和讲话所产生的微生物飞沫。

3. 血液和体液传播　血液传播性疾病通过血液和体液的途径传播。

二、手术室内的感染控制

（一）感染控制措施

1. 尽量减少手术室表面和设备上的病原体：

（1）每例麻醉后，用杀菌清洁剂清洁麻醉机和麻醉监测设备。

（2）限制手术室内人员的流动。

（3）对重复使用的设备进行消毒，如喉镜、支气管镜和外科器械等。

（4）手术室相对于邻近区域采用负压。

（5）手术室应采用层流换气。

2. 尽量减少通过与患者接触传播

（1）手卫生是医院环境传播感染性疾病的主要途径。

（2）戴手套。当手有可能接触到血液和其他体液时应戴手套。接触每一个患者前应更换手套并洗手。

（3）穿戴手术室专用服，定期消毒手术室拖鞋。

3. 尽量减少与麻醉操作的相关感染

（1）放置中心静脉导管：①采用最严密的感染控制措施；②准备并使用装有必需物品的物品车；③认真选择导管放置位置；④在准备和置管过程中严格无菌原则，包括手消毒；⑤每日讨论中心静脉导管的必要性，并尽早拔除。

（2）无菌技术：在放置导管、神经阻滞和椎管内麻醉时，应采用无菌原则。仔细选择穿刺点，使用无菌手套，皮肤使用活力碘消毒。有感染或炎症的区域不应置入导管。

（3）使用无菌透明的敷料覆盖置管部位，术后定期检查置管部位有无感染征象。

（4）无菌给予药物。

4. 整体预防：对所有的患者都应进行预防，无论有无传染病。

（二）预防措施

1. 接触性传播预防：针对耐药细菌的寄生和感染。

（1）进入手术间戴手套和穿长大衣。

（2）出手术间脱手套并洗手（七步洗手法）。

（3）记录在案。

（4）进入 PACU 单间。

2. 飞沫传播预防措施

（1）接近患者 1m 内应戴口罩，出病房后脱口罩并洗手。

（2）运送：感染患者在运送过程中应戴外科口罩。

3. 空气传播预防

（1）戴特殊面罩（N95 呼吸防护面罩）。

（2）患者进入带负压的隔离病房。

（三）防止与感染的血液或体液接触

1. 职业暴露　麻醉医师的操作涉及针头和血液，应特别注意血液性传染性疾病的防护，如 HIV、乙肝病毒和丙肝病毒等。

2. 预防措施

（1）洗手、戴口罩和面罩。

（2）用过的针头不要再套帽或取下针头。

（3）用过的针头应立即丢弃于锐器盒内。

（四）接触感染性血液或体液的管理

1. 接触后应立即用肥皂水冲洗和清洁皮肤，用生理盐水冲洗黏膜。

2. 接触后应立即上报。

三、与麻醉医师相关的微生物

（一）病毒

1. 人类免疫缺陷病毒（HIV）

（1）传播：可通过皮肤或黏膜接触患者的血液或血性体液传播。

（2）职业风险：①皮肤接触患者后出现 HIV 阳性的可能性为 0.3%；②被别人血液污染的针头刺伤后的感染性风险增加。

（3）接触后预防：接触后特别是被深部刺伤后应立即上报，并按流程用药和监测。

2. 乙型肝炎病毒（HBV）

（1）传播：可通过皮肤或黏膜接触患者的血液或血

性体液传播。

（2）职业风险：取决于接触病毒的数量和乙肝 e 抗原的状态。

（3）接种抗 HBV 疫苗：所有可能接触到患者血液的医务工作者都应该接种抗 HBV 疫苗。

（4）接触后应立即上报

3. 丙型肝炎病毒（HCV），处理基本与 HBV 相同。

（二）细菌

1. 结核分枝杆菌。

（1）传：飞沫传播。

（2）所有疑似病例都应进行呼吸道预防。

（3）应戴特殊面罩（N95 面罩）。

2. 抗生素耐药菌。快速诊断、足量治疗、正确选择抗生素、预防传播。

四、手术室内抗生素的使用

（一）手术室内使用抗生素的适应证

1. 预防外科伤口感染和心内膜炎。

2. 活动性感染的后期治疗。

（二）手术室内使用抗生素的基本原则

1. 围手术期抗生素的使用应根据不同的手术类型而不同。

2. 并非所有的手术均需使用抗生素。对于术后感染高风险、心内膜炎感染高风险、异物置入术、活动性感染的后期治疗应使用抗生素。

3. 使用抗生素的时机

（1）一般在切皮前 30 ~ 60 分钟静脉给药。

（2）长时间手术应考虑术中重复给药。

4. 抗生素的不良反应

（1）超敏反应。

（2）低血压。

（3）增加肌松剂的效果，如氨基糖苷类、克林霉素、多黏菌素、四环素。

（4）高钠血症，多见于青霉素类。

（5）肾毒性（氨基糖苷类）耳毒性（氨基糖苷类、万古霉素）。

（6）出血：影响血小板功能（替卡西林、哌拉西林）、维生素 K 依赖性凝血功能障碍（头孢替坦）。

5. 输注速度。多数抗生素可快速输注，但某些抗生素应缓慢输注，如氨基糖苷类、万古霉素、克林霉素。

（张诗海）

7

7

第二篇

临床麻醉

第八章

麻醉安全

一、麻醉的风险

麻醉的目标是在手术时或诊疗性操作时消除患者的疼痛、保障安全、创造良好的手术条件，然而少数患者在实施麻醉时或麻醉后，由于各种因素造成了不良后果，甚至死亡，这就是麻醉的风险。与麻醉相关的风险可归纳如下：

1. 很多麻醉操作具有创伤性，如气管插管、深静脉穿刺、椎管内阻滞和神经阻滞等。

2. 麻醉中使用的药物具有高度危险性，如各种肌松药、麻醉性镇痛药和血管活性药物等。

3. 某些特殊的患者，包括婴幼儿、高龄、肥胖、严重创伤和困难气道患者等。

4. 患者除了需要手术治疗的疾病外，常合并各种疾病，如心血管疾病、内分泌疾病等。

5. 手术本身对患者带来的病理生理改变，如手术造成的大出血、体外循环造成的病理生理改变等。

6. 与麻醉医生相关的风险，麻醉医生的知识、操作技术、经验和应急事件的处理能力等可能影响麻醉风险。

7. 与手术团队相关的风险，手术医生尤其是主刀者的经验和水平可能会影响麻醉风险。

8. 与医疗单位相关的风险，在实施麻醉的医疗单位，麻醉、监护、抢救等设备是否齐全，具有相关资质的医务人员配备是否充分，也可能会影响麻醉风险。

二、保证麻醉安全的总体策略

麻醉的风险因素可以分为两大类，即可变和不可变两类。不可变的因素包括患者的年龄、手术类型、手术缓急程度、既往病史等。可变的因素主要指术前患者的病理性风险因素，如高血压、充血性心力衰竭和肺功能不全等。保证麻醉安全的总体策略如下：在权衡推迟手术的利弊后，尽可能改善可变的风险因素，使患者在最佳状态下手术。

部分因素不能简单的将其归类为可变或不可变两类，例如，麻醉医生的经验、技术，这是一个暂时不可变的因素，保证麻醉安全的策略是在技术成熟、经验丰富的麻醉医生的指导下逐渐积累经验、技术。对于某些高风险的复杂手术，应当尽可能保持团队中成员不变，使团队中成员之间的配合和经验积累都得到完善。

三、避免关键性错误

（一）设备错误

设备方面的问题，如麻醉机故障，呼吸回路活瓣失灵，呼吸容量计、气体流量计、挥发罐刻度不准，监护仪故障，电器设备漏电等均可造成麻醉安全隐患。麻醉机的检查步骤可参考第9章。

（二）用药错误

1. 熟悉和掌握麻醉科常用药物的药理学、药物用法、药物的适应证和禁忌证等。

2. 抽取的药物应贴上标签，标记药物的名称、浓度和时间等信息。

3. 严格执行查对制度，确保正确的药物、剂量和浓度准确无误。

4. 用药后，应密切观察用药后的反应，是否达到了用药的预期结果，是否出现药物的不良反应，并采取相应的措施。

（三）流程错误

麻醉医生应熟练掌握各种麻醉科常见应急事件的处理流程，这些处理流程应放置在固定的位置，以做到随时可以参阅。常见事件的处理流程包括困难气道处理流程、心肺复苏流程等可参考相关章节。

四、质量管理

（一）麻醉质量的几个重要方面

1. 麻醉过程中尽可能避免对患者的附加伤害。

2. 消除患者的疼痛、保障安全、创造良好的手术条件。

3. 优化麻醉管理，促进术后患者康复。

（二）麻醉质量管理的组成部分

1. 结构管理　包括麻醉医生的资质、教育和培训，麻醉仪器及监测设备，麻醉科的规章制度等。

2. 过程管理　是按照指南或诊疗常规实施麻醉的具体过程，也是麻醉安全与质量管理中最重要的组成部分。

3. 结果管理　是对结果的指标进行统计和分析后，制定持续质量改进计划，实现麻醉安全与质量的持续改进。

五、标准和方案

（一）提高专业素质

1. 学习和掌握麻醉专业知识和技能，并且熟悉各相关学科（如骨科、妇产科等）的专业知识。

2. 重视知识更新，通过继续教育、学术活动和阅读文献等途径学习新知识，尤其是麻醉领域的最新指南，提高专业素质和处理临床问题的能力。

（二）麻醉前访视与讨论

1. 麻醉医生应当在术前对患者状况及手术风险进行评估，与患者及其家属沟通，拟定麻醉方案，并签署知情同意书。

2. 对于高危或疑难病例，应提交上级医生讨论，必要时由医务部门组织相关科室进行术前讨论。

（三）充分的麻醉前准备

1. 术前应尽量纠正患者的异常状态，如低血容量、电解质紊乱、贫血和低氧血症等。

2. 加强与手术医生的沟通以选择适当的手术时机。

3. 麻醉前应准备急救药品和设备，并仔细检查麻醉机和监护仪，根据麻醉方案准备所需药品和器具。

（四）麻醉的监测标准

1. 在麻醉管理过程中，具有执业资格的麻醉医生必须始终在岗。

2. 基本监测　包括氧合、通气和循环应该连续监测。扩展监测：如尿量、中心静脉压、有创动脉压、体温、肌松、麻醉深度等可根据情况选择监测。详细内容可参考第 10 章。

（五）麻醉过程

1. 实施麻醉时，严格执行诊疗规范和技术操作常规。

2. 出现意外情况或危急情况时，应按照相应的处理流程采取救治措施，并立即通知上级医生。

（六）麻醉恢复期间

1. 所有患者麻醉后均应在适当场所进行恢复。有条件的医院应建立专门的麻醉后恢复室（PACU），并配备相应的麻醉医生和受过专业训练的麻醉护士。

2. 在麻醉恢复阶段应继续监测患者的氧合、通气和循环等。注意观察并及时处理手术和麻醉相关并发症。

3. 经评估后达到离室标准的，方可让患者离室。

六、手术安全核查制度

手术安全核查是在手术安全质量管理的过程中，由具备相应资质的外科医师、麻醉医师和护理人员三方共同核查，以达到降低麻醉和手术的风险，保证患者安全的目的。

1. 麻醉实施前 三方按《手术安全核查表》依次核对患者身份、手术方式、知情同意、手术部位与标识、麻醉安全检查、皮肤是否完整、术野皮肤准备、静脉通道建立情况、患者过敏史、抗菌药物皮试结果、术前备血情况、假体、体内植入物、影像学资料等内容。

2. 手术开始前 三方共同核查患者身份、手术方式、手术部位与标识、预计手术时间、手术和麻醉关注点等内容。

3. 患者离开手术室前 三方共同核查患者身份、实际手术方式，清点手术用物，确认手术标本，检查皮肤完整性、动静脉通路、引流管，确认患者去向等内容。

（严 敏）

8

第九章

麻 醉 机

一、概述

麻醉机是麻醉医生的最主要"生产工具"之一，也是现代麻醉保障患者围手术期生命安全最重要的硬件设备之一。然而，若其使用、维护、保养不当常常会导致严重的安全事件或临界事件，因此麻醉医生一定要熟悉麻醉机的基本机械原理、维护保养措施、使用程序，从而实现对这一重要工具的"驾驭"，保证其发挥最好的"生产力"。

麻醉机由供气系统、流量计、蒸发器、呼吸环路、麻醉呼吸机、安全装置、残气清除系统、各种附件等组成，其本质是呼吸机，尤其是现代高性能的麻醉机或麻醉工作站具备呼吸机所有的功能（图9-1，图9-2）。麻醉机工作时基本是密闭的，患者产生的二氧化碳要在密闭回路中由钠石灰来吸收。其密闭环路设计主要是避免麻醉药扩散到空气中造成工作人员吸入麻醉药。呼吸机没有类似密闭回路和钠石灰吸收二氧化碳的装置，它会把患者呼出的气体直接排到大气中。

二、供气系统

（一）气源

气源种类主要有氧气、空气、氧化亚氮。麻醉机的

9

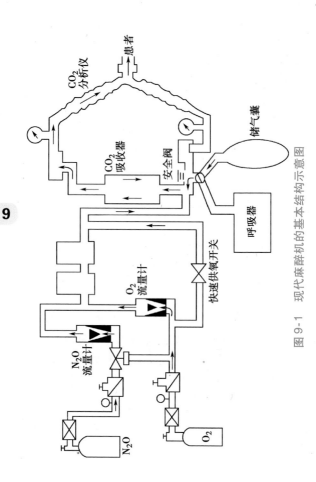

图 9-1 现代麻醉机的基本结构示意图

气源供应方式主要有：集中管道供氧、单机管道供应和储气钢瓶直接供氧三种。此外，还配备相应的接口，可以直接与小型压缩气筒连接，作为备用气源。

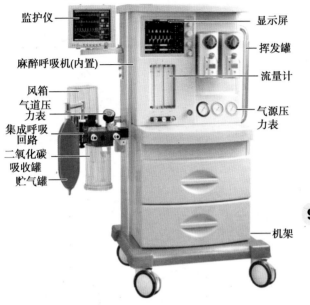

监护仪

显示屏

挥发罐

麻醉呼吸机(内置)

流量计

风箱

气道压力表

气源压力表

集成呼吸回路

二氧化碳吸收罐

贮气罐

机架

图 9-2　现代麻醉机

1. 压缩气筒　压缩气筒亦称贮气筒或气瓶。压缩气筒由耐高温的全钢制成，筒壁至少厚 0.94cm。为便于识别各种气体种类，避免错用，将筒体漆成不同颜色并在筒体肩部必须刻有标记，包括：气体化学名称符号、耐受压力等。国内氧筒漆成浅蓝色、氧化亚氮气筒为银灰色、二氧化碳气筒为黑色等。

为杜绝接错气源，一般采用口径和轴针安全装置。更换气源时，应仔细核对，不得任意修改接口的安全装置。

轴针安全系统的基本结构：在气筒阀接头上增设两个大小不同"针突"。只有在轴眼与针突两者完全相符合时，才能相互连接，由此可保证连接绝对正确（图 9-3）。

2. 中心供气系统　中心供气系统可以供给多种气体

（如 O_2、N_2O、压缩空气）。中心供气系统由气源、贮气装置、压力调节器、输送管道、墙式压力表和流量计组成。由于使用口径安全系统，不同气源的接口应有明显的差别，以防误接（图9-3）。

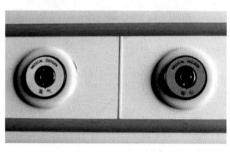

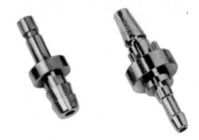

图9-3　口径安全系统与轴针系统

3. 压力调节器　压力调节器又称减压阀（图9-4）。压力调节器把高压气源（中心供气或压缩气筒）内高而变化的压力降为低而稳定的压力，供麻醉机安全使用。

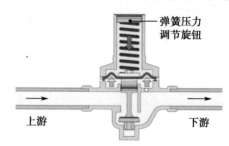

图9-4　减压阀原理示意图

4. 压力表 实际上压力表常与压力调节器制成一体出厂的（图9-5）。压力调节器上装有两个压力表，一个是高压表，用于指示压缩气筒内气体的压强；另一个是低压表，用于测量减压后气体的压强。

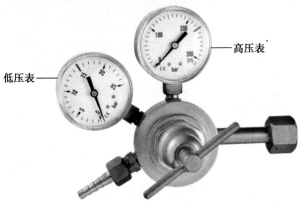

图9-5 压力表与压力调节器制成一体

9

（二）流量计

流量计是测定流动气体流量的工具。目前最常用的为进气口可变的悬浮转子式流量计（图9-6）。基本结构包括针栓阀、带刻度的玻璃管和轻金属制的浮标。

打开针栓阀，气流自玻璃管下方冲入，将浮标顶起，因浮标与玻璃管的间隙越往上越大，所以气体流量就越大或流速越快，与浮标顶面平齐的刻度数，即为气流量值。

新型麻醉机采用电子流量计，数值准确，读取更加方便，且可以形成数据保存在电子麻醉记录单中便于科研调阅。

三、蒸发器

又称挥发罐、蒸发罐（图9-7），是麻醉机的重要组成部分，它的质量不但标志着麻醉机的制造水平，也关系到吸入麻醉的效果。

蒸发器的基本原理是利用周围环境的温度和热源的

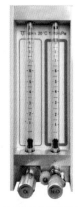 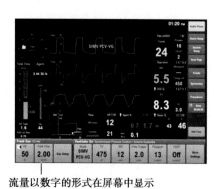

流量以数字的形式在屏幕中显示

1. 悬浮转子式流量计   2. 电子流量计

图 9-6 流量计

变化，把麻醉药物变成蒸发气体，通过一定量的载气，其中一部分气体携走饱和的麻醉气体，成为有一定浓度的麻醉蒸气的气流，直接进入麻醉回路。各种挥发性麻醉药均有专用的蒸发器，且予以不同颜色标记：如七氟烷对应黄色，地氟烷对应蓝色、异氟烷对应紫色。

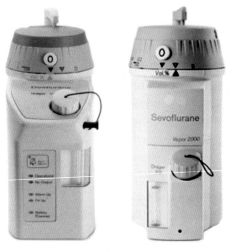

图 9-7 常用吸入麻醉药蒸发器

四、呼吸环路

环形系统是临床上最为常用的呼吸环路（麻醉通气系统），又称循环回路系统（图9-8），主要由呼吸管道（螺纹管）、二氧化碳吸收罐、吸呼活瓣、储气囊、面罩、机控-手控阀、排气阀、限压阀、开放/半开放阀等组成。在这类麻醉机中，有两种主要的呼吸回路，紧闭式和半紧闭式。在紧闭式呼吸回路中，患者呼出的气体经去除二氧化碳后，全部返回循环系统。半紧闭式中，患者呼出的气体部分进入回路系统，部分排出回路系统。

现代麻醉机大部分为半紧闭式，而少数新型高端麻醉机为紧闭式，可显著减少吸入麻醉用量和污染，也可以用于氙气的麻醉。

（一）二氧化碳吸收装置

二氧化碳吸收装置为循环紧闭式麻醉机的必备设置。二氧化碳吸收器中的碱石灰（或钡石灰）与二氧化碳起化学反应，清除呼出气中的二氧化碳。

1. 结构循环吸收式二氧化碳吸收器需由导向活瓣控制气流方向，气流自上向下或自下而上通过。容积大小相当于成人潮气量或约2L大容积吸收器，采用无色透明材料制成。

2. 碱石灰又称钠石灰，由 80% $Ca(OH)_2$ 和 5% NaOH 以及硅酸盐等加适量水分（15%）所组成。碱石灰与二氧化碳反应后由碱性变为中性，加用适当指示剂，观察颜色的变化可了解碱石灰的消耗程度。但碱石灰颜色的变化并非判断碱石灰消耗程度的可靠指标，最可靠的依据是临床观察有无二氧化碳蓄积征象出现。1kg 碱石灰的使用时间约为 8 小时，一般在大约 3/4 的碱石灰变色时即作更换。

注意事项：①碱石灰与常用麻醉药接触并不产生毒性物质。碱石灰能一定程度地分解七氟烷，分解速率与温度有关，但无明显的毒性作用。②碱石灰在装罐前应

9

筛去粉末，以免吸入肺内。③二氧化碳吸收罐必须装满碱石灰，以减小机械无效腔量。④碱石灰失效时应及时更换，以免造成二氧化碳蓄积。

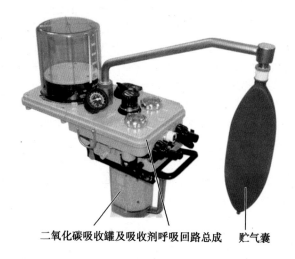

二氧化碳吸收罐及吸收剂呼吸回路总成　　贮气囊

图 9-8　集成式呼吸回路

3. 螺纹管、贮气囊和面罩　螺纹管、贮气囊和面罩均为橡胶或塑料制品，要求柔韧适中、质轻、易弯而不易折断或压瘪、有抗静电性能，内壁光滑平整，易清洗和消毒。

（1）螺纹管：在闭式环路麻醉机吸入和呼出活瓣两端各接一根螺纹管（图 9-9），称为吸气和呼气管。通过 Y 形管、拐角接头与面罩式气管导管相连，一般长100cm。塑料和硅橡胶质地较好，顺应性小，透明、易清洗，一次性使用者则有免除清洗和减少交叉感染的优点。20kg 以下小儿使用麻醉机时，应更换较细的小儿螺纹管。

（2）贮气囊：用于贮存气体，有 0.5、1、1.5、3L 等规格。贮气囊的主要作用有：①进行辅助或控制呼吸；②缓冲和防止高压气流对肺的损伤；③便于观察患者的

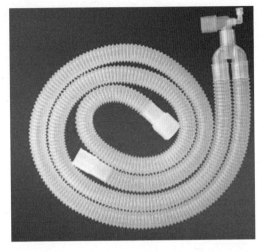

图 9-9　双管螺纹管

呼吸频率、幅度和呼吸道阻力；④便于麻醉气体和氧的均匀混合；⑤可行肺膨胀术。

（3）面罩：由富有弹性的橡胶制成。中央为透明塑料或有机玻璃罩，周围套上可充气的橡胶圈，使外形和边缘更易于适合口鼻的形状，并与皮肤接触良好，防止漏气。面罩（图 9-10）供氧是麻醉诱导和复苏的重要工具。在面罩接口周围有 4 只金属小钩，供（四头带）固定面罩之用。

4. 活瓣　呼吸活瓣是单向活瓣（图 9-11），用来控制呼吸气流动的方向，是保证呼吸正常功能的关键部件之一。吸气时开启，呼气时关闭者，称吸气活瓣；呼气时开启，吸气时关闭者，称呼气活瓣。这些活瓣引导气流呈单方向运行，使呼吸气体不会混杂。若无呼吸活瓣，则环路气体几乎全重复吸入，可引起严重的呼吸性酸中毒。活瓣需定期维护、检查，维护不当，易造成活瓣失灵引发事故。

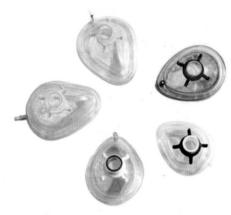

图9-10　各型面罩

9

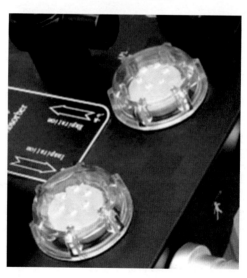

图9-11　活瓣

五、麻醉呼吸机

麻醉呼吸机是现代麻醉机的主要部件之一，可分为气动或电动呼吸机，或者兼而用之。与呼吸机相比，麻醉呼吸机的呼吸模式相对简单，一般仅有控制呼吸、手控呼吸、自主呼吸等模式。然而现代高端麻醉机具备呼吸机所有的功能，其使用与呼吸机无异。

（一）气动呼吸机

老式麻醉呼吸机一般为气动呼吸机（图9-12），多数使用 Ventari 装置的空氧动力驱动。气动呼吸机如只需气源就能工作，在电源故障的情况下仍能正常运转。该类呼吸机设计简单，易于搬运和操作使用，维修工作方便。主要缺点是管道脱开时不易发觉。此外，一般只配备低压报警装置。

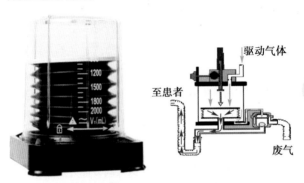

图9-12 气动风箱及示意图

（二）电动呼吸机

现代麻醉机的呼吸机一般为电动呼吸机（图9-13），采用气动电控或电动电控模式。主要部件分为控制部分和风箱部分。控制部分主要有：呼吸机开关、频率控制、呼吸模式、吸呼比、吸气流速等控制键，均为电控。风箱部分则可以为气动或电动。

（三）微机控制呼吸机

新型麻醉呼吸机具有微处理器，能提供多种呼吸模式，如压力控制、容量控制、压力支持、同步间歇指令性通气等。其性能不亚于呼吸机，从而使麻醉医生可以优化通气、给氧、脱机、稳定血流动力学等环节。

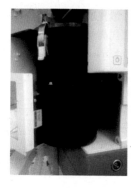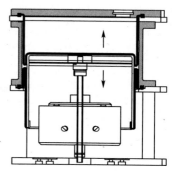

图 9-13 活塞式电动呼吸机及示意图

六、安全装置

（一）声响供氧报警器

安装在高压供氧系统的管路上，由压力调节器和蜂鸣器组成。当供氧压力 < 172kPa 时，蜂鸣器即发出警报。

（二）气动氧安全阀

当供氧 > 172kPa 时，N_2O 供气阀方能开启；如供氧压力 < 172kPa 时，N_2O 停止供气。

（三）氧比例控制器

麻醉机一般配有控制氧比例的装置，即氧气-氧化亚氮联动装置（图 9-14），用以确保吸入氧浓度不低于 25%。

（四）压力报警装置：各型麻醉机的标配，包括：

1. 低压报警　低压报警一般为管路脱落、严重漏气所致。若出现负压通常表示废气排放系统故障或患者出现明显自主呼吸。

2. 高压报警　高压警报提示呼吸管道或气管导管梗阻以及肺顺应性改变（如支气管痉挛、气胸、腔镜检查或浅麻醉）。

3. 持续压力报警　提示气道高压已持续数秒。快速

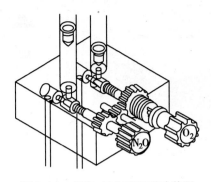

图 9-14　氧气-氧化亚氮联动装置

排气阀阻塞或关闭、呼吸机压力释放阀故障或者废气排放系统阻塞都会出现报警。

七、废气排放

废气排放系统（Anesthetic Gas Scavenging system, AGSS）是将麻醉废气从手术室排放至室外的装置，使手术室中氧化亚氮浓度不超过 25ppm，卤素麻醉药浓度不超过 2ppm。

（一）第一代麻醉气体回收排放装置——负压式麻醉气排放技术

第一代麻醉气体回收排放装置又叫负压式麻醉气体排放（图 9-15）。

（二）第二代麻醉气体回收排放装置——正压式麻醉气排放技术

第二代麻醉气体回收排放装置，即正压式麻醉气排放技术又称射流式排放技术（图 9-16）。射流式麻醉气体排放技术根据患者情况调节好后就不会变化，因为各个手术室是独立的不受其他手术室和系统的干扰。这是一种比较稳定、比较安全的废气排放技术。

射流式麻醉气体回收排放技术的基本配置：由射流式排放装置、管路系统、正压动力源三部分组成。

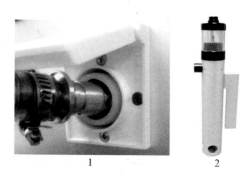

图9-15　负压式废气排放装置
主要部件
1. AGSS 接口　2. 废气收集缓冲瓶

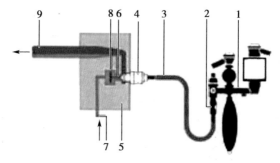

图9-16　射流式麻醉气体排放系统示意图

1. 麻醉废气排放回路　2. 连接头　3. 废气排放
连接管　4. 废气排放接头　5. 气体插座安装盒
6. 吸引发生器　7. 动力气体（空气）　8. 单向
阀　9. 废气排放管

八、气体分析

围手术期常需要监测呼吸环路中 O_2、二氧化碳和麻醉气体的浓度。其中二氧化碳监测具有重要临床意义，可监测通气是否适度及呼吸环路是否正常。

九、新型麻醉机

新一代麻醉机的复杂性增加、新技术高度集成，但功能完善，使用更方便，可以明显缓解麻醉医师的工作压力。新型麻醉机的显著优点包括：

（一）电子化界面

使得其外观更加紧凑、大方，操作更加便利。

（二）高灵敏的传感器，支持多种呼吸模式：使各种参数的测量更加精确，使人机协同性更好，可以实现在调控麻醉的同时进行呼吸治疗。

（三）报警装置

拥有更多和更具适应性的报警设定。

（四）高度集成化，外连接少

尽可能减少发生断开、误接、扭折和其他意外事故的风险。

（五）设备自检功能

能够提高设备故障的检出率，同时使麻醉医师更好地进行其他工作。

（六）强化的数据收集能力

有助于信息管理系统的整合。

当代部分国产新一代麻醉机（图 9-17）性能稳定，做工优良，临床使用效果可达到甚至优于同类进口产品，而且价格合理，是各级医疗机构麻醉机升级换代的良好选择。

十、日常检查程序与步骤

（一）一般程序

1. 实施任何麻醉之前都应该首先考虑到能否保证患者的气道安全，确保麻醉机或简易呼吸器处于备用状态，不打无准备之仗。

2. 每日开始第一例麻醉之前，除确保麻醉机不漏气之外，还应系统地检查，如检查气源、碱石灰、蒸发器、活瓣等。此后的每一例麻醉也应当做漏气试验，确保回路不漏气。

9

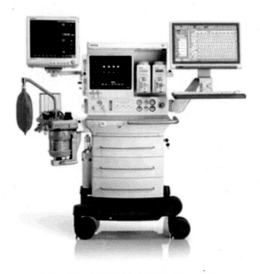

图9-17 某型国产新型麻醉工作站

3. 需要特别强调的是，进行以下操作后需重新进行漏气试验：更换气源、更换碱石灰、更换蒸发器或往蒸发器加药、更换人工鼻（过滤器）、连接呼气末二氧化碳探头或采样管等。

（二）具体步骤

各型麻醉机的检查程序略有区别，但基本步骤见图9-18：

（三）麻醉机使用常见故障及失误

1. 电源故障常见插座无电、接触不良、误拔除、备用电池老化等。

2. 环路漏气常见螺纹管和导管弯头松脱；移动蒸发器后未安装到位；更换钠石灰后罐体未安装到位；活瓣失灵；弯头或过滤器盖子脱落；麻醉机压力或流量传感器脱落等。

3. 麻醉机本身严重故障如主板、电路烧坏等。

4. 碱石灰未及时更换致二氧化碳蓄积。

5. 忘记开机或忘记关机。

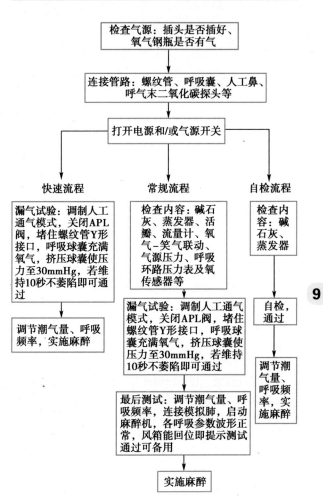

图 9-18 麻醉机使用前检查步骤

注：快速流程系最低要求，适用于紧急情况、非当日第一例麻醉；常规流程适用于当日第一例麻醉，中端麻醉机；自检流程适应于高端麻醉机

6. 改手控模式后，忘记手控呼吸致缺氧；或忘记手控呼吸后，同时没有将限压阀调至合适位置致肺部严重

膨胀，甚至可导致心搏骤停。

7. 蒸发器忘记加药导致术中知晓。

（四）麻醉机的使用

1. 在连接麻醉机与患者时，必须调节好参数，避免潮气量或压力过大损伤患者肺脏。

2. 麻醉机运行期间，麻醉医师不得随意离开麻醉机，应随时监控麻醉机的运行状态，包括呼吸波形、呼气末二氧化碳波形、风箱的运动、碱石灰的颜色等。

3. 麻醉机运行期间，麻醉医师要高度警惕麻醉机的各种警报声；遇有警报时，应首先确定患者是否存在危险，然后再排查报警原因。有时，某些元器件损坏或老化（比如氧电池老化）会引起低级别报警，但麻醉机仍然可以运行。遇有这种情况时，也应予以及时修复，以免混淆真正有致命危险的报警。

4. 麻醉医师遇到自己从未使用过的麻醉机，应先熟悉麻醉机或在他人的指导下使用，不可贸然自行使用。

5. 麻醉结束时，应及时关闭蒸发器、气体。若有接台手术，使麻醉机处于待机状态。螺纹管、面罩、气体采样管均应收纳好，放在合适的位置，不要堆放，避免被他人无意踩踏、拉扯，损坏螺纹管、面罩、采样管，甚至是麻醉机。若无接台手术，应该关闭麻醉机电源、气源，将螺纹管等配件取下丢弃或消毒。

6. 麻醉机使用完毕，应及时清洁，收纳。清洁时应断电，避免触电。麻醉机长时间不使用，也应断电。

（尹欣林　欧阳文）

第十章 ● ● ● ● ● ·

监 测

一、标准监测

细致、周密和准确的监测，能使麻醉医师获得系统而又具体的生理学参数，从而快速、无误地发现问题并及时处理，避免严重的麻醉意外和并发症的发生。

（一）全麻的标准监测

血压、心电图（ECG）、呼吸频率、脉搏氧饱和度（SpO_2）、呼气末二氧化碳分压、吸入氧分量（FiO_2）。

（二）区域麻醉的标准监测

血压、ECG、呼吸频率、SpO_2。

（三）基本监测要求

1. 凡使用麻醉药物者均需由具有执照的麻醉医师进行监测，在给药的全过程中麻醉医师不能擅自离开患者。

2. 当病情发生变化时，麻醉医师必须守护在患者身旁并进行严密监测和积极的处理。

3. 如果监护仪受到干扰，允许暂时中断监测而更换其他监测设备继续监测患者。

二、心血管系统的监测

（一）心电图

心电图监测是所有麻醉患者手术时的常规监测项目，其意义在于监测麻醉期间可能出现的心律失常、心肌缺血、电解质紊乱及起搏器功能，但不能反映心排血功能和血流动力学改变，也不能代替其他监测手段。

1. 常用的监测导联有标准 II 导联和胸导联 V_5。标准 II 导联的 P 波最明显，便于发现和鉴别心律失常，也可发现下壁缺血；胸导联 V_5 用来监测 ST 段改变，发现心肌缺血。CM_5 导联（负极置于胸骨柄处，正极置于 V_5 处）兼有 II 导联和 V_5 导联的监测功能。

2. 五导联系统用于监测有严重心脏病的患者，即同时监测标准 II 导联和胸导联 V_5。

3. 心率是最基本的心血管系统指标之一，一般成人的正常心率范围是 60 ~ 100 次/分钟，小于 60 次/分钟为心动过缓，大于 100 次/分钟为心动过速。

（二）血压监测

临床常用于监测动脉血压的方法包括有创监测和无创监测。

1. 无创监测适用于常规择期手术、ASA I ~ III 级患者，但不适用于严重低血压。通过加压袖带对肢体施以外部压力，袖带充气至压力超过收缩压使动脉血流停止，然后缓慢放气，通过听 Korotkoff 音、扪动脉搏动、超声探查或观察袖带搏动来监测血流回复。

（1）袖带尺寸不合适会导致测量误差。袖带过窄或包裹太松，会使测量值偏高，袖带过宽则偏低。袖带应覆盖上肢或大腿约三分之二，袖带宽度应比肢体周径大 20%。

（2）袖带若有持续的外部压力会造成数值不准或测量周期时间延长。

（3）自动测压时，仪器测量周期若设定过频，可引起静脉充血，常规监测时测量周期不应低于 2 分钟。

2. 有创监测是把动脉穿刺针置入动脉内通过外部换能器直接测量动脉血压。可连续显示血管内整个心动周期的变化。

（1）适应证

1）各类危重患者、循环功能不全，体外循环下心内直视手术，大血管外科及颅内手术患者。

2）严重低血压、休克及需反复测量血压的患者。

3）术中血流动力学波动大的患者。

4）需反复监测动脉血气的患者。

（2）置管途径：原则上选择即使由于插管引起局部动脉阻塞，其远端也不会发生缺血性损害的血管。桡动脉为首选，此外，肱、股、足背、腋动脉均可采用。距离心脏越远，收缩压越高，平均动脉压一般降低。

（3）桡动脉穿刺：最常用左侧。在腕部桡侧腕曲肌腱的外侧可清楚扪及桡动脉的搏动。可采用改良 Allen 试验来评价桡动脉和尺动脉的血流灌注是否通畅，但它并不能精确地预测血流。

（4）换能器将机械能转换成在数量上与之一致的电信号，经放大后显示在监护仪上。为保证测压系统的稳定性和准确性，最理想的连接是应用大口径尽可能短的硬质导管，内径为 2.0～3.0mm，长约 60cm 的硬质管为宜，最多不应超过 120mm，活栓数目应减至最少，整个系统应排除气泡。

（5）连续冲洗可有效防止血凝阻管，向塑料输液袋外加压至 300mmHg 左右，以每分钟 2～4 滴（每小时 2～4ml）的速度连续冲洗管道。当发现波形减幅、失真时，可进行快速冲洗，并排除动脉近端受压、换能器失灵及机械故障。

（6）测压时，换能器固定的高度应与心脏在同一水平，当患者体位改变时应随时调整高度，监测脑部血压时，换能器应与脑水平一致。

（7）动脉穿刺的主要并发症包括血栓形成或栓塞引起的血管阻塞，阻塞的远端可能缺血、坏死，如果手或手指表现缺血，应尽快拔出套管。其他并发症包括出血、感染、动脉瘤和动静脉瘘。

（三）中心静脉压监测用于测定上、下腔静脉或右心房的压力，是衡量右心对排出回心血量能力的指标。正常值为 5～12cmH$_2$O。

1. 适应证

（1）严重创伤、休克及急性循环衰竭的患者。

（2）需快速、大量输血、输液的患者。

（3）长期胃肠道外营养治疗的患者。

（4）需中心循环给药的患者。

（5）心功能代偿不全的患者，进行危险性较大的手术时。

（6）研究麻醉药或治疗药物对循环系统的作用时收集资料。

（7）经静脉导管安置心脏起搏器。

2. 置管途径可通过颈内静脉、锁骨下静脉、股静脉、颈外静脉等进行中心静脉置管，以颈内静脉最为常选。

3. 穿刺过程中注意事项

（1）中心静脉穿刺是一种有创操作，如果穿刺点有皮肤感染、患者凝血功能严重障碍（如血小板 $< 50 \times 10^9/L$）则不能进行穿刺。

（2）穿刺时，抽得回血但外套管推进困难，可能是因为穿刺点未落在血管中央而偏向了一侧；也可能是内针进入过深，顶于血管的对侧壁，可边回抽边退针，直至回血通畅。旋转外套管可有利于插入。经几次进退外套管仍无法顺利插入，则需拔出导管重新穿刺。

（3）掌握多种进路，不应片面强调某一进路的成功率而进行反复多次穿刺。

4. 影响因素

（1）导管位置应位于右心房或近右心房的上、下腔静脉内，若异位，则测压不准。

（2）标准零点一般以右心房中部水平线作为理想的标准零点，仰卧位时相当于腋中线水平，侧卧位时则相当于胸骨右缘第4肋间水平。若患者体位发生改变，应随即调整零点。

（3）胸内压患者咳嗽、屏气、伤口疼痛、呼吸受限以及麻醉和手术等因素均可通过影响胸内压而影响中心静脉压。

（4）测压系统的通畅度。

5. 并发症

（1）心律失常。

（2）误穿破动脉。

（3）心脏压塞。

（4）气胸、血胸、胸腔积液。

（5）空气栓塞。

（6）感染。

（四）肺毛细血管楔压 将带气囊的漂浮导管（Swan-Ganz 导管）经中心静脉置入右心房，在气囊注气的状态下，导管随血流漂浮至右心室、肺动脉，进入肺小动脉处，此时测得的压力即为肺毛细血管楔压（PCWP），反映左心室功能。正常值为 5～15mmHg，大于 30mmHg 则会发生肺水肿。

Swan-Ganz 导管还可用于测定右房压、右室压、肺动脉收缩压、肺动脉舒张压、肺动脉平均压；测量心排出量；记录心腔内心电图和心室内临时起搏；连续测定混合静脉血氧饱和度。

常见并发症包括心律失常、气囊破裂、肺梗死、肺动脉破裂、导管打结。

10

三、呼吸系统的监测

（一）可通过各种物理检查方法

包括望诊、触诊、叩诊和听诊观察呼吸功能的变化。重视利用听诊器或食管听诊器，监听呼吸音的强度、音调、时相、性质的改变。

（二）脉搏氧饱和度监测

脉搏氧饱和度（SpO_2）以波形和数字的形式显示体内动脉血氧合情况和循环功能的变化，当肺通气功能障碍、组织缺氧、严重低血压、休克时，SpO_2 值下降。

麻醉期间应保持 SpO_2 值大于 95%，此时动脉血氧分压（PaO_2）在 80mmHg 以上。

SpO_2 监测会受到低温、低血压等因素的影响，出现问题时应全面分析。

（三）呼气末二氧化碳分压监测

将患者呼出的 CO_2 采集到特殊的监护仪即可测出呼气末二氧化碳分压（$P_{ET}CO_2$）。

1. 临床应用包括确定正确的气管内插管、评估肺通气和肺血流的变化、发现病理情况（恶性高热、肺栓塞）。

2. $P_{ET}CO_2$ 正常值为 35～40mmHg，在无明显肺部疾病的情况下，与动脉血 CO_2 相关良好。

3. $P_{ET}CO_2$ 增高，可能的原因有：通气不足、上呼吸道梗阻、重复呼吸、机械无效腔增加、麻醉深度不够、患者出现疼痛和颤动、腹腔镜手术中从腹膜腔吸收二氧化碳、长时间止血带或动脉夹松开后的再灌注等。$P_{ET}CO_2$ 降低，可能的原因有低温、肺栓塞、过度通气、通气系统漏气等。

（四）血气监测

血气分析作为测定肺呼吸功能的重要指标，可反映通气、换气、血流及呼吸动力功能等方面的变化。

1. 氧分压（PO_2）是指溶解在血浆中的氧所产生的压力。正常人动脉血氧分压（PaO_2）约为 80～100mmHg，并随年龄的增加而进行性下降，一般不低于 70mmHg。

2. 血氧饱和度（SO_2）是指血红蛋白被氧饱和的程度。动脉血氧饱和度（SaO_2）可作为组织氧供的一个指标，$SaO_2 < 90\%$ 常提示低氧血症。混合静脉血氧饱和度（SvO_2）可反映全身的氧供需平衡状态，在正常人群中，其数值相对固定在 70%～75%。

3. 二氧化碳分压（PCO_2）是指溶解在血液中二氧化碳分子产生的压力，其值的大小可反映呼吸功能对酸碱平衡的调节能力。动脉血 PCO_2 正常值为 35～45mmHg，静脉血 PCO_2 正常值为 40～55mmHg。

4. 其他血气监测指标包括氧总量（$C-O_2$）、血氧饱和度为 50% 时的氧分压（P_{50}）、肺泡-动脉血氧分压差

（A-a DO$_2$）以及二氧化碳总量（T-CO$_2$）等。

四、中枢神经系统的监测（见第二十三章）

（一）脑电图

（二）诱发电位

（三）颅内压监测

（四）脑脊液压力

五、温度监测

（一）影响因素

麻醉手术期患者的体温容易受到多种因素的影响，包括环境温度、麻醉药及其他特殊器械的应用等。其中，导致围手术期低温的原因有：

1. 全身麻醉、呼吸机的使用；

2. 麻醉药物的作用；

3. 手术操作以及术中输液、输血；

4. 室温的影响；

5. 年龄。

（二）测温部位

中心温度的检测部位有鼻咽、鼓膜、食管和直肠，前两者反映大脑温度，其中，鼓膜温度与中心温度的相关性较好；后两者反映内脏温度。

（三）适应证

1. 需实施人工降温的手术。

2. 体外循环下心内直视手术。

3. 小儿、老年人、危重患者手术。

4. 烧伤、开腹、开胸手术。

5. 需大量输液、输血或大量冲洗的手术。

6. 发热的患者。

7. 有自主神经功能障碍的患者。

8. 恶性高热。

（四）调节体温的方法

1. 调节手术室内温度。

10

2. 麻醉机的呼吸回路上安装气体加温加湿器。

3. 使用输血输液加温器。

4. 使用暖身设备。

六、麻醉深度的监测

麻醉深度的监测一直是麻醉医师所关注的问题,其定义随着临床实践中所使用药物的发展而发展。理想的麻醉深度应是保证患者术中无意识活动、无痛觉,肌松适度,血流动力学稳定,术后苏醒完善且无术中知晓。由于麻醉深度的判断受到太多因素的影响,因此,至今尚无一种准确、有效的判断麻醉深度的方法,临床体征的观察仍是判断麻醉深度的基本方法,包括血压、心率、呼吸幅度和节律、眼睛体征、肌肉松弛程度等。

脑双频指数(bispectral index,BIS)是以脑电来判断镇静水平和监测麻醉深度的较为准确的一种方法,目前在临床上广泛应用。BIS 可反映大脑皮质的兴奋和抑制状态,与镇静、意识、记忆有高度关联,且与正常生理睡眠密切相关,其监测范围从 0~100,数值越大,越清醒,反之提示大脑皮质的抑制状态越严重。值得注意的是,BIS 对麻醉的镇痛成分敏感性较差,且会受到多种麻醉药联合应用的影响。

七、神经肌肉阻滞检测(见第十二章)

(严 敏)

第十一章

静脉麻醉药与吸入麻醉药

一、静脉麻醉药

凡经静脉途径给予的全身麻醉药统称为静脉麻醉药，常用于全麻诱导与维持以及镇静。脂溶性高的静脉麻醉药物注射后快速分布至血流丰富的组织（如脑、心、肝、肾），起效迅速；随后，药物被低灌注组织（如肌肉、脂肪）摄取，血浆药物浓度下降，同时药物自大脑快速移出再分布；最后，活性药物的清除通过肝脏代谢及肾脏排泄。

重要概念：药物消除半衰期（$t_{1/2}$）：血浆药物浓度下降50%所需要的时间，其长短可反映体内药物消除速度。

输注即时半衰期：又称时量相关半衰期（context-sensitive half-time，CSHT），指药物在持续静脉输注停止后中央室血浆药物浓度下降50%所需要的时间，与药物持续输注时间相关，比用 $t_{1/2}$ 预测静脉麻醉药清醒时间更有价值。

（一）丙泊酚（propofol）

水溶性乳剂，储存于25℃以下，用前振荡混匀，不可与其他药物混合静脉注射。

1. 作用机制　主要通过与氨酪酸（GABA）A 受体的亚基结合，增强 GABA 诱导的氯电流，从而产生镇静催眠作用。

2. 药代动力学　主要在肝脏代谢为无活性物，经肾脏排出。由于 CSHT 短，适合静脉持续输注维持麻醉。

3. 药效学

（1）中枢神经系统

1）起效迅速，达峰效应时间约 90～100 秒，持续 5～10 分钟；苏醒快而完全，无兴奋现象。

2）催眠剂量时有微弱镇痛作用。

3）剂量依赖性抗惊厥、抑制脑电活动。

4）降低脑血流量、脑氧代谢率和颅内压。

5）抗呕吐作用。

（2）心血管系统

1）由于外周血管扩张和直接心脏抑制的双重作用，血压呈剂量依赖性下降。

2）对心率影响不明显，或稍增快，但持续时间很短。

（3）呼吸系统

1）对潮气量、呼吸频率呈剂量依赖性抑制。

2）降低低氧血症和高碳酸血症的呼吸兴奋作用。

4. 剂量与用法见表 11-1。

（1）婴、幼儿诱导、维持量需稍增加。

（2）在老年、低血容量、血流动力学不稳定者以及与其他麻醉药物联合应用时剂量酌减。

5. 不良反应

（1）静脉刺激。先静脉注射利多卡因 20～40mg 能有效预防此种疼痛。

（2）局部静脉炎。

（二）氯胺酮（ketamine）

一种具有强效镇痛作用的镇静、催眠药。用于全麻诱导、镇静及围手术期镇痛。

1. 作用机制　非竞争性阻断 NMDA 受体，也可激动阿片受体，激活边缘系统。

2. 药代动力学

（1）静脉注射后 1 分钟，肌注后 5 分钟，血药浓度达峰值。

（2）经肝微粒体酶转化为有活性的去甲氯胺酮，且半衰期长，故苏醒后仍有镇痛作用。

（3）长时间输注可致药物蓄积。

（4）反复应用因自身酶诱导产生耐受。

3. 药效学

（1）中枢神经系统

1）产生"分离麻醉"，伴遗忘和深度镇痛。

2）增加脑血流、颅内压、脑氧代谢率。

3）不影响脑血管对过度通气的收缩反应。

（2）心血管系统

1）可兴奋交感中枢，使心率增快，血压升高、心排量增加。

2）对危重，交感活性弱者可直接产生心肌抑制作用。

（3）呼吸系统

1）轻度抑制呼吸频率和潮气量。

2）松弛支气管平滑肌，适于哮喘患者。

3）喉反射抑制不明显，但保护性反射不完整，有误吸可能。

4. 剂量与用法见表 11-1。

可肌内注射，尤适用于无静脉通路患者，如儿童等麻醉诱导。

5. 不良反应

（1）增加唾液和支气管分泌，可合用抗胆碱药。

（2）精神运动反应，成人苏醒期多见，合用苯二氮䓬类可减轻。

（3）颅内压增高。

（4）眼球震颤，眼内压增高。

（5）肌张力增高。

（三）依托咪酯（etomidate）

临床应用为溶于丙二醇的制剂，有镇静、催眠作用。

11

1. 作用机制 作用于 GABA 受体，抑制神经传递。

2. 药代动力学 单次静注后起效快，苏醒迅速。在肝脏经酯酶水解，85% 随尿排出。

3. 药效学

（1）中枢神经系统

1）无镇痛作用。

2）脑血流、颅内压、脑氧代谢率下降，而脑灌注压稳定或稍增加。

3）剂量依赖性抑制脑电活动，大剂量时呈暴发性抑制。

（2）心血管系统

1）对心血管功能影响很小，尤其适用于血流动力学不稳定，冠心病患者。

2）对交感神经系统和对压力感受器的功能无影响。

（3）呼吸系统：无明显抑制，用量较大或注速过快时偶有呼吸暂停。

4. 剂量与用法见表 11-1。

5. 不良反应

（1）抑制肾上腺皮质功能，不宜对重症监测者长时间维持镇静。

（2）静脉刺激。

（3）肌阵挛。

（四）右美托咪定（dexmedetomidine）

具有一定镇痛作用的镇静药。常用于有创检查或治疗及围手术期联合麻醉。

1. 作用机制高选择性 α_2 肾上腺素能受体激动剂。

2. 药代动力学

（1）静脉泵注负荷剂量 $1\mu g/kg$（10 分钟），起效时间为 $10\sim15$ 分钟；消除半衰期约 2 小时，CSHT 随输注时间增加显著延长。

（2）主要在肝脏代谢。

3. 药效学

（1）中枢神经系统

1）近似自然睡眠的镇静作用，可唤醒。

2）增强其他麻醉剂、镇静剂、安眠药或阿片类药物的中枢神经系统效应。

（2）心血管系统

1）降低心率、血压，但静脉注射后可能发生短暂性高血压。

2）对压力感受器的功能无影响。

（3）呼吸系统

1）无明显的呼吸抑制。

2）气道反射保持完整，适用于清醒纤支镜插管、检查。

4. 剂量与用法见表 11-1。

肝、肾功能不全患者应减低右美托咪定使用剂量。

5. 不良反应抗毒蕈碱样效应：低血压、心动过缓及口干。

（五）巴比妥类：硫喷妥钠（thiopental sodium）

巴比妥类药主要产生中枢抑制作用，小剂量镇静，中剂量催眠，大剂量抗惊厥。常用如硫喷妥钠是超短效静脉麻醉药，静脉注射后迅速产生意识消失（30 ~ 45 秒）。

1. 作用机制 增强 GABA 受体功能，抑制突触后神经元的兴奋性。

2. 药代动力学

（1）大部分在肝内代谢为消除半衰期更长的活性产物戊巴比妥。

（2）短时输注时 CSHT 也长，不适宜持续输注。

3. 药效学

（1）中枢神经系统

1）剂量依赖性 收缩脑血管及降低脑氧代谢率，降低脑血流与颅内压。

2）脑血管自动调节能力不受影响。

3）有抗惊厥作用。

4）抑制体感诱发电位和听觉诱发电位，与剂量

11

相关。

（2）心血管系统

1）扩张容量血管，心肌抑制，导致血压下降。

2）心率代偿性增快。

（3）呼吸系统

1）剂量相关呼吸抑制，降低中枢对 CO_2 的敏感性。

2）喉反射保持完整，易诱发呛咳、喉痉挛。

4. 剂量与用法见表 11-1。

（1）强碱性，用前配成 2% ~ 2.5% 溶液。

（2）不可与酸性药相混，否则沉淀，且配后即应使用。

（3）老年、低血容量、血流动力学不稳定者剂量酌减。

5. 不良反应

（1）过敏或类过敏。

（2）卟啉症：因酶诱导作用，增加体内卟啉生成，诱发急性发作。

（3）静脉刺激，组织损伤：若误入动脉或血管外，因其强碱性可致剧烈疼痛、组织坏死。一旦发生，原动脉注入利多卡因、罂粟碱等血管扩张药可能有益。

（六）苯二氮䓬类（benzodiazepines）

常用于镇静催眠、抗焦虑，包括地西泮（diazepam）、咪达唑仑（midazolam，咪唑安定）。地西泮溶于有机溶剂（主要为丙二醇、苯甲酸等），咪达唑仑则为水溶性制剂。

1. 作用机制 增强 GABA 与其受体的结合促进抑制神经递质传递。

2. 药代动力学

（1）静脉注射起效快，咪达唑仑 60 ~ 90 秒药效达高峰，由于再分布，作用消失快。

（2）均在肝内代谢；地西泮代谢为具有活性的产物，半衰期更长，反复用药易蓄积；而咪达唑仑 CSHT 短，可持续静脉输注。

3. 药效学

（1）中枢神经系统

1）剂量依赖性：镇静、催眠作用；咪达唑仑产生顺行性遗忘。

2）有抗惊厥作用，可提高局麻药的惊厥阈。

3）无镇痛作用。

4）降低脑血流、脑氧代谢率以及颅内压。

（2）心血管系统

1）影响轻微，收缩压、舒张压轻度下降；对心肌收缩力无影响。

2）心率轻度增快。

（3）呼吸系统

1）剂量相关性呼吸抑制，降低缺氧引起的通气反应。

2）对肺部疾病患者，可增强中枢抑制药的呼吸抑制作用。

4. 剂量与用法见表 11-1。

5. 不良反应

（1）药物相互作用，禁用于精神分裂症、抑郁症、器质性脑损伤患者。

（2）妊娠前 3 个月，可能致畸；易通过胎盘，待产妇不宜。

（3）地西泮有注射痛。

6. 氟马西尼（flumazenil）

（1）特异性苯二氮䓬类拮抗药。

（2）静注立即起效，5 分钟血药浓度达峰值。

（3）消除半衰期约 50 分钟，较常用的苯二氮䓬类短，必要时可重复使用。

（4）剂量：首次剂量 0.1～0.2mg 静脉注射，以后 0.1mg/min，直至患者清醒或总量达 1mg。

（5）不良反应：有癫痫病史者可诱发癫痫；长期服用苯二氮䓬类可诱发戒断症状。

11

（七）阿片类药物

主要作用镇痛，常在麻醉诱导和维持时与其他药物联合使用，包括吗啡（morphine）、哌替啶（pethidine）、芬太尼（fentanyl）、舒芬太尼（sufentanil）和瑞芬太尼（remifentanil）等。阿片类药物的效能、药代动力学以及副作用不尽相同。

1. 作用机制　与脑、脊髓和外周神经元受体特异性结合。上述阿片类药均选择性与 μ 阿片受体结合。

2. 药代动力学　药代动力学参数见表 11-2。

（1）吗啡脂溶性低，静脉注射后约 20 分钟产生最大效应。

（2）芬太尼及其衍生物静脉注射后数分钟起效。

（3）除瑞芬太尼被组织非特异性酯酶迅速水解，其余均在肝内代谢；吗啡、哌替啶代谢为具有活性的产物，芬太尼及其衍生物代谢物无活性产物。

（4）代谢产物从肾排泄。

3. 药效学

（1）中枢神经系统

1）剂量依赖性：镇静、镇痛作用；欣快感常见。

2）降低脑血流、脑氧代谢率。

3）缩瞳作用。

（2）心血管系统

1）兴奋中枢迷走神经核引起心动过缓；但哌替啶具阿托品样作用，使心率轻度增快。

2）除哌替啶外，其他阿片类药对心肌收缩力影响小。

3）吗啡、哌替啶可引起组胺释放而致血管扩张。

（3）呼吸系统

1）剂量相关性呼吸抑制，首先呼吸频率减慢，潮气量随剂量增加而减少。

2）降低缺氧和高碳酸血症引起的通气反应。

（4）消化系统

1）增加胃肠道平滑肌和括约肌的张力，减弱消化道蠕动，从而可引起便秘。

（2）增加胆道平滑肌张力，使奥狄（Oddi）括约肌收缩，导致胆道内压力增加。

4. 剂量与用法见表 11-2。

注意：临床剂量个体化；长期使用阿片类药物的患者可能需要加大剂量。

5. 不良反应

（1）药物相互作用，接受单胺氧化酶抑制药的患者应用哌替啶，可产生毒性反应。

（2）恶心、呕吐。

（3）肌肉僵硬，肌松药或阿片受体拮抗药可逆转。

（4）尿潴留。

6. 纳洛酮（naloxone）

（1）阿片受体的完全、特异性阻断药，通常用于拮抗阿片类药物的副作用。

（2）静脉注射后 1~2 分钟即可产生最大效应，作用持续时间约 45 分钟。

（3）解救麻醉性镇痛药急性中毒时可先静脉注射 0.3~0.4mg，继之以静脉输注 5μg/（kg·h）。

（4）不良反应：交感神经系统兴奋现象，表现为血压升高、心率增快、心律失常，甚至肺水肿和心室纤颤。

二、吸入麻醉药

凡经气道吸入而产生全身麻醉的药物，称为吸入麻醉药（inhalational anesthetics）。吸入麻醉药常用于全麻维持，也可用于麻醉诱导，特别是小儿麻醉。常用吸入麻醉药的一般特性如表 11-3 所示。

重要概念：

肺泡气最低有效浓度（mininum alveolar concentration，MAC）：指在一个大气压下 50% 的患者对切皮无运动性反应的肺泡麻醉气体最低浓度，可反映吸入麻醉药的作用强弱。

分配系数：达到动态平衡（分压相等）时，麻醉药

11

在两相中浓度的比值。

（一）作用方式

1. 氧化亚氮可能拮抗中枢神经系统 NMDA 受体，确切机制不清。

2. 挥发性麻醉药涉及突触传递的中枢神经系统离子通道对吸入麻醉药敏感，但确切机制不清。

（二）药代动力学

1. 体内转运过程吸入麻醉药先进入肺泡，透过肺泡膜弥散入血，再随血液循环进入各组织，当透过血-脑屏障进入脑组织时产生麻醉效应。

2. 进入肺泡的速度

（1）吸入麻醉药浓度：因浓度效应，吸入浓度越高，诱导速度越快。

（2）肺泡通气：增加通气而不改变其他条件，可加快诱导。

3. 血液摄取

（1）血/气分配系数：血/气分配系数越低，麻醉药吸收和排除加快。

（2）心排出量：心排出量增加可增大麻醉药的摄取，降低诱导速度。

（3）肺泡-静脉血麻醉药分压差：肺泡与静脉血之间麻醉药分压差越大，血液摄取越快。

4. 组织摄取

（1）组织血流：灌注丰富的组织更易达到平衡。

（2）组织内溶解度：在动脉血麻醉药分压一定时，组织溶解度越高的药达平衡时间越慢。

（3）动脉血与组织间的梯度：在达平衡之前，两者之间的梯度有助于组织对药物的摄取。

5. 消除

（1）呼出：消除的主要方式，与麻醉诱导过程相反。

（2）代谢：吸入麻醉药可能有不同程度的肝脏代谢。

（3）麻醉药损失：经皮肤、内脏细胞膜表面丢失的吸入麻醉药几乎可忽略不计。

（三）药效学

1. 氧化亚氮（N_2O）

（1）中枢神经系统

1）麻醉效能低，需与其他麻醉药联合应用以满足外科麻醉。

2）有较强镇痛作用。

3）扩张脑血管，增强脑代谢，颅内压升高，保留脑血管对 CO_2 的反应。

（2）心血管系统

1）轻度心肌抑制和交感神经系统兴奋症状。

2）心率和血压通常不改变。

3）在成人可引起肺血管阻力增加。

（3）呼吸系统

1）呼吸抑制轻微，潮气量、$PaCO_2$ 无明显变化。

2）无气道刺激。

（4）不良反应

1）闭合空腔增大：由于 N_2O 的血气分配系数约为氮气的 35 倍，当应用 N_2O 时，弥散进闭合空腔的 N_2O 多于从空间弥散出的氮，使闭合空腔气体增加。因此，肠梗阻、气胸、中耳道梗阻、气脑造影等体内有闭合空腔存在时，不宜用 N_2O。

2）缺氧：当停止使用 N_2O 后，它从血液快速弥散到肺，使肺泡内氧分压较吸入氧分压明显降低，引起低氧血症。

3）骨髓抑制：干扰合成 DNA 必需的维生素 B_{12} 依赖性酶的活性。

2. 挥发性麻醉药

（1）中枢神经系统

1）较低吸入浓度（0.25～0.35MAC）时即可产生意识丧失和遗忘。

2）剂量依赖性中枢神经系统抑制，有镇痛作用。

3）高浓度吸入时，恩氟烷可产生 EEG 惊厥性棘波。

4）增加脑血流（氟烷＞恩氟烷＞异氟烷，七氟烷，

127

地氟烷）。

5）降低脑代谢率（氟烷＞恩氟烷＞异氟烷，七氟烷，地氟烷）。

6）体感诱发电位幅度降低，潜伏期延长。

（2）心血管系统

1）剂量依赖性心肌抑制（氟烷＞恩氟烷＞异氟烷＞地氟烷，七氟烷）和体循环血管扩张（异氟烷＞地氟烷，七氟烷＞恩氟烷＞氟烷）。

2）心率几乎无变化，地氟烷诱导时或吸入浓度突然加大时可产生交感神经兴奋，心动过速，高血压。异氟烷应用时可有相似的反应，但程度较轻。

3）使心肌对儿茶酚胺类致心律失常作用敏感（氟烷＞恩氟烷＞异氟烷，地氟烷，七氟烷）。

（3）呼吸系统

1）剂量依赖性呼吸抑制，伴潮气量减少，呼吸频率增加，$PaCO_2$ 增加。

2）一定气道刺激（地氟烷＞异氟烷＞恩氟烷＞氟烷，七氟烷）；在浅麻醉时，尤其在吸烟的患者或哮喘的患者可产生咳嗽、喉痉挛或支气管痉挛。

3）等效剂量时产生相同程度的支气管扩张。

4）抑制低氧性肺血管收缩，可致肺内分流

（4）肌肉系统

1）剂量依赖性肌张力降低，有助于手术操作。

2）在易感患者中可产生恶性高热。

（5）肝脏：可导致肝灌注降低（氟烷＞恩氟烷＞异氟烷，地氟烷，七氟烷）。偶可引起肝炎，尤其在应用氟烷时（氟烷相关性肝炎）。

（6）肾脏：通过平均动脉压降低或肾血管阻力增加，使肾血流减少。

（7）不良反应

1）氟离子是恩氟烷和七氟烷的代谢物，有肾毒性；临床应用时，其血中水平较低，没有临床意义。

2）七氟烷可与二氧化碳吸收剂作用产生复合物 A，

在动物模型中产生肾毒性。

　　3）挥发性麻醉药可能致突变，妊娠前3个月慎用。

表 11-1　常用静脉麻醉药物剂量

药物	剂量		
	诱导（mg/kg）	维持 μg/（kg·min）	镇静（有效剂量）
丙泊酚（静脉注射）	1.5～2.5	50～150	25～75μg/（kg·min）
氯胺酮（静脉注射）	0.5～2		0.2～0.8mg/kg
氯胺酮（肌内注射）	4～6		2～4mg/kg
依托咪酯（静脉注射）	0.2～0.4	10	
右美托咪定（静脉注射）			0.2～0.7μg/（kg·min）
咪达唑仑（静脉注射）	0.1～0.4	0.5～1.5	0.5～1.0mg
咪达唑仑（肌内注射）			0.07～0.1mg/kg
硫喷妥钠（静脉注射）	3～5		

表 11-2　静脉用阿片类药物的剂量、峰效应时间及时程

药物	等效剂量（mg）	峰效应时间（min）	时程（h）
吗啡	10	30～60	2～3
哌替啶	80	5～7	2～3
芬太尼	0.1	3～5	0.5～1
舒芬太尼	0.01	3～5	0.5～1
瑞芬太尼	0.1	1.5～2	0.1～0.2

11

表 11-3 吸入麻醉药特性

吸入麻醉药	MAC（vol%）吸入 O_2	分配系数	
		血/气	脑/血
氧化亚氮	105	0.47	1.1
氟烷	0.77	2.5	2.0
恩氟烷	1.68	1.8	1.4
异氟烷	1.15	1.4	1.6
七氟烷	1.71	0.69	1.7
地氟烷	7.25	0.42	1.3

（黑子清 罗晨芳）

11

神经肌肉阻滞药

神经肌肉阻滞药又称骨骼肌松弛药，简称肌松药，选择性地作用于神经肌肉接头，可逆性阻断神经肌肉兴奋传递，使骨骼肌松弛。

一、神经肌肉接头

神经肌肉接头可分为三部分：接头前膜；接头后膜和接头间隙。

（一）接头前膜是运动神经末梢轴突末端的明显膨大增厚部分。轴突末端内含有突触囊泡，每个囊泡内含约5000~10 000个乙酰胆碱分子。电压依赖型钙离子通道分布在神经末梢接近突触囊泡的部位，在动作电位产生时，钙离子通道开放，促进突触囊泡与细胞质膜的融合，释放储存的乙酰胆碱。

（二）接头后膜是肌纤维的终板膜。突触后膜上有丰富的乙酰胆碱受体（密度高达 $10\ 000/\mu m^2$），每个受体由5个蛋白亚基构成，即 α（2个）、β、δ 和 ε，并由其构成离子通道。其中2个 α 亚基是乙酰胆碱和神经肌肉阻滞药物的结合位点，当2个 α 蛋白亚基分别与2个乙酰胆碱分子结合时，离子通道开放，钙和钠离子流入肌细胞，细胞膜除极后细胞收缩。

（三）接头间隙中含有丰富的乙酰胆碱酯酶（acetyl cholinesterase，AChE），能迅速水解乙酰胆碱。触发除极后，乙酰胆碱弥散入接头间隙，被 AChE 快速水解成胆碱和醋酸。此时，受体离子通道恢复到关闭状态，肌肉停止收缩。水解产物胆碱重新被运动神经末梢摄取合成乙酰胆碱。

（四）神经肌肉接头外和接头前膜乙酰胆碱受体。接头外乙酰胆碱受体指存在于接头后膜以外的肌纤维膜上的受体，在胎儿及上下运动神经元损伤、烧伤、败血症等病理状态下数量增多，增加肌松药初始剂量方能达到与正常状况下相同程度的肌松水平，但维持时间延长。接头前膜乙酰胆碱受体通过正反馈机制促进乙酰胆碱的释放，使神经肌肉组织能适应高频刺激（＞1.0Hz）的需要。非去极化阻滞呈现强直或四个成串刺激后衰减则是与接头前膜受体有关。

二、肌松药的药理学特点

肌松药主要作用于乙酰胆碱受体，分类主要有以下几种。

（一）根据作用时间，肌松药可被分为超短效药（＜8 分钟）、短效药（8～20 分钟）、中效药（20～50 分钟）和长效药（＞50 分钟）四类。

（二）根据肌松药与受体结合后是否导致肌膜去极化分为去极化肌松药和非去极化肌松药，后者根据化学结构可分为甾类和苄异喹啉类。

注意：各种肌松药在药效学上存在较大的个体差异。

三、神经肌肉阻滞

（一）去极化神经肌肉阻滞（Ⅰ相阻滞）是指药物模拟神经递质乙酰胆碱的作用，与受体结合后可导致肌膜去极化。

1. 去极化肌松药的特点

（1）首次静脉注射在肌松出现前有肌束颤动；

（2）对强直或四个成串刺激（the train-of-four stimulation, TOF）的反应不出现衰减；

表 12-1　常用肌松药的药效学比较

分类	药物	ED$_{95}$ (mg/kg)	插管剂量 (mg/kg)	起效时间 (min)	追加剂量 (mg/kg)	输注速度 [μg/(kg·min)]
超短效	琥珀胆碱	0.30	1.0~1.5	0.75~1.00	—	—
短效	米库氯铵	0.07	0.20~0.25	2~3	0.05	3~15
中效	阿曲库铵	0.23	0.5~0.6	2~3	0.10	4~12
	顺阿曲库铵	0.05	0.15~0.20	1.5~3.0	0.02	1~2
	罗库溴铵	0.30	0.6~1.0	1.0~1.5	0.10	9~12
	维库溴铵	0.05	0.1~0.2	1.5~3.0	0.02	0.8~1.0
长效	泮库溴铵	0.07	0.08~0.12	2.9~4.0	0.02	—

注：
1) 表中剂量是成人患者推荐静脉剂量，由于肌松药的使用有个体差异大，尤其在小儿、老年人及严重疾病时，因此应根据患者情况调整剂量；
2) ED$_{95}$：是指在 N$_2$O/O$_2$ 麻醉时肌松药抑制单刺激激肌颤搐 95% 的有效剂量；
3) 表内数据是在静脉麻醉时的剂量与时间，因吸入麻醉药与肌松药的协同作用，吸入麻醉时需延长给药间隔时间，减少剂量；
4) 在首剂饮负荷剂量后，有早期自行恢复证据时，才开始持续输注

12

表 12-2　常用肌松药的消除途径

| 肌松药 | 排泄（%） | | 代谢 |
	肾	肝	
琥珀胆碱	1 ~ 10	——	胆碱酯酶分解（90%）
米库氯铵	<5	——	胆碱酯酶水解（95% ~99%）
阿曲库铵	10 ~ 40	——	Hofmann 消除和酯酶水解（60% ~90%）
顺阿曲库铵	10 ~ 15	——	Hofmann 消除（80%）
罗库溴铵	30	70	肝（10%）
维库溴铵	20 ~ 30	70 ~ 80	肝40%
泮库溴铵	70	30	肝（10% ~20%）

表 12-3　常用肌松药的副作用

肌松药	自主神经节效应	解迷走效应	交感刺激	组胺释放作用
琥珀胆碱	+	0	0	+/-
米库氯铵	0	0	0	+
阿曲库铵	0	0	0	+
顺阿曲库铵	0	0	0	0
罗库溴铵	0	+	0	0
维库溴铵	0	0	0	0
泮库溴铵	0	+ +	+ +	0

注：可通过减少剂量和（或）减慢注射速度减少组胺释放副作用的发生

（3）无强直后增强（posttetanic potentiation，PTP）；

（4）肌松作用可被抗胆碱酯酶药增强。

2. 琥珀胆碱是目前唯一可用于临床的去极化肌松药，具有起效快、肌松效果确切和时效短等优点，主要用于快速气管插管。由于易产生快速耐药且多次重复注射或持续输注超过 3~5mg/kg 时易引起 Ⅱ 相阻滞，因此不建议反复注射或持续输注。儿童对琥珀胆碱较成人不敏感，气管插管剂量需增加到 1.5mg/kg。

3. 琥珀胆碱在血浆中能迅速被由肝脏产生的血浆胆碱酯酶（又称假性胆碱酯酶）水解，但其不被神经肌肉接头处的乙酰胆碱酯酶破坏。由于神经肌肉接头间隙不存在假性胆碱酯酶，所以琥珀胆碱与乙酰胆碱受体分离后才被水解，其作用开始消退。

注意：乙酰胆碱酯酶抑制剂对两种酶均有不同程度的抑制，因此乙酰胆碱酯酶抑制剂可增强琥珀胆碱的作用。

4. 琥珀胆碱的副作用、不良反应及并发症

（1）Ⅱ相阻滞：多次重复注射或持续输注超过 3~5mg/kg 时易发生。发生 Ⅱ 相阻滞时肌张力恢复延迟，产生快速耐药并出现非去极化阻滞的临床表现。

（2）心律失常：由于琥珀胆碱分子结构与乙酰胆碱相似，常导致窦性心动过缓、结性或室性心律，尤其在交感神经张力较高的婴幼儿更易发生，甚至儿童首次静脉注射和成人短时间内重复给药（5 分钟）会导致心搏骤停。在给药前应用阿托品可减少心动过缓的发生。

（3）高钾血症：琥珀胆碱通常使血清钾升高 0.5~1.0mmol/L。但在软组织损伤、大面积烧伤、破伤风、严重腹腔感染、脑血管意外、闭合性颅脑损伤、脊髓或神经损伤或骨骼肌广泛失神经支配时，由于接头外乙酰胆碱受体增加及肌膜损伤，使用琥珀胆碱可引起严重高钾血症和心血管衰竭。对于烧伤患者烧伤后 24 小时到 2 年内应避免使用琥珀胆碱。

（4）颅内压、眼内压、胃内压升高及术后肌痛：与琥珀胆碱去极化阻滞给药后肌束颤动有关。

（5）恶性高热：恶性高热的发生率儿童约为 1:12 000，

成人约为1∶30 000，琥珀胆碱为其中一个诱发因素。使用琥珀胆碱后发生心跳呼吸过快、呼吸末二氧化碳迅速升高、体温过高、全身肌肉僵硬等表现提示恶性高热可能。

注意：有恶性高热病史是琥珀胆碱的绝对禁忌证。

（6）过敏反应：发生率与其他肌松药相近，但严重反应者多。

（7）为减少由肌束颤动引起的不良反应（如术后肌痛），可在使用琥珀胆碱前给予少量的非去极化肌松药，但应注意非去极化肌松药会减弱琥珀胆碱的肌松效应。

5. 琥珀胆碱的代谢主要由假性胆碱酯酶分解，所有降低血浆假性胆碱酯酶浓度和活性的因素均会延长琥珀胆碱的阻滞时间。包括以下原因：

（1）血浆胆碱酯酶浓度降低：饥饿、癌症、甲状腺功能减退、妊娠晚期和产褥期、严重肝肾疾病、烧伤、失代偿性心衰以及放疗后。

（2）血浆胆碱酯酶活性降低：如老年患者或药物引起的酶活性抑制（有机磷化合物、新斯的明、溴吡斯的明、多奈哌齐、某些化疗药物、口服避孕药、单胺氧化酶抑制剂、糖皮质激素）。

（3）血浆胆碱酯酶遗传基因变异：导致酶活性异常，分解能力下降，可引起琥珀胆碱阻滞时间明显延长。严重的纯合子型假性胆碱酯酶异常者应用琥珀胆碱时，可能其无法被分解而需血浆置换清除药物，但这种情况在我国罕见。

（二）非去极化神经肌肉阻滞是指乙酰胆碱竞争性拮抗药可逆性与乙酰胆碱受体结合，从而达到肌肉松弛。非去极化肌松药与受体结合后不能导致肌膜去极化。

1. 非去极化肌松药的特点

（1）出现肌松前无肌束颤动；

（2）对强直或四个成串刺激（TOF）的反应出现衰减；

（3）有强直后增强现象（PTP）；

（4）能被抗胆碱酯酶药拮抗。

2. 联合使用甾类和苄异喹啉类肌松药有协同作用，联合使用同一类肌松药有相加作用。不同类肌松药不建议联合使用，有联合使用的需要时应进行肌松监测。吸入麻醉药对非去极化肌松药有协同作用，在联合使用吸入麻醉药时应适当减少肌松药用量。

3. 米库氯铵是短效双酯型苄异喹啉类非去极化肌松药。由胆碱酯酶快速水解（95%~99%），在体内消除不直接依赖肝肾功能，但肝衰竭影响血浆胆碱酯酶浓度。有血浆胆碱酯酶活性异常或使用胆碱酯酶抑制药患者应慎用。用于正常成人时，米库氯铵消除半衰期约2分钟，在体内无蓄积，尤其适用于需要气管插管的短时间手术。大剂量快速使用时因组胺释放可引起一过性血压降低、心率增快及面部红斑。

4. 阿曲库铵是合成双季铵酯型苄异喹啉类化合物，由10个立体异构体组成。阿曲库铵通过非特异性血浆酯酶水解和Hofmann消除，不依赖肝肾功能，与血浆胆碱酯酶活性无关，但低体温时分解缓慢。其主要代谢产物包括N-甲四氢罂粟碱，血浆浓度高时刺激中枢神经系统，动物实验证明可引起惊厥，但临床尚无报道。由于其代谢不依赖肝肾功能，持续使用无蓄积，特别适用于严重肝肾疾病患者需行气管插管的手术。

注意：有一过性组胺释放作用，可引起低血压、心动过速和支气管痉挛。

5. 顺阿曲库铵是阿曲库铵10个异构物中的一个，效能约为阿曲库铵的4倍，其起效较缓慢，在体内通过Hofmann消除，不依赖肝肾功能，与体温相关。在不同患者其药效学差异较小，适用于2岁以上的患者，也可安全用于肝肾功能受损或心功能失代偿患者。与阿曲库铵相比，顺阿曲库铵的优点在于无组胺释放作用。

6. 罗库溴铵是中时效甾类非去极化肌松药。消除主要依靠肝脏，其次是肾脏，在肝肾功能受损患者身上作用时间延长，重复多次使用有蓄积作用。其起效快，是

12

目前临床常用的起效最快的非去极化肌松药，在禁用琥珀胆碱的患者行快速气管插管时常选用。无组胺释放作用和心血管效应。

7. 维库溴铵是中时效单季铵甾类非去极化肌松药，效能为罗库溴铵的 7 倍。其具有亲脂性，主要在肝脏代谢与排泄。代谢产物中羟基维库溴铵也有神经肌肉阻滞作用，其效能约为维库溴铵的 50% ~ 60%，经肾脏排除，排泄很慢，重复用药可蓄积。肝肾功能受损患者及老年人作用时间延长。维库溴铵适用于禁用琥珀胆碱需行气管插管的患者。本身并无释放组胺作用，对心率和血压无明显影响。

注意：维库溴铵可抑制组胺 N- 甲基转移酶，在使用某些导致组胺释放的药物时，能增强后者的组胺释放效应。

8. 泮库溴铵是人工合成的长效甾类双季铵非去极化肌松药。主要经肾脏代谢，小部分经肝脏排出，用于肝肾功能受损患者阻滞作用时间延长。无组胺释放作用，也无神经节阻滞作用，所以不引起低血压。

注意：由于泮库溴铵具有心脏毒蕈碱受体的解迷走效应和交感兴奋抑制儿茶酚胺重吸收的作用，可致心率增快、血压增高和心排量增加，从而导致心脏氧耗增加。冠状动脉疾病、高血压、心动过速者应避免使用。

（三）肌松药的临床选择

1. 临床上一般根据手术时间长短、气管插管紧急程度、患者自身并存疾病（包括影响神经肌肉接头功能的疾病及与药物副作用相关的疾病）、药物代谢特征与副作用以及药物费用选择肌松药。

注意：所有患者在使用肌松药前必须评估是否存在困难气道。

2. 特殊患者的肌松药选择

（1）剖宫产妊娠妇女。原则上选用起效快、时效短的肌松药。由于妊娠妇女腹压增高，尤其需警惕诱导期反流误吸。

（2）肝肾功能不全患者。首先应评估肝肾功能受损程度，受损严重时需避免选用依赖肝脏代谢和排泄的肌松药。顺阿曲库铵依赖 Hofmann 消除，可应用于肝肾功能不全患者。

（3）ICU 患者。ICU 患者插管时可使用短效肌松药。在需要长期机械通气的情况下，给予镇静药并调节呼吸参数后患者自主呼吸和机械通气仍不同步时，才考虑间断给予小剂量肌松药。长期使用肌松药可致耐药性，并可出现肌纤维溶解等并发症，导致脱机困难，因此应在监测下使用。

（4）新生儿和婴幼儿。小儿的肌松药 ED_{95} 与成人不同。琥珀胆碱在新生儿和婴幼儿气管插管时建议剂量分别为 2mg/kg 和 1.5mg/kg。米库氯铵应用于小儿时起效快，消除快，在短小手术可代替琥珀胆碱使用，但有组胺释放作用，可引起气道痉挛及心血管不良反应。阿曲库铵应用于小儿时消退较快，也有组胺释放作用。应用于婴幼儿时，顺阿曲库铵比等效剂量阿曲库铵作用时间延长 5~10 分钟，但无组胺释放作用，可根据手术时间长短选用。罗库溴铵和维库溴铵应用于新生儿与婴幼儿时，作用时间延长，尤其是维库溴铵，使用标准气管内插管剂量后肌松作用长达 1h。小儿肝肾功能未发育完善，使用经肝肾代谢的药物应慎重考虑。麻醉前使用阿托品可有效预防肌松药引起的心动过缓。

（5）腹腔镜手术。腹腔镜手术时维持深度肌松（posttetanic stimulation count，PTC = 1 或 2），可在较低气腹压下满足手术视野、手术操作的要求，同时有效减少术后并发症。术中维持深度肌松应注意术后肌松药残余作用。肌松药的选择应结合手术时间长短、患者一般情况、药物费用等因素考虑。

四、神经肌肉功能监测

（一）监测神经肌肉功能的目的是通过客观监测肌松药的起效、维持和消退，更合理地使用肌松药。

1. 更准确地判断插管时机。

2. 为术中肌松深度的维持提供客观指标，指导合理用药。

3. 更准确把握术后停药时机和是否需要使用拮抗肌松作用的药物。

4. 在使用琥珀胆碱时监测神经肌肉功能可及早监测Ⅱ相阻滞的发生。

5. 在长期使用抗癫痫药或安定镇静药、烧伤、全身衰竭、休克、严重电解质失衡、家族性血浆胆碱酯酶异常者、长期制动、重症肌无力及其他神经肌肉疾病患者使用肌松药时更应监测神经肌肉功能。

（二）肌松监测仪的分类

1. 神经刺激器。利用刺激装置刺激运动神经，通过人为观察该神经支配部位的肌肉收缩反应来判断神经肌肉接头阻滞程度。神经刺激器简单便携，但对神经肌肉功能的监测主观，且在阻滞较深时无法评价，只在无肌松自动监测仪时作为一较粗糙的监测手段选用。

2. 肌松自动监测仪。采用电刺激运动神经，使该神经支配部位产生肌电反应和肌肉收缩，通过换能器或前置放大器及微电脑采集并数字化处理检测到的反应，由记录仪记录下来。肌松自动监测仪是评价神经肌肉接头功能的唯一客观手段。目前记录方式有以下几种：

（1）MMG型肌松自动监测仪。直接检测肌肉收缩力，可确切了解肌松程度，被视为金标准。但常受到检测部位位移的干扰。

（2）EMG型肌松自动监测仪。检测肌肉的复合动作电位，不受肌纤维收缩特性影响，不易受到干扰。

（3）加速度仪。检测肌肉收缩的加速度，是目前临床唯一商业化的肌松自动监测仪。

（4）声学监测-低频麦克风法。通过检测肌肉收缩产生的低频声音来评价肌肉接头阻滞程度，是目前出现的新的记录方法。

（三）目前临床上常用的是通过记录刺激腕部尺神

12

经引发的拇收肌反应来监测神经肌肉功能。常用的刺激类型有单颤搐刺激、强直刺激、强直后单颤搐、四个成串刺激（TOF）、强直刺激后计数、双短强直刺激（double-burst stimulation，DBS），各类型刺激在临床上都有不同的应用，应根据不同情况选用（表12-4）。如不能行尺神经刺激，也可应用其他部位（如面神经、腓总神经、腓神经、胫后神经），但准确度不及尺神经。

表 12-4　围手术期各类刺激的应用

刺激种类	围手术期应用
单颤搐刺激	监测肌松起效（1.0Hz）； 监测肌松时效和恢复（0.1Hz）；
强直刺激	判断两种不同性质的阻滞；
强直后单颤搐	判断两种不同性质的阻滞；
四个成串刺激	气管插管时监测肌松起效； 手术期监测肌松的维持和恢复； 术后复苏室监测肌松消退；
强直刺激后计数	在单颤搐刺激与 TOF 无反应时监测肌松的深度； 术中维持深肌松时肌松的监测； 预测单颤搐和 TOF 肌颤搐出现时间；
双短强直刺激	术后监测肌松消退及在复苏室判断残余肌松（比 TOF 更敏感）

1. 单颤搐刺激指单次超强刺激，常用频率为 0.1Hz 和 1.0Hz，1.0Hz 常用于监测肌松药起效，0.1Hz 用于监测时效和恢复。单颤搐刺激用于较粗略判断程度较深的神经肌肉阻滞，敏感性较差，在肌颤搐抑制 90% 以上可顺利完成气管插管和满足大部分非腹腔镜腹部手术需要。

2. 强直刺激，临床上常使用的刺激频率为 50Hz，刺激强度为 50mA，刺激持续时间为 5 秒。强直刺激可用于判断两种不同性质的阻滞，非去极化阻滞及 Ⅱ 相阻滞出

12

现强直刺激引起的衰减及易化现象，而去极化阻滞无此现象。但强直刺激可致疼痛，清醒患者难以接受。另外，强直刺激在神经肌肉接头功能恢复的中晚期可拮抗肌松药所致的神经肌肉阻滞，误导医生对接头功能恢复程度的判断。

3. 强直后单颤搐是强直刺激与单次颤搐刺激联合使用。在强直刺激后 6～10 秒给予单次颤搐刺激，后者的颤搐高度增加，称作强直后增强（PTP）。这是由于强直刺激期间，接头前膜受体激活所致的乙酰胆碱合成、动员、补充速度加快。非去极化阻滞及由琥珀胆碱导致的Ⅱ相阻滞出现强直后增强，而去极化阻滞无此现象。

4. 四个成串刺激是频率为 2Hz 的四个连续超强刺激，每个刺激脉冲宽度为 0.2～0.3ms，每组刺激时间为 2秒，两组刺激间间隔 10 秒以上。给予四个刺激后产生四个肌颤搐，分别被记录为 T1、T2、T3 和 T4，第四个与第一个颤搐比值（T4/T1）为 TOF 比值。在非去极化阻滞时，T1 至 T4 递减，TOF 比值逐渐减低，而在去极化阻滞时 T1、T2、T3、T4 幅度均降低，但 TOF 比值 > 0.9 或接近 1.0。在给予神经肌肉阻滞药前需校准 100% 参照值，在使用非去极化肌松药时也可不进行参照值的校准，应用 TOF 比值评价阻滞程度（表 12-5）。四个成串刺激产生的疼痛较小，适用于清醒患者，有助于麻醉苏醒期神经肌肉接头功能恢复的评定。不适用于去极化阻滞的定量分析，但在重复多次给予琥珀胆碱的情况下，TOF 比值降低提示Ⅱ相阻滞的发生。

5. 强直刺激后计数（PTC）主要应用于深度非去极化阻滞下对单次颤搐与 TOF 刺激无反应时监测阻滞深度。一般先给频率 1Hz 的单次颤搐刺激 60 秒，继之用 50Hz 强直刺激 5 秒，停顿 3s，再改用频率 1Hz 的单次颤搐刺激 16 次，记录强直刺激后单一颤搐反应次数。PTC 越小，阻滞深度越深。每两次 PTC 间至少间隔 6 分钟，以免前一次电刺激对后一次监测结果造成影响。

6. 双短强直刺激（DBS）由两组二联或三联短暂的

强直刺激组成。两组间间隔时间为750ms，各组中脉冲间隔时间为20ms，刺激脉冲宽度为0.2ms，超强刺激电流50mA，亚强刺激电流20~30mA。DBS主要用于神经肌肉非去极化阻滞后，经TOF已不能监测出衰减的恢复期，监测残余非去极化阻滞。DBS自动监测法较TOF自动监测法更易测得残余肌松阻滞，临床意义更大。DBS刺激产生的疼痛比TOF产生的疼痛程度重，但比强直刺激产生的疼痛轻。

五、神经肌肉阻滞的恢复

（一）琥珀胆碱产生的去极化阻滞一般在6~12分钟内恢复。在血浆胆碱酯酶浓度降低、酶活性被抑制时阻滞时间明显延长。重复多次给予琥珀胆碱而导致的Ⅱ相阻滞的患者中有50%可在12~15分钟内自行逆转。目前琥珀胆碱没有有效的拮抗药，阻滞时间延长时应耐心等待其自行恢复。当去极化阻滞发展为Ⅱ相阻滞时，抗胆碱酯酶药对之有拮抗作用，但应在等待其自行恢复25分钟后颤搐强度仍无改善时使用，太早拮抗可能加重阻滞。对于假性胆碱酯酶遗传异常而引起神经肌肉功能长时间不能恢复时可输全血或血浆，严重纯合子型患者神经肌肉接头功能长时间不能恢复时需行血浆置换。

（二）各种非去极化肌松药作用时间各异，其阻滞原理是竞争性结合乙酰胆碱受体。随着药物的代谢与排泄，神经肌肉接头功能自行恢复。使用抗胆碱酯酶药增加乙酰胆碱水平，可拮抗肌松药的阻滞效应。罗库溴铵、维库溴铵也可使用特异性拮抗药布瑞亭进行拮抗。

（三）抗胆碱酯酶药新斯的明、溴吡新斯的明和依酚氯铵通过抑制乙酰胆碱酯酶，增加乙酰胆碱水平实现拮抗非去极化肌松药的作用。新斯的明还可作用于接头前膜促进乙酰胆碱的释放，从而提高乙酰胆碱浓度。这三种药物拮抗非去极化肌松药时有封顶效应，新斯的明、溴吡新斯的明和依酚氯铵的极限药量分别为：0.07mg/kg、0.28mg/kg和1mg/kg。如果达到极限药量时拮抗效

12

果仍不明显，应考虑是否还有其他因素影响抗胆碱酯酶的作用或者体内肌松药残存过多。影响抗胆碱酯酶药作用的因素有：酸碱和电解质紊乱、低体温、使用其他影响肌松药代谢的药物。由于通过增加乙酰胆碱水平发挥作用，这三种药物都有烟碱样和毒蕈碱样不良反应，需伍用抗胆碱药物，如阿托品或格隆溴铵。常用配伍有：新斯的明 0.04 ~ 0.07mg/kg + 阿托品 0.02 ~ 0.035mg/kg；新斯的明 0.035 ~ 0.07mg/kg + 格隆溴铵 7μg/kg；依酚氯铵 0.5 ~ 1.0mg/kg + 阿托品 7μg/kg。

注意：心肌缺血、心脏瓣膜疾病患者及应用心血管系统药物的患者在使用抗胆碱酯酶药时应慎重。

（四）布瑞亭（Sugammadex），一种经修饰的 γ- 环糊精，是甾类非去极化肌松药的特异性拮抗剂，可拮抗罗库溴铵、维库溴铵的深度阻滞作用，但对非甾体类引起的阻滞几乎无拮抗作用。目前布瑞亭已在欧盟取得临床使用许可，但由于一些患者的过敏反应，在美国没得到 FDA 的许可，在国内也尚未批准使用。

（五）影响神经肌肉接头功能恢复的因素很多，如使用与肌松药有协同作用的药物、酸碱和电解质紊乱、低体温、肝肾功能、老年、女性、神经肌肉疾病等。达到充分恢复的时间与自行恢复的程度有关。

注意：抗胆碱酯酶药的使用应该在 TOF 至少有一个颤搐再次出现后（也有学者建议在第二个颤搐再次出现后再使用），否则反而会加重阻滞程度。

（六）神经肌肉接头阻滞的客观标准为 TOFr ≥ 0.9，在 TOFr < 0.9 时认为存在肌松药残余阻滞作用，临床上表现为可存在复视、全身乏力、不能完成压舌板试验等（表 12-5）。在没有使用肌松监测仪的条件时，可通过观察以下临床指征判断是否存在肌松药残余阻滞作用，但只通过临床指征判断时部分患者残余肌松作用未能及时发现。

1. 清醒、呛咳和吞咽反射恢复；
2. 头能持续抬离枕头 5 秒以上；

3. 能完成压舌板试验;

4. 呼吸平稳、呼吸频率 10 ~ 20 次/分,最大吸气压 ≤ − 50cmH$_2$O(1cmH$_2$O = 0.098kPa);

5. P$_{ET}$CO$_2$ 和 PaCO$_2$ ≤45mmHg。

表 12-5 神经肌肉阻滞的临床评价

颤搐反应	临床相关关系
0.15 ~ 0.1Hz 的单颤搐抑制95%	满意的插管条件
单颤搐抑制 90%;TOF 仅见一个颤搐反应	可完成气管插管;满足大部分非腹腔镜手术需要
TOF > 0.7;50Hz 强直刺激持续 5 秒	呛咳、吞咽反射恢复;能完成抬头 5 秒;吸气力量达到 − 25cmH$_2$O
TOF >0.9	能完成压舌板试验;不需要辅助可坐起;颈动脉体对低氧产生的反射未受损;咽部功能正常
TOF 为 1.0	呼气流速、潮气量和吸气力量正常;复视消失

注:

1)抬头 5 秒、完成压舌板试验、不需要辅助坐起等临床指征的评定应在镇静药物作用完全消退时进行;

2)部分患者呛咳、吞咽反射恢复,能完成抬头 5 秒和(或)压舌板试验时,肌松自动监测仪监测到的 TOF 比值仍未达到 0.7,应结合客观监测与临床指征判断患者是否存在肌松残余

六、影响神经肌肉接头功能的疾病

某些疾病,包括脊髓、周围神经、神经肌肉接头和骨骼肌的疾病如周围神经病、重症肌无力、肌病和多系统萎缩等,可显著影响神经肌肉兴奋传递功能,并影响肌松药的使用和安全性。

（一）烧伤

烧伤患者骨骼肌细胞和神经肌肉的连接有超微结构和生化的改变，体液和电解质失衡、心肺功能、药物代谢受到热损伤的影响，导致对去极化肌松药反应增加，对非去极化肌松药反应降低。

注意：在使用琥珀胆碱后可引起致命的高钾血症，这种影响在烧伤后 2 周至 6 个月最为严重，甚至烧伤后 1 年仍可存在，建议在烧伤后 1 天到 2 年内避免使用琥珀胆碱。

（二）长期制动

长期制动可引起肌肉失用性萎缩。该类患者肌肉蛋白合成下降、分解增多、肌萎缩、肌肉糖摄取减少、对胰岛素的反应性下降甚至细胞凋亡。尽管患者的神经功能本身无异常，但由于接头外非成熟的乙酰胆碱受体增生，仍可导致对非去极化肌松药反应降低和对去极化肌松药反应增加。

注意：同烧伤者一样，肌肉失用性萎缩患者在使用琥珀胆碱后可引起高钾血症、心脏停搏和死亡，应慎用。

（三）危重症患者

在 ICU 患者中，衰弱综合征及危重症肌病发生率很高。表现为肌无力，可导致呼吸机脱机困难，致病率和致死率增加。可由多种原因引起，包括重症肌病、重症多神经病或肌病及混合性神经肌肉功能传递异常。败血症、多器官衰竭、肌肉失用性萎缩、乙酰胆碱受体拮抗、皮质激素、某些抗生素和神经肌肉接头阻滞药的使用均是引起危重症肌病的可能因素。一种危重症肌病的亚型——急性坏死性肌病与反复给予肌松药有关，常发生于高剂量激素联合使用的情况下。建议在危重患者应限制激素和肌松药的使用。

（四）多发性硬化

多发性硬化是以中枢神经系统白质脱髓鞘病变为特点，主要由 T 细胞介导的自身免疫性疾病。这类患者运动单位的动作电位平均发放速度减慢和发放变异增大。由于接头后膜乙酰胆碱受体上调，且肌肉量减少和神经肌肉兴奋传递安全系数降低，表现为对去极化肌松药反应增强而对非去极化肌松药反应增强或不明显。

（五）吉兰-巴雷综合征

吉兰-巴雷综合征是一种急性发病，单时相、自限性免疫介导的周围神经病。该病患者体内存在抗神经成分的自身抗体，在急性期可阻断接头前电压门控 Ca^{2+} 通道和接头后乙酰胆碱受体通道，影响神经肌肉接头功能。临床表现为四肢特别是下肢弛缓性瘫，感觉障碍和自主神经功能障碍，也常影响脑神经，急性期血浆置换对病情有所缓解。由于脱髓鞘病变引起类似去神经状态，引起接头后膜乙酰胆碱受体上调，因此在使用琥珀胆碱时有引起高钾血症的危险，应慎用。

（六）重症肌无力

1. 重症肌无力是指主要由乙酰胆碱受体抗体主导、细胞免疫依赖、补体参与、主要累及神经肌肉接头突触后膜乙酰胆碱受体的获得性自身免疫性疾病，常见于年轻成年女性。

2. 重症肌无力常表现为渐进性的喉部或眼部肌肉无力，可累及全身肌肉，运动后加重。根据累及肌群和发病的轻重缓急分为Ⅰ型（眼肌型）、Ⅱ型（全身型，包括ⅡA型：轻度全身型和ⅡB型：中度全身型）、Ⅲ型（重度激进型）、Ⅳ型（迟发重度型）和Ⅴ型（肌萎缩型）五个类型。

3. 重症肌无力的诊断依据主要为临床表现，以下检查可进一步证实，实验室检测到血清乙酰胆碱受体抗体（抗体滴度与临床表现无相关性）、静脉给予 10mg 依酚氯铵后肌力一过性改善（Tensilon 试验）、特征性肌电图改变。另外，胸腺影像学检查发现大部分患者伴有胸腺瘤或胸腺增生。

4. 重症肌无力的治疗包括胆碱酯酶抑制剂（国内最常用为溴吡斯的明）、免疫抑制药物（糖皮质激素、硫

12

147

唑嘌呤、环磷酰胺、环孢素、他克莫司等)、静脉注射丙种球蛋白、血浆置换、胸腺摘除手术和胸腺放射治疗。对伴有胸腺瘤或胸腺增生患者，切除胸腺后疾病常有所缓解。

5. 重症肌无力麻醉注意事项

（1）抗胆碱酯酶药应服用至手术当天。

（2）施行神经阻滞的患者：由于骨骼肌松弛及一定程度的膈肌无力，常加重已存在的肌无力，可能发生严重呼吸肌无力，因此需要严密监测其麻醉期间及恢复期的呼吸功能。

（3）施行全身麻醉的患者：由于重症肌无力患者对去极化肌松药不敏感而对非去极化肌松药非常敏感并作用时间延长，拮抗药物无效，术后可能发生严重肌无力，因此，尽可能避免使用肌松药。在必须使用的情况下，应用肌松监测仪监测并根据监测小剂量给药。

（4）TOF 的完全恢复不能保证上呼吸肌肉的恢复和足够的通气，在使用肌松监测仪的同时，应结合临床通气氧合指标判断。

（5）手术和麻醉均有可能加重原有疾病，术后应谨慎监测呼吸，予以吸氧治疗，必要时进行人工通气。

（七）肌营养不良

肌营养不良是一组遗传性肌病，由 X 染色体连锁隐性遗传或由患者自身基因突变导致，有十余种分型，其中 Duchenne 肌营养不良最常见，也最严重。临床主要表现为慢性进行性肌无力、肌肉萎缩、运动发育落后或运动障碍、心肌酶谱高、肝功生化异常等。由于慢性肌肉退变，成熟型和未成熟型乙酰胆碱受体同时在肌膜表达，对去极化肌松药异常敏感，使用琥珀胆碱后可导致大面积横纹肌溶解、高钾血症和死亡，应避免使用。非去极化肌松药在肌营养不良患者身上作用时间延长，作用效能和时间难以预测，因此应选择短效肌松药并在肌松监测下使用。该类患者恶性高热发生率高，胃排空延迟和咳嗽受损使其易于反流误吸，麻醉诱导及术中应注意。

12

（八）肌强直综合征

肌强直综合征是一组遗传性疾病。该类患者由于钙不能从胞质转移至肌质网，在骨骼肌受刺激后持续收缩，发生松弛障碍。强直性肌营养不良是其中最常见的一种疾病。强直性肌营养不良为常染色体显性遗传，病变累及骨骼肌、心肌、性腺、晶状体等多个系统，主要表现为肌强直、肌萎缩和肌无力。对此类患者施行麻醉应注意：

1. 加深麻醉和（或）使用肌松药不能缓解强直肌肉的紧张程度；

2. 妊娠可使该病加重，出现子宫肌肉功能障碍时需及时行剖宫产；

3. 阿片类、苯二氮䓬类和吸入性麻醉药对此类患者呼吸抑制作用明显；

4. 该类患者常出现心律失常，在全身麻醉时心搏骤停几率增加。

（徐世元　刘中杰　李　机）

12

第十二章

气道评估与处理

一、应用解剖

（一）咽部由鼻咽、口咽和喉咽组成。

1. 鼻咽部由鼻腔构成，包括中隔、鼻甲和腺样体。

2. 口咽部由口腔构成，包括牙龈和舌。

3. 喉咽被会厌分为喉（通向气管）和下咽（通向食管）。

（二）喉部位于C4～C6，起于喉入口，终止于环状软骨下缘，由韧带、肌肉和9块软骨组成。

1. 喉部软骨

（1）成对软骨：杓状软骨、小角软骨、楔状软骨。

（2）单个软骨：甲状软骨、环状软骨（C5～C6；唯一完整环）、会厌软骨。

2. 环甲膜连接环状软骨和甲状软骨（环甲膜穿刺、切开等建立紧急气道的重要位置）。

3. 喉部肌肉

（1）开闭声门肌肉：环杓侧肌（内收）、环杓后肌（外展）、杓横肌。

（2）控制声带张力：环甲肌、声带肌肉、甲杓肌。

4. 神经支配

（1）感觉神经

1）舌咽神经（第Ⅸ对脑神经）：支配舌后1/3，扁桃体和鼻咽部感觉。

2）喉上神经内侧支（迷走神经分支）：支配会厌和声带黏膜感觉。

3）喉下神经感觉支（喉返神经分支，同为迷走神经分支）：支配气管和声带下黏膜感觉。

（2）运动神经

1）喉上神经外侧支：支配环甲肌。

2）喉返神经运动支：支配环甲肌外所有喉部肌肉（双侧损伤声带紧张、气道关闭）。

（三）声门由声带（真声带和假声带）和声门裂构成。

（1）声门裂是真声带之间的缝隙。

（2）成人（8 岁以上）声门在 C4～C5 水平，是气道最狭窄的部位；婴儿（出生至 1 岁）声门在 C3～C4 水平，声门下是气道最狭窄的部位（环状软骨水平）。

（四）下呼吸道从声门下喉部至支气管。

（1）声门下喉部：声带至环状软骨下缘。

（2）气管：环状软骨至气管隆嵴，成人长 10～12cm，直径 20mm，由 16～20 块"U"形软骨支撑（"U"形开口于背部，可用于辨别气管前后）。

（3）主支气管

1）右主支气管长 2.5cm，与气管成 25°角。

2）左主支气管长约 5cm，与气管成 45°角。

二、气道评估

气道评估是处理困难气道的第一环节，直接关系到气道管理的成败。应对面罩通气困难、声门外工具置入困难、喉镜置入和经口插管困难、环甲膜穿刺切开或气切困难分别进行评估和预测。具体如下：

13

（一）面罩通气困难的评估可通过记忆 MOANS（抱怨）进行评估和预测。

表 13-1　MOANS（抱怨）

MOANS（抱怨）	Mask seal：面罩密闭不佳，如胡须、血迹、面部连续性中断等。Mallampati grades Ⅲ级以上
	一级：可见腭垂、咽腭弓、软腭
	二级：腭垂被舌面遮盖；只可见咽腭弓、软腭
	三级：只可见软腭
	四级：仅可见硬腭会明显增加插管困难
	Minimal jaw protrusion：小下颌，因舌头回缩而盖住喉部
	Male gender：男性
	Obese：肥胖，BMI 大于 $26kg/m^2$
	Obstruction：阻塞性因素：妊娠末期产妇；血肿、肿瘤、异物等致上呼吸道阻塞；血管性水肿；咽峡炎、会厌炎；上呼吸道脓肿等
	Aged：老年人，年龄 >55 岁
	No teeth：无牙（面部无支撑）
	Neck radiation：颈部放疗
	Snore：打鼾；如睡眠呼吸暂停综合征
	Stiff：僵硬
	指肺的肺顺应性下降，如致命性哮喘、过敏
	气道阻力急剧升高，如肺水肿；误吸

（二）声门外工具（EGA）置入困难的评估和预测

一旦面罩通气困难，可以使用声门外工具进行通气处理，因此就需要对声门外工具置入和通气效果进行评估。通常可以用 RODS（棍）帮助大家记忆。

表 13-2　RODS（棍）

RODS（棍）	Restricted mouth opening 张口受限，张口度 = 2cm
	Obstruction：梗阻：如上呼吸道肌肉松弛；舌扁桃体肥大；会厌上囊肿；声门肿瘤等
	Disrupted airway 呼吸道中断
	Distorted airway 呼吸道变形
	Stiff lungs 双肺僵硬
	气道阻力急剧升高：如哮喘，过敏
	肺顺应性急剧下降：肺水肿，严重误吸等
	Stiff cervical spine 颈椎僵直；颈部固定弯曲畸形（如强直性脊柱炎）

（三）喉镜置入和经口插管困难的预测

除了评估通气有无困难，自然还要评估插管有无困难。可以用我们原创的词组 SON MMMS（儿子的妈妈们）帮助大家记忆。

13

表 13-3　SON MMMS（儿子的妈妈们）

SON MMMS（儿子的妈妈们）	See（麻醉前访视）：
	既往有插管困难史
	肥胖
	小下颌、暴牙、面部毁坏、先天性面颌畸形、颞下颌关节强直；
	颈短、颈部肿物、瘢痕、气管移位、颈部术后
	产妇
	Open 张口度
	<3cm 气管插管有困难

续表

SON MMMS（儿子的妈妈们）	<1.5cm 无法用喉镜插管，喉罩也无法置入
	Neck extension 寰枕关节伸展度
	Ⅰ级：正常伸展35°
	Ⅱ级：25°~35°
	Ⅲ级：15°~25°
	Ⅳ级：低于15°会明显增加插管困难
	Measure 测量
	甲颏距 <3 横指（5~6cm）
	甲颏高度≤5cm
	舌基底部到喉 <2 横指
	Mallampati 试验Ⅲ级以上 [见本章二、（一）]
	Motion（下颌关节运动）：下牙列无法突出上牙列前
	See 声门和会厌（准备全麻前）：如采用以上方法依然无法判断，则可在患者镇静状态下用喉镜窥视喉头结构，如果 Cook 修订的 Comack-Lehane分级为ⅢB（仅能看到会厌尖端且无法挑起）或Ⅳ级（看不到声门和会厌）则应避免全麻快速诱导插管

（四）环甲膜穿刺、切开或气切困难的评估

如果通气和插管都失败，则必须采取颈前技术急救处理。可以采用 SHORT（短）帮助大家记忆，急救当然是时间越 short 越好。以下这些情况均会给穿刺和切开带来困难，影响急救效果，甚至导致失败。

表 13-4　SHORT（短）

SHORT（短）	Surgery/disrupted airway 颈部手术史、气道中断
	Hematoma：颈部有血肿、脓肿
	Obese/access problem 肥胖；颈椎固定、畸形、颅骨牵引等影响入路
	Radiation：放疗
	Tumor 肿瘤：气道外肿瘤、气道内肿瘤

（五）患者是否合作的预测

除了以上四个方面要预测和评估外，患者是否合作、能否合作也是重要的因素之一，同样不可忽视。这包括：

1. 小儿。

2. 不合作成年人。

3. 醉酒患者。

4. 精神病患者。

5. 各种原因呼吸困难患者。

（六）特殊技术

1. 喉镜检查，可用直接喉镜、间接喉镜、可视软镜获得咽喉及声带等相关信息。

2. 胸部或颈部 X 线检查，可显示气管偏移及狭窄情况，判断寰枢椎不稳。

3. 超声检查，可用于评估颈部组织厚度、舌体大小及肺水肿、气胸等肺部情况。

4. MRI、CT 扫描，明确阻塞气道肿物的情况，判断颈部韧带、神经、肌肉损伤。

5. 肺功能检查，有助于判断气道阻塞的程度、部位。

6. 动脉血气基础值，可用于警惕低氧血症或高碳酸血症。

把以上记忆法汇总，可用一个最简单的词组帮助大家记忆，借用一个字母 i 组成：Third mones（三元钱），只要看到和这九个核心字母有关的情况，就可以帮助大家快速的预测困难气道。

表 13-5 Third mones（三元钱）

Third	T：肿瘤
	H：血肿（脓肿）
	R：放疗
	D：气道扭曲、中断
Mones	M：面罩密闭性不佳；Mallampati Ⅲ级以上；小下颌；Measure
	O：肥胖；梗阻；张口受限
	N：寰枕关节伸展度；无齿
	E：老年人
	S：看；僵硬；鼾症；外科手术

三、面罩通气

（一）适应证

1. 气管插管前去氮充氧。

2. 急救复苏时，气管插管前进行辅助或控制通气。

3. 可用于吸入麻醉（没有误吸风险患者）。

（二）操作技术

1. 面罩选择应可紧贴鼻梁、面颊和口部；透明面罩便于观察口唇颜色和分泌物。

2. 通常左手持面罩，小指提起下颌角，中指、环指置于下颌骨处，示指、拇指置于面罩上；右手控制贮气囊（吸气压保持 20cmH$_2$O 以下，尽可能防止气体进入胃内）。

（三）面罩通气困难

1. 可置入大小合适口咽通气道（型号选择不当可加重气道梗阻）、鼻咽通气道（患者耐受性好，但接受抗凝患者禁用）。

2. 双人扣面罩，助手协助为患者通气；如仅有一人，可双手操作面罩，开启呼吸机。无齿患者可保留义齿下行面罩通气。

3. 必要时置入声门外通气工具。

（四）面罩通气并发症

1. 口、下颌骨、眼或鼻的周围软组织压伤。

2. 呕吐。

3. 喉痉挛［通过持续正压通气缓解，必要时小剂量（成人 20mg）］琥珀胆碱静脉注射。

四、声门外通气工具

声门外通气工具（EGA）是面罩通气和气管内插管通气的一种替代工具，是处理困难气道的重要措施。

（一）适应证

1. 是面罩通气和气管内插管通气的一种替代工具，但如有插管适应证时，不能取代气管内插管。

2. 用于处理已知或未知困难气道处理。

3. 意识不清患者心肺复苏时的气道处理。

（二）禁忌证

1. 有误吸风险患者（紧急情况除外）。

2. 肺顺应性下降患者（吸气压升高，可造成胃内充气）。

3. 长时间机械通气患者。

4. 存在上呼吸道反射患者（可造成喉痉挛）。

（三）操作技术

1. 选择合适型号声门外通气工具。

2. 气囊（如有）放气、润滑。

3. 患者常规监护、预充氧。

4. 合适麻醉深度及上呼吸道反射抑制水平。

5. 将患者置于合适体位（嗅物位），放置声门外通气工具。

6. 气囊充气（如有）。

7. 确认通气，连接麻醉环路，固定声门外通气

13

工具。

8. 患者苏醒或保护性反射恢复后拔除。

9. 在有丰富经验的前提下，侧卧、俯卧位患者在摆好体位后同样可应用。

（四）并发症

1. 咽痛。

2. 误吸。

（五）不同声门外通气工具

1. LMA，传统喉罩应用最广，可直接或在喉镜辅助下插入，插入时将喉罩尖端面向硬腭展平，沿硬腭用示指将喉罩向颅的方向推进直至感觉到明显阻力，充气使喉罩自行调整到最佳位置。

2. Fastrach 喉罩有会厌提升杆及手柄，可用于单一通气方式，同样可以用于经喉罩通气管盲探或可视软镜引导下气管插管。

3. Proseal 喉罩和 Supreme 喉罩设计了引流管，利于食管气体排出及放置胃肠减压管，有助于降低误吸风险。

4. 非充气型喉罩：润滑后直接置入即可通气，目前有 SLIPA、I-gel 和 Oplac 三种。

5. 其他声门外通气工具，设计原因类似，包括 Cobra 喉周通气管、食管-气管联合管（Combitube）、喉管、tulip 等，不同的声门外工具有不同的特点，像 combitube，不论插入气管或食管均可通气。

五、气管内插管

（一）经口气管插管

1. 适应证

1）有误吸风险。

2）面罩通气困难。

3）需长时间控制通气。

4）特殊的外科手术。

2. 插管技术，通常用喉镜实施插管，最常用 Macintosh 喉镜片和 Miller 喉镜片。

13

1）Macintosh 喉镜片，镜片尖端置入会厌谷。镜片规格 1~4 号，成人一般使用 3 号。

2）Miller 喉镜片，喉镜片尖端置于会厌喉面的下方。规格分 0~4 号，成人一般使用 2 或 3 号。

3）可视喉镜（如 UE）和可调喉镜片（如 McCoy）有助于改善喉部暴露，困难气道时可优先选用。

4）头后仰位（鼻孔朝天），用垫或枕将枕部抬高并使头伸展的嗅物位可增加喉镜视野。

5）左手在镜柄和镜片结合处持喉镜，操作时使用向上提力，而不应杠杆样用力。

6）根据年龄、体型及手术类型选择合适型号气管导管。女性一般 7.0~7.5mm，男性一般 7.5~8.0mm。右手执笔式送入声门。环状软骨或甲状软骨施压有助于暴露声门。套囊近端正好位于声门下。套囊封闭压 20~30cmH$_2$O 为宜。

7）确定气管导管位置。可通过监测 ETCO$_2$ 及听诊胃部及双侧肺部确认，但用可视插管软镜看到气管环和隆突是金标准。

8）固定导管。

3. 并发症

1）唇、舌、牙齿、咽、气管损伤。

2）杓状软骨脱位。

3）声带损伤。

（二）经鼻气管插管

1. 适应证

1）经口手术患者。

2）经口气管插管困难患者。

2. 禁忌证

1）颅底骨折。

2）鼻骨折、鼻出血、鼻息肉。

3）凝血疾病。

4）应用抗凝治疗、溶栓治疗。

3. 插管技术

1）棉签蘸 2% ~4% 利多卡因与 0.25% 去氧肾上腺素混合液进行表面麻醉和收缩血管。也可用 3% 麻黄碱或 0.5% 去氧肾上腺素或 0.05% 羟甲唑啉收缩血管。

2）如两侧鼻腔均通，常选用右侧。

3）女性常选 6.0 ~ 6.5mm 导管，男性常用 6.5 ~ 7.0mm 导管，建议选用 Park 导管（即鹰嘴导管），可以减少鼻腔损伤。

4）可盲探，也可用喉镜、Magill 钳辅助下插管，或可视插管软镜引导下直视插管。

（三）可视软镜插管

1. 适应证

1）评估气道。

2）经口或经鼻插管。

3）困难插管首选。

2. 操作技术

1）置入牙垫或 Ovassapian 等通气道。

2）充分表麻。

3）气管导管套在充分润滑的可视软镜上，沿中线置入口腔。

4）调整可视软镜前端寻找声门。

5）可视软镜进入声门后，将导管越过可视软镜送入气管。如遇阻力逆时针旋转 90° 有助于进入，建议采用 park 导管解决送管阻力问题。

（四）其他插管技术

1. 弹性探条可用于辅助直接喉镜插管困难时插管；使用时在直接喉镜引导下，探条置于会厌下探入声门，有过"铁轨征"，沿探条送入气管导管。探条同样可用于更换气管导管。

2. 光棒：尤其适用于张口困难患者。使用时将气管导管套在光棒上，插管环境调暗，置入口腔，沿舌的弯度前进，调整光棒前端角度直至在颈部正中可见向下放射光斑，沿光棒送入气管导管。

3. 逆行插管适用于上述方法不成功患者，将 18 号

13

针头穿入环甲膜，置入足够长度导丝，从头端引出，沿导丝置入气管导管。如能先沿着导丝套上引导导管，把引导导管送入到声门下，再把气管导管套上引导导管，送入成功率更高。

（五）拔管

1. 拔管条件

1）患者清醒，有气道保护能力。

2）呼吸频率 < 30 ~ 35 次/分。

3）血流动力学稳定。

4）保证足够氧合（$SPO_2 > 95\%$；条件允许可行血气分析）。

5）充分拮抗。

6）吸气力量大于 20mmHg。

7）肺活量大于 15ml/kg。

2. 拔管并发症

1）高碳酸血症和低氧。

2）气道水肿，喘鸣或喉痉挛。

3）负压性肺水肿。

4）声带损伤。

六、困难气道及气道急救技术

（一）困难气道

1993 年美国麻醉医师协会（ASA）制定了困难气道处理指南，并在 2003 年及 2013 年（图 13-1）两次修订了该指南，不同国家、医疗团体和一些专家同样相继制定了各自的困难气道处理流程，其中马武华教授设计的困难气道处理 ABS 流程（图 13-2）为临床医生提供了一种安全、简单、快捷、易记的处理思路，这些指南、流程的出现，显著降低了气道相关并发症及气道相关死亡率。

1. 定义 困难气道分为已预见困难气道和未预见困难气道，后者给麻醉医生带来巨大挑战。

2. 判断 2013 年美国 ASA 困难气道处理指南将困

13

难喉镜暴露定义为：经过常规培训的有经验的麻醉医生应用直接喉镜多次尝试仍看不到声门的任何部分。将困难气管插管定义为：有经验的麻醉医生在多次尝试下仍不能完成气管插管。

3. 注意事项 困难气道患者可选用区域麻醉，但应考虑区域麻醉失败可能；对于手术时间较长或存在可能危及气道患者应选择全麻。

4. 根据 2013 年 ASA 困难气道处理指南，声门外通气工具是重要的处理方法。

1）非紧急情况

①全麻诱导后可行面罩通气患者；也可用于清醒气管插管失败患者。②作为插管通道用于可行面罩通气而传统喉镜插管失败患者。

2）紧急情况

①插管失败且不能维持患者通气，也可选食管气管联合导管及经气管喷射通气。

②用于插管困难且不能维持通气患者的插管通路。

5. 困难气道处理 ABS 安全快捷处理流程

1）已预见的困难气道

①寻求帮助（A）。

②保持自主呼吸（S_1B）下插管。

2）未预见的困难气道

①寻求帮助（A）。

②用声门上工具通气（B）。

③如果通气成功则让患者恢复自主呼吸（S_1）下插管。

④如果通气失败，行穿刺环甲膜、环甲膜切开或气管切开（S_{23}）。

3）注意事项

①插管方式应选择自己最熟悉的插管方式。

②通气（B）可选择随手可用的、自己熟悉的任何一种声门外通气工具。

美国麻醉医师协会困难气道处理流程

1. 对基本处理问题的可能性和临床效果的评估：
- 患者不合作或应答困难。
- 面罩通气困难。
- 声门外通气工具置入困难。
- 困难喉镜暴露。
- 插管困难。
- 外科气道建立困难。
2. 在困难气道处理过程中始终寻求给氧机会。
3. 考虑各项基本治疗选择的优缺点：
- 清醒插管与全身麻醉诱导后插管。
- 最初选择无创插管与最初选择有创插管。
- 一开始尝试插管便选择视频辅助插管。
- 保留自主呼吸与打掉自主呼吸。
4. 提出主要策略和备选策略

6. 高风险拔管的处理

1）高风险拔管的判断：

①合并多项拔管危险因素：如患者循环不稳定、神经肌肉接头功能异常、凝血功能障碍、体温失常、酸碱失衡及电解质紊乱等。

②气管插管时为困难气道患者。

③气管插管条件恶化。

④存在气道相关并发症：如气道水肿、声门运动障碍、气道软化受压。

2）高风险拔管的处理流程：高风险拔管的处理的核心问题是再次插管，因此可以按照困难气道处理ABS流程（图 13-2）来处理，只是需要增加一些内容。

①ABS流程中 A：Ask for help（寻求帮助），增加Awake extubation（清醒拔管）。

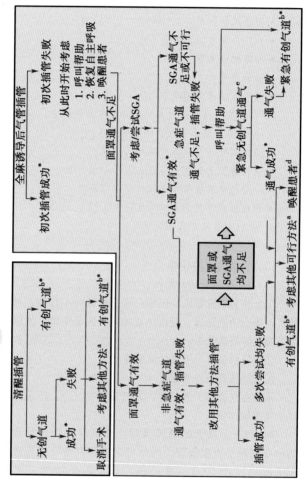

图 13-1 ASA 困难气道处理流程

(Practice guidelines for management of the difficult airway: an updated report by the American Society of Anesthesiologists Task Force on Management of the Difficult Airway. Anesthesiology, 2013,18(2):251-270)

* 证实通气通过通气、气管插管或声门外通气工具可呼出 CO_2

a 其他选择包括(但不限于):在面罩或声门外通气工具(例如 LMA ILMA,喉管)下麻醉,局部浸润麻醉或区域阻滞下麻醉。对于这些选择的随访提示面罩通气并不困难,因此,如果根据流程通过紧急情况下完成时,这些应用将受到限制

b 有创建立气道的方式包括外科或经皮气管造口术,环甲膜切开术及逆行插管术

c 困难插管的替代方法(但不限于):视频喉镜辅助插管,不同的喉镜片,声门外通气工具(例如 LMA, ILMA)作为插管通道(用或不用纤维支气管镜),纤维支气管插管,管芯或气管导管交换管,光棒,经口或经鼻盲探气管插管

d 考虑重新准备清醒插管或取消手术

e 考虑使用声门外通气工具行紧急无创通气

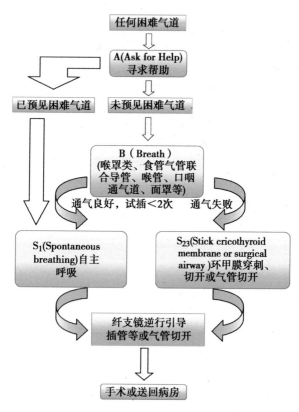

图 13-2 ABS 安全快捷处理流程

（困难气道处理 ABS 安全快捷流程. 2013 麻醉学新进展. 北京：人民卫生出版社，2013：274-277）

②ABS 流程中 B：Breath（SGA：LMA、Airway exchange tube、Combitube LT、Opharyngeal airway、Face mask 等），增加 Airway exchange tube（气管导管交换管）。

③ABS 流程中 S：

Spontaneous breathing（S1）自主呼吸：必须让患者恢复良好的自主呼吸才可以拔管，如果拔管后出现不能通气、不能插管的紧急情况，则必须进行以下项目：

Stick cricothyroid membrane（S2）穿刺环甲膜；

Surgical airway（S3）环甲膜切开或者气管切开始终是最终的手段。

3）高风险拔管的常用方法

①清醒拔管，适用于饱胃、口腔手术伤口仍有渗血或实行上、下颌骨固定的患者。为减小清醒拔管对患者的刺激可采用瑞芬太尼或右美托咪定输注技术。

②喉罩交换技术，喉罩对呼吸道的刺激远小于气管导管，在合适的麻醉状态下，拔出气管导管，插入喉罩，可有效减少苏醒期气道刺激。

③气管导管交换管技术，气管导管拔除后将气管导管交换管继续留置在气道内，如患者发生呼吸困难，即可由气管导管交换管引导气管导管再次插入。

④经插管软镜拔管，用利多卡因对声门周围结构及气管进行表面麻醉，将插管软镜插入气管导管内，将气管导管套囊放气后缓慢退至口咽腔内，此时软镜仍在气道内。根据患者情况拔除或重新插入气管导管。

4）注意问题

①拔管后能否再次迅速重建呼吸道；

②可紧急行环甲膜切开术、气管切开术。

（二）气道急救技术

1. 经环甲膜穿刺喷射通气

1）选择可以得到的最大穿刺针穿过环甲膜。

2）经穿刺针予 10～12L/min 气流可达到氧合，但不能通气（可作为暂时急救措施）；经穿刺针喷射通气（加压 1 秒，被动呼吸 2～3 秒，可达到一定通气），可为气管切开争取 10～20 分钟时间；如果没有手动喷射通气装置，可用 10～20ml 注射器连接穿刺针，拔出注射器内芯，插入普通气管导管入注射器，给导管套囊充气，导管直接连接急救呼吸囊或者呼吸回路即可给氧。

3）监测 SPO_2 及 $ETCO_2$，牢固固定穿刺针位置。

4）并发症：气压伤、气胸、皮下气肿、纵隔气肿、气道丧失、死亡。

13

2. 硬质气管镜，适用于气道异物、外伤性破裂、气道狭窄或纵隔肿块引起的气道部分梗阻。

3. 环甲膜切开术

1）刀片切开环甲膜，钳子分开组织。

2）插入气管导管保障通气。

3）可用经皮切开套装。

4）缓解严重上呼吸道梗阻快速有效的方法，但仅为临时气道，必要转为气管切开术。

4. 气管切开

1）在第3或第4气管软骨环处做气管切口。

2）可选用气管切开套装行经皮扩张气管造口术。

3）并发症：出血、假道、气胸。

七、特殊技术

（一）快速序贯诱导

1. 适应证有误吸风险患者。

2. 操作技术

1）进行充分插管前准备：吸引器、不同型号喉镜片、视频喉镜、不同型号气管导管、助手。

2）高流量纯氧肺部预充氧 3～5 分钟；时间紧迫时采用 4 次肺活量法。

3）静脉注射诱导药（丙泊酚、氯胺酮）后，给予琥珀胆碱（1～1.5mg/kg），助手采用 Sellick 手法压迫环状软骨。

4）首次插管避免行面罩人工通气，插管在 30～60 秒内完成，完成后解除环状软骨压迫。

5）如插管不成功，在行人工通气及再次插管时应保持环状软骨压迫。

（二）清醒插管

1. 适应证

1）有误吸风险患者；

2）已预见困难气道患者；

3）插管或摆放体位后需评估神经系统功能患者。

2. 操作技术

1）充分表麻，4%利多卡因含漱，喷雾或雾化，2%利多卡因2~3ml经环甲膜穿刺注入气管，也可通过可视插管软镜的工作通道插入硬膜外导管，导管突出软镜远端1cm，在软镜引导下，通过硬膜外导管对声门下进行表面麻醉。

2）可用一定量镇静、镇痛药物，如丙泊酚、咪达唑仑、芬太尼、瑞芬太尼、右美托咪定等。

①右美托咪定首剂1μg/kg，再根据患者情况维持输注速度为0.2~0.7μg/(kg·h)。为了便于大家使用，推荐我们常用的Dexmedetomidine快捷应用方案，具体如下：

• Dexmedetomidine：200μg稀释到50ml。

• 负荷量：按照（体重ml/h）输注15分钟（即1μg/kg）。

维持量：按照1/10体重/h左右［即0.4μg/(kg·h)］输注直到完成插管。

• 输药15分钟内进行表麻等其他操作。

举例：58kg患者，开始按照负荷量58ml/h泵入15分钟，随后调整为5.8ml/h进行维持直到插管完成再停止（根据情况可稍作调整）。

注意：心动过缓，血压先高后低。

②瑞芬太尼首剂0.75~1μg/kg，随后0.075~0.15μg/(kg·min)泵入。同样，推荐我们常用的瑞芬太尼快捷应用方案，具体如下：

• 体重×0.01（mg）稀释到17ml。

• 负荷量：15.0ml/h输注5分钟（泵入共计0.75μg/kg）然后改为维持量：7.5ml/h［即0.075μg/(kg·min)］输注10分钟（可根据患者情况酌情调整）。

• 输注药物10~15分钟内进行表麻等其他准备。

3）等待患者Ramsay评分，2~3分，即可进行插管操作。（2分：合作、定向、安静；3分：仅对指令有反应；4分：入睡，对轻叩眉间或大声呼喊有明确反应）。如按

13

照上述方法镇静患者通常会给予良好的配合。

4）经鼻盲探插管时，当润滑的导管经表麻、收缩后的鼻咽腔插向声门时，可听到呼吸音，在吸气相插入气管导管，或看到 $ETCO_2$ 波形判断是否成功。

（三）气管导管更换

1. 清除分泌物。

2. 用气管导管交换管技术更换气管导管。

3. 可视软镜重新插管技术更换，将套有气管导管的可视软镜沿原导管一侧进入气管，确认气管环后，原导管退出，送入新气管导管。

（马武华　王　勇）

13

第十四章

全身麻醉的实施

一、术前准备

（一）病情评估

1. 了解患者病史　包括个人史、疾病史、过敏史、治疗用药史、麻醉手术史。

2. 全身情况和各器官系统的评估　通过体格检查和实验室检查综合评估。包括患者的 ASA 分级、气道评估、心功能、肺功能、肝肾功能以及内分泌系统、神经系统的评估。

3. 对麻醉前治疗性用药的评估

（1）明确患者术前是否使用了降压药、利尿药、强心药、降糖药、抗胆碱酯酶药、类固醇、单胺氧化酶抑制药、抗凝药等。

（2）明确药物与麻醉药之间可能存在的不良反应。

（3）决定术前是否需要继续使用或停药。

（二）患者的准备

1. 精神状态准备　消除患者的顾虑，以充分取得患者的信任和合作。

2. 改善营养状况。

3. 纠正紊乱的生理功能与治疗并存症。

4. 及时停用术前应停用的药物。

5. 严格禁食、禁饮。

（1）成人选择性手术，麻醉前 12 小时内禁食、4 小时内禁饮。

（2）小儿≤36 个月者，禁奶和固体食物 6 小时，禁饮 2 小时。

（3）小儿＞36 个月，禁食 8 小时，禁饮 2 小时。

注意：急症手术患者，亦应适当准备，饱胃患者又不得不在全麻下施行手术时，可先采用"清醒气管插管"，能主动地先控制呼吸道为佳。

6. 输血输液准备

（1）根据手术大小和患者情况，决定术前是否需要配血。

（2）准备口径合适的静脉穿刺针。

（3）按手术部位选定穿刺路径，如腹腔、盆腔手术应取上肢径路输注。

（4）估计手术出血量，决定是否同时开放两路静脉，或者中心静脉置管。

（三）麻醉的选择

1. 包括麻醉方法和麻醉药物的选择。

2. 根据病情特点、手术性质和要求、麻醉方法的使用指征和条件等进行全面评估，权衡利弊，选择比较安全而有效的麻醉方法。

（四）麻醉前用药

1. 镇静安定药与催眠药　这类药物均有镇静、催眠、抗焦虑及抗惊厥作用，并能预防局麻药的毒性反应，常用者有地西泮、咪达唑仑、苯巴比妥钠、异丙嗪等。

2. 镇痛药　能提高痛阈，减轻疼痛，与全身麻醉药有协同作用。常用哌替啶和吗啡。

警惕：呼吸功能不全、呼吸道梗阻、颅内压升高者禁用吗啡等麻醉镇痛药。

3. 抗胆碱药　能抑制腺体分泌及迷走神经反射，常用阿托品、东莨菪碱和戊乙奎醚。

警惕：阿托品或东莨菪碱均禁用于青光眼患者。

4. H_2-组胺受体拮抗药　不作为常规用药，主要用

14

于胃内容物反流误吸风险性增高的患者。常用西咪替丁、雷尼替丁、法莫替丁。

（五）麻醉设备的检查与准备

1. 气源的检查。

2. 麻醉机的检查。

3. 气管插管用具和药品等的检查。

4. 监测仪器的检查。

二、麻醉诱导

（一）全麻诱导的注意事项

1. 保持手术室内安静，温暖，集中注意力到患者身上。

2. 安置好监测装置，建立静脉通路，做好诱导前的准备工作。

3. 除特殊情况，体位均为仰卧位，头部垫薄枕，诱导前高流量（8～10L/min）给氧。

4. 诱导期保持患者气道通畅至关重要。对于困难气道可在麻醉诱导前行气管内插管。

5. 全麻诱导用药应按需给药，根据患者的耐受力调整用药的种类、剂量和给药途径。

6. 积极预防和处理诱导期并发症，比如低血压和气管内插管导致的心血管反应。

（二）诱导方法

1. 静脉快速诱导

（1）目前是最常用的诱导方法。

（2）先用镇静催眠药或静脉麻醉药使患者神志消失（药物和剂量见第十一章）。

（3）再用麻醉性镇痛药，如芬太尼、舒芬太尼、瑞芬太尼。

（4）然后使用肌松药，呼吸停止，面罩控制呼吸给氧。

（5）行气管插管。

2. 吸入麻醉诱导

14

（1）应用较少，主要用于小儿麻醉和某些特殊情况如重症肌无力患者。

（2）小儿麻醉诱导主要采用高浓度低刺激性药物，如七氟醚。

（3）重症肌无力则选用具有肌松作用的强效吸入麻醉药，如恩氟醚、异氟烷。

3. 保持自主呼吸的诱导

（1）主要用于气道不畅或估计气管内插管有困难者。

（2）保持自主呼吸，辅用咽喉、气管内表面麻醉，静脉或吸入麻醉药选用对呼吸无明显抑制的药物。

4. 其他方法

（1）适用于不合作的患者和小儿。

（2）可肌内注射氯胺酮、口服咪达唑仑或经黏膜给芬太尼等。

三、麻醉维持

（一）全麻维持的注意事项

1. 与麻醉诱导密切衔接，及时追加吸入麻醉药或静脉麻醉药，使麻醉深度维持平稳。

2. 合理应用麻醉药物，维持适当的麻醉深度。

（1）一般是镇静镇痛药加肌松剂复合维持。

（2）诱导和维持开始剂量要大，中间适量，结束前适当减量。

（3）肌松药最好用肌松监测仪指导用药。

（4）避免术中知晓、术后苏醒延迟的发生，如有条件可利用仪器监测麻醉深度。

3. 保持气道通畅，做好呼吸管理。

注意：机械通气时，通气调节还应考虑具体的病情，如行颅内手术时 $PaCO_2$ 应在正常低限或略低于正常值，冠心病患者 $PaCO_2$ 应在正常高限或略高于正常值。

4. 及时处理术中可能出现的各种情况，如失血性休克、过敏性休克、心律失常等。

5. 术中合理输液。

（1）可通过心率、血压、尿量来评估补液是否充足。

（2）必要时可通过测量中心静脉压、肺动脉楔压、左右心室舒张末容积和心输出量来指导输液。

（3）输液种类

①晶体液：用来补充维持量、蒸发损失和第三间隙丢失量，通常采用等张平衡盐溶液（如乳酸林格液）。也可按3∶1的比例来补充血液丢失量。②胶体液：用来补充失血和恢复血管内容量，胶体液应按与估计失血量1∶1的比例输入。③输血：详见第三十三章。

（二）维持方法

1. 吸入性麻醉。

2. 静脉麻醉。

3. 静吸复合麻醉。

四、麻醉苏醒

（一）全麻苏醒的注意事项

1. 手术接近完成，减浅麻醉深度，以促进迅速苏醒。

2. 体位　通常仰卧位，也可在侧卧位或俯卧位下完成，但必须保证可使患者尽快恢复为仰卧位。

3. 麻醉催醒药的应用　一般尽量不用，如需要使用，应针对性用药，并从小剂量开始。

4. 肌松残留时，可进行拮抗，在肌松监测仪指导下最佳。

5. 及时处理并发症，如心律失常、低血压、高血压、呼吸抑制、心肌缺血等。

6. 躁动：疼痛是引起躁动的主要原因，可适当应用阿片类药物。必要时需排除其他原因。

7. 苏醒延迟：苏醒超过3小时则为苏醒延迟，应继续通气支持和气道保护，同时查明原因。

14

（二）拔管

1. 清醒拔管

（1）拔管指征：①患者完全清醒，呼之能应；②咳嗽、吞咽反射已完全恢复；③潮气量和每分通气量恢复正常；④患者脱氧 15 分钟以上，脉搏血氧饱和度可维持 95% 以上；⑤估计拔管后无引起呼吸道梗阻的因素存在。

（2）拔管前应吸尽口、咽、气管分泌物，拔管后应继续吸尽口咽腔内的分泌物。

（3）拔管后，患者平卧或侧卧位，继续面罩吸氧。

（4）拔管时应备有插管用具及药品，包括吸引器，以防再次插管的可能性。

2. 深麻醉状态下拔管

（1）优点：①减少导管刺激引起的咳嗽；②减少喉气管损伤；③减轻心血管反应。因此可用于严重支气管哮喘患者，也可用来避免中耳手术、开放性眼科手术、腹腔和腹股沟疝缝合术后因咳嗽和屏气导致的不良后果。

（2）拔管指征：患者通气良好，无呕吐危险。

（3）禁忌：①气管插管困难；②有误吸危险；③手术导致气道水肿或气道难以维持。

（4）拔管后要密切观察，尤其是维持气道通畅，可应用口咽或鼻咽通气道。

（5）其他注意事项同清醒拔管。

3. 当患者出现呼吸衰竭、低体温、苏醒延迟、显著的血流动力学不稳定以及严重的气道危险性时，可保留气管内插管，直至上述情况恢复。

五、患者转运

1. 转运过程中麻醉医师需全程陪同。

2. 根据患者具体情况决定将患者从手术室转运至重症监测治疗室（ICU）还是麻醉后复苏室（PACU）。

3. 转运至 ICU 途中要继续监测血压、血氧饱和度和心电图，但转运病情稳定患者至 PACU 通常不需监测。

4. 转运过程继续给氧。

5. 如患者情况不稳定或需要远距离转运时，则需准备好药物和处理气道的设备。

6. 到达 PACU 或 ICU，需对患者进行全面交接。

六、术后访视

1. 麻醉医师要在术后 24～48 小时内完成术后访视，并记录在病历上。

2. 访视内容包括：①患者查体；②明确有无麻醉相关并发症；③术后镇痛泵的使用情况。

3. 遇与麻醉有关的并发症，应会同经治医师共同处理或提出处理意见，随访至情况好转。

（张珍妮）

14

第十五章

局部麻醉药

一、概述

（一）概念

局部麻醉药简称局麻药，是一类局部应用于神经末梢或神经干周围，能暂时、完全和可逆性地阻断神经冲动的产生和传导，在意识清醒的状态下，使局部的痛觉暂时消失而对各类组织无损伤性影响的药物。

（二）分类

1. 依据化学结构不同可分为酯类和酰胺类两大类。①酯类局麻药：具有亲酯疏水特性，包括普鲁卡因、可卡因、氯普鲁卡因和丁卡因（地卡因）。酯类局麻药的酯键能够被血浆胆碱酯酶所裂解，因此，它们在循环中的半衰期很短（约1分钟）。②酰胺类局麻药：具有亲水疏酯特性，包括利多卡因、甲哌卡因、布比卡因、依替卡因和罗哌卡因。酰胺类局麻药的代谢主要在肝脏内进行，因此严重肝病患者使用容易发生不良反应。大多数酰胺类局麻药的清除半衰期为2～3小时。

2. 依据临床上局麻药作用时效的长短进行分类：一般把普鲁卡因和氯普鲁卡因划为短效局麻药；利多卡因、甲哌卡因属于中效局麻药；布比卡因、丁卡因、罗哌卡因和依替卡因则属于长效局麻药。

二、局麻药的临床应用

(一) 局麻药的临床评价

临床上，局麻药的选择必须综合考虑手术持续时间、局部麻醉方法、手术要求、局麻药的局部或全身毒性以及局麻药的代谢因素（表 15-1、表 15-2，源于麻省总医院临床麻醉分册第 8 版）。

在常用局麻药中，普鲁卡因毒性作用小，但其扩散和穿透力均差，因而不适用于表面麻醉，仅常用于局部浸润麻醉。丁卡因毒性作用强，脂溶性高，穿透性能较强，麻醉效能强，但起效缓慢，故很少用于局部浸润麻醉，而多用于表面麻醉、神经阻滞、硬膜外阻滞和蛛网膜下隙阻滞，由于起效慢，所以在行神经阻滞和硬膜外阻滞时常与起效快的局麻药合用。利多卡因性能稳定，起效快，扩散穿透能力均强，其毒性与药物浓度有关，因此可用于各种局麻。布比卡因为一长效酰胺类局麻药，其起效快，作用时间长，可通过改变药液浓度而产生感觉神经和运动神经分离阻滞，且其时效因阻滞部位不同而异，但其心脏毒性明显，如误入静脉或用药量过大，可致心脏停搏，且难以复苏。罗哌卡因不仅具有布比卡因的临床特性，还具有以下优点：①产生运动阻滞和感觉阻滞分离的程度大于布比卡因；②较布比卡因心脏毒性低；③有血管收缩作用，因此不需要再加肾上腺素；④对子宫胎盘血流无影响。

(二) 局麻药与肾上腺素的联合使用

1. 局麻药中加入肾上腺素的作用能使局部血管收缩，延缓局麻药吸收，起效时间增快，阻滞效能加强，作用时间延长，减轻局麻药的毒性反应，消除局麻药引起的血管扩张作用，减少创面渗血，还有助于判断局麻药误入血管（如血压、心率的增加）。

2. 使用方法除罗哌卡因本身具有缩血管作用，不用加肾上腺素外，其他局麻药在无禁忌证的情况下都应加用肾上腺素，制成 1 : 200000 溶液或 5μg/ml，同时增加

15

局麻药的 pH，可以使局麻药的起效加快。20ml 局麻药内加入 1∶1000（1mg/ml）肾上腺素 0.1ml 即可达到 1∶200000 浓度。为防止室性心律失常的发生，肾上腺素的最大剂量，小儿不超过 $10\mu g/kg$，成人不超过 $5\mu g/kg$。

3. 注意事项 肾上腺素禁用于侧支循环较差的部位（如手指、足趾、阴茎和鼻部）外周神经阻滞和静脉区域阻滞，以防引起组织坏死。气管内表面麻醉的局麻药液中不加肾上腺素，因为肾上腺素可引起气管平滑肌扩张，加速局麻药的吸收。采用氟烷全麻的患者，辅以局麻药时不应加肾上腺素，以防发生严重心律失常。此外，对于患有严重冠心病、心律失常、未控制的高血压、甲亢和子宫胎盘功能低下的患者，也应慎用肾上腺素。

4. 肾上腺素反应 表现为面色苍白、烦躁不安、心悸、气短、恶心呕吐、血压升高。应注意与局麻药中毒反应或过敏反应相区别。发生肾上腺素反应后可对症处理，如应用巴比妥类药物或哌替啶、吸氧，对有严重高血压者可用酚妥拉明等血管扩张药治疗。

（三）局麻药与碳酸氢钠的联合使用

局麻药中加入碳酸氢钠可以提高 pH，使局麻药的起效增快。通常每 10ml 利多卡因或甲哌卡因中加入 1mmol 碳酸氢钠，而在 10ml 布比卡因中只能加入 0.1mmol 碳酸氢钠，主要是为了防止其发生沉淀。碳酸化的局麻药（如碳酸利多卡因）可通过降低神经内的 pH 和增加局部的活性形式来增强阻滞作用。

15

表 15-1 局麻药的临床应用

局麻药	起效速度	维持时间[a]	毒性	最大推荐剂量（mg）[b]	应用/注意事项
普鲁卡因	快	短	低	400（600）	局部浸润麻醉、脊麻维持时间很短

续表

局麻药	起效速度	维持时间[a]	毒性	最大推荐剂量（mg）[b]	应用/注意事项
氯普鲁卡因	很快	短	很低	800（1000）	局部麻醉、硬膜外麻醉在血浆中快速水解
丁卡因	慢	长	高	10（20）	脊麻、神经阻滞对感觉和运动的阻滞时间和强度相当
利多卡因	快	中等	中等	300（500）	最常用的局麻药可用于各种局部和区域阻滞，用于蛛网膜腔阻滞时毒性很大
甲哌卡因	中等	中等	中等	300（500）	局部浸润麻醉、神经阻滞、硬膜外麻醉
本佐卡因	快	中等	中等	200	脂溶性高，用于表面麻醉，用于高铁血红蛋白症患者风险大
布比卡因	慢	长	高	175（225）	感觉神经阻滞强于运动神经阻滞[c]可用于需要长时间维持的所有局部和区域阻滞麻醉

15

续表

局麻药	起效速度	维持时间ª	毒性	最大推荐剂量（mg）ᵇ	应用/注意事项
依替卡因	慢	长	中等	300（400）	神经阻滞、硬膜外麻醉运动神经阻滞强于感觉神经阻滞
罗哌卡因	慢	长	中等	200	硬膜外麻醉感觉神经阻滞强于运动神经阻滞ᶜ心脏毒性较布比卡因小

a. 局麻药作用维持时间与使用剂量、用药途径有关（表 15-2）

b. 神经干阻滞的最大推荐剂量；括号内是指加入肾上腺素后的最大推荐剂量。当用于肋间神经阻滞和气管内阻滞时应减少最大剂量，因为局麻药在这些部位吸收很快

c. 感觉和运动阻滞的差异会随着局麻药浓度而变化

三、毒性

（一）过敏反应

真正的局麻药过敏反应很少见。重要的是与一些常见的非过敏反应相鉴别，如血管迷走神经反应和局麻药误入血管反应或肾上腺素反应。

1. 酯类局麻药代谢产物氨基苯甲酸可能产生过敏反应，而酰胺类局麻药基本不可能发生过敏反应。对磺胺类药物（如磺胺、噻嗪类利尿药）敏感的患者，酯类局麻药也可能引起过敏反应。

2. 局部高敏反应：主要表现为用药局部出现红斑、荨麻疹、水肿或皮炎。

表 15-2 局部麻醉药

麻醉方法	局麻药	浓度（%）	维持时间（h）[a]	剂量范围（ml；70kg）
周围神经阻滞	利多卡因	1~2	1.5~3	20~40
	甲哌卡因	1~2	3~5	20~40
	布比卡因	0.25~0.5	6~12	30~40
	依替卡因	1~1.5	6~12	20~40
	罗哌卡因	0.5	5~8	30~40
硬膜外和骶管	氯普鲁卡因	2~3	0.25~0.5	15~20
	利多卡因	1~2	0.5~1	15~20
	甲哌卡因	1~2	0.75~1	15~20
	布比卡因	0.25~0.75	1.5~3	20~30
	依替卡因	0.5~1.5	1.5~3	20~30
	罗哌卡因	0.5~1	2~5	15~30

15

续表

麻醉方法	局麻药	浓度(%)	维持时间(h)[a]	剂量范围(ml;70kg)
局部浸润	普鲁卡因	0.5~1	0.25~0.5	1~60
	利多卡因	0.5~1	0.5~2	1~50
	甲哌卡因	0.5~1	0.25~2	1~50
	布比卡因	0.25~0.5	2~4	1~45
	罗哌卡因	0.5	2~6	1~40
脊麻	利多卡因(高比重)	1.5~2	1~1.5	2~3
	布比卡因(高比重)	0.75	2~4	2~3
	布比卡因(等比重)	0.5	2~4	2~4
	丁卡因(高比重)	0.5~1	2~4	1~2
	丁卡因(等比重)	0.5~1	3~5	1~2
	丁卡因(轻比重)	0.1	3~5	3~6

a. 加入肾上腺素后局麻药如利多卡因,甲哌卡因和丁卡因的作用持续时间明显延长。然而,加入肾上腺素对布比卡因和罗哌卡因的作用时间影响很小,可能是由于这些局麻药本身就有缩血管的作用

15

3. 全身超敏反应：这种情况十分罕见，主要症状为广泛的红斑、荨麻疹、水肿、支气管痉挛、低血压和心血管虚脱。

4. 处理：发生局麻药过敏反应，主要采用对症、支持治疗，具体措施为：①停用局麻药；②吸纯氧，同时评估是否需要气管插管和机械通气，需要注意的是急性期后，气道水肿可长期存在；③予以血管内扩容治疗；④予以肾上腺素治疗低血压：静脉注射 50～100μg。对于明显的心血管虚脱，肾上腺素 0.5～1.0mg 静脉注射，若低血压持续存在，则可持续滴注。肾上腺素可用于治疗低血压和支气管痉挛，并可减少肥大细胞脱颗粒。血管加压素可用于难治性的过敏/类过敏反应；⑤甾体类药物：氢化可的松 250mg～1g 静脉注射，或甲泼尼龙 1～2g 静脉注射，可能会减轻炎性反应；⑥抗组胺药：成人苯海拉明 50mg 静脉注射或雷尼替丁 50mg 静脉注射，可作为二线治疗药物。

（二）全身毒性反应

全身毒性反应多由于局麻药误注入血管或用药过量所致。当局麻药注入血供丰富组织时，由于其快速吸收入血，也可能发生全身毒性反应。

1. 局麻药误注入血管多见于大血管（腋动脉、椎动脉和硬膜外静脉）旁周围神经阻滞。预防措施如下：

（1）注射药物前回抽。

（2）使用含有肾上腺素的试验剂量。

（3）使用小剂量分次注射方法（如每次注射 5ml 药液）来完成阻滞。

（4）采用正确方法实施局部静脉麻醉。

2. 中枢神经系统（CNS）毒性反应

（1）临床表现：CNS 中毒最初的表现包括金属异味、头晕、耳鸣、目眩、舌唇发麻，可以进一步发展为肌肉抽搐、意识消失、惊厥和昏迷。

（2）高碳酸血症、低氧血症和酸中毒可加重 CNS 毒性反应。

15

（3）处理方法：一旦发生 CNS 中毒早期征象，应立即停止注射局麻药并给氧。若惊厥持续状态，应静脉注射咪达唑仑（1~2mg）或硫喷妥钠（50~200mg，成人）抗惊厥处理。如需气管插管，则使用琥珀胆碱以利于插管。

3. 心血管毒性 心血管系统对局麻药的耐受性强于 CNS，但若发生心血管毒性往往比较严重且治疗困难。

（1）临床表现：局麻药的心血管毒性表现为心肌收缩力的降低、难治性心律失常和周围血管张力丧失，从而导致心血管虚脱。可卡因是唯一的在任何剂量下均能引起血管收缩的局麻药。

（2）血管内误注布比卡因或依替卡因可能发生心血管虚脱，而且抢救极其困难。高碳酸血症和缺氧能够增强这些药物的负性肌力和负性变时作用。罗哌卡因的药效和作用时间与布比卡因相似，但其心血管毒性较小。

（3）治疗

1）立即供氧，给予输液和缩血管药物以支持循环，必要时使用正性肌力药。如有需要，可进行高级生命支持治疗。

2）发生室性心动过速应行电复律。尽管局麻药中毒诱发的心律失常很难治疗，但只要维持血流动力学稳定，随着时间的推移还是能够逐渐恢复的。

3）治疗布比卡因误入血管所致的室性心律失常，胺碘酮的效果要好于利多卡因。此外，大剂量的肾上腺素对复苏的成功也至关重要。

4）需要进行持续的心肺复苏，直至药物再分布，心脏毒性消退。

5）有病例报道证实，在局麻药引起的折返性心律失常而导致心搏骤停患者，应用脂肪乳剂（如 20% 英脱利匹特）心肺复苏成功。推荐剂量为 20% 脂肪乳 1ml/kg，静脉输注 1 分钟以上，同时实施持续的胸外心脏按压。每 3~5 分钟可以重复给予 1ml/kg，直至恢复窦性心律，或直至总量达到 3ml/kg。然后以 0.25ml/（kg·min）的速度持续输注，直至血流动力学稳定。

（孙绪德）

第十六章

脊麻、硬膜外和骶管麻醉

一、椎管内麻醉概述

（一）术前评估与准备

主要应考虑手术部位、手术时间、手术体位以及并存疾病的详细情况，以便确定椎管内麻醉是否适用，决定穿刺部位。

1. 病史询问 有无局麻药过敏史；凝血功能检查是否正常、有无出血性疾病或使用抗凝药物。

2. 体格检查 对拟实施穿刺的部位进行检查，脊柱是否有畸形、穿刺部位是否有感染。

3. 向患者解释麻醉方案的细节、优缺点及潜在的风险。如阻滞失败或手术时间、手术范围超出预期可能改为全身麻醉。

4. 麻醉前准备 适当监测，包括心电图、血氧饱和度、无创血压并建立静脉通路。此外，还必须备有给氧装置、气管插管器械、正压通气设备及血管活性药物。

（二）各种手术所需要的麻醉节段平面

1. 椎管内麻醉存在差异性神经阻滞，交感阻滞平面比感觉阻滞平面高 2～6 个节段，而感觉阻滞平面比运动阻滞平面高 2～3 个节段。

2. 脊神经的皮肤节段分布

3. 常见手术的最低阻滞平面（表 16-1）

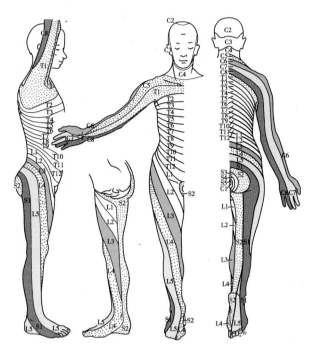

图 16-1 脊神经支配区域

表 16-1 常见手术的最低阻滞平面

手术部位	麻醉平面
下肢	T12
髋部	T10
会阴，膀胱，前列腺	T10
下肢（用止血带）	T8
睾丸	T8
下腹部及盆腔内脏	T6
腹部其他内脏	T4

（三）椎管内麻醉的禁忌证

1. 绝对禁忌证

患者拒绝接受或不合作者

16

穿刺部位感染

脓毒血症或菌血症

颅内压增高

凝血功能异常或血小板减少、功能异常

2. 相对禁忌证

脊柱疾病，如脊柱严重畸形、脊柱结核、强直性脊柱炎等

穿刺部位附近局限性感染

血容量不足

并存神经系统疾病

慢性腰背痛

二、脊麻

脊麻是指将局麻药注入蛛网膜下间隙

（一）适应证

1. 下腹及盆腔手术，如阑尾切除、疝修补术、子宫及附件手术、膀胱及前列腺手术等

2. 肛门及会阴手术，如痔切除术、肛瘘切除术

3. 下肢手术，如骨折或脱位复位术、截肢术等

（二）常用药物

包括布比卡因、罗哌卡因。可将局麻药加入糖水配成重比重；加入脑脊液配成等比重；加入灭菌注射用水配成轻比重。

（三）脊麻穿刺术

1. 定位　两侧髂嵴的最高点连线通过 L4 棘突或 L3～L4 棘突间隙

2. 穿刺部位　成人脊髓圆锥终于 L1 下缘或 L2 平面，故脊麻常选 L2～L3、L3～L4、L4～L5 棘突间隙穿刺，其中 L3～L4 为首选。

3. 穿刺体位

（1）侧卧位：最常用，取左侧或右侧卧位，患者双肩连线以及双侧髂嵴连线与手术台垂直（防止脊柱扭转），两手抱膝，大腿贴近腹壁，头尽量向胸部弯曲，

16

使腰背部向后弓成弧形。棘突间隙张开,便于操作。

(2)坐位:有利于确定脊柱中线,患者臀部与手术台边缘相平齐,两足踏于凳上,两手置于膝上,头下垂,使腰背部向后弓出。

(3)俯卧位:手术采用俯卧位时,可用于直肠、会阴及肛门部位的手术。

摆体位时最好有助手协助,帮助保持体位并避免坠落。

4.穿刺步骤　对患者实施规范监测,包括心电图、血压和脉搏血氧饱和度。选用适当的消毒液进行大面积皮肤消毒,消毒范围以穿刺点为中心,半径至少15cm以上。防止消毒液沾染脊麻用具,因其有神经毒性。常规铺无菌巾,保护穿刺部位免受污染。检查针芯与穿刺针是否匹配。局部浸润麻醉:一般选用0.5%~1%利多卡因,用25G注射针头,在穿刺径路上作皮内、皮下、棘上及脊间韧带逐层浸润麻醉。

(1)正中入路:左手示指和中指固定穿刺点皮肤,右手持穿刺针,沿局麻径路逐层进入。穿刺针应与棘突平行,始终位于脊柱的正中矢状线上。

(2)旁正中入路:此径路适合于因疼痛或脊间韧带骨化而脊背不能充分弯曲的患者或棘上韧带钙化,间隙不清楚的患者。穿刺点在棘突间隙中点旁开1.5cm,稍偏向尾侧(约1cm)。穿刺针对准中线并稍向头侧经棘上韧带侧方进入。如触及椎板,退针1cm,调整进针方向,避开后再向头侧和内侧进针。

进针:避免穿刺时组织嵌入堵塞穿刺针腔,进针时一定要把针芯放置到位。当穿刺针进到黄韧带时,可感觉到阻力增加;继续进针穿过黄韧带时有阻力突然消失的落空感;继续进针推进时有第二个落空感,提示已穿破硬脊膜和蛛网膜进入硬膜下间隙。

取出针芯:即可见脑脊液流出,如未见脑脊液应考虑是否患者颅内压过低,可试用压迫颈静脉或让患者屏气等措施,促使脑脊液流出。也可旋转针于180°或用注

16

射器缓慢抽吸。经过以上处理仍无脑脊液流出者，应重新穿刺。

注入局麻药：将装有预定量局麻药的注射器接在穿刺针回抽证实脑脊液流出通畅后，以每5秒注入1ml左右的速度给药。注药完毕后应该再次回抽证实针尖仍位于蛛网膜下间隙内。拔出穿刺针后，将患者轻缓置于所需体位。

（四）阻滞平面的调节

1. 影响脊麻平面的因素

（1）局麻药的比重：重比重药液流向脑脊液最低位；轻比重药液流向脑脊液最高处；等比重药液不受患者体位的影响

（2）局麻药剂量：剂量越大，麻醉平面越高

（3）药物容量：注入的局麻药容量越大，药物扩散越广，麻醉平面越高，采用重比重局麻药的尤为明显

（4）患者的体位：可影响轻比重、重比重局麻药的扩散

（5）脑脊液容量：与局麻药的扩散范围呈负相关。脑脊液容量无法准确预测，但与身高、体重有一定的相关性。另外妊娠、腹水、腹部肿瘤患者下腔静脉压力增加，硬膜外静脉丛扩张，减少脑脊液容量，致局麻药扩散更广。肥胖患者硬膜外间隙脂肪增加也可产生这种效应。

（6）脊柱生理曲度（图16-2）：脊柱有四个生理曲度，仰卧位时，L3最高，在L3以上注药，药液向头侧扩散，麻醉平面偏高。

16

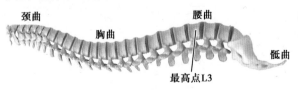

颈曲　胸曲　腰曲　骶曲　最高点L3

图16-2　脊神经生理曲度

2. 麻醉平面的测定 选用蘸有酒精的棉棒或大针头，根据脊神经支配平面的体表标志测定麻醉平面。临床上所指的阻滞平面为痛觉消失的平面。

3. 脊麻常用药物的剂量和阻滞时间（表 16-2）

表 16-2 常用局麻药脊麻时最大剂量及作用时间

	浓度（%）	一次最大剂量（mg）	作用时效（min）
丁卡因	0.33	7 ~ 10	90 ~ 120
利多卡因	2.0 ~ 4.0	40 ~ 100	60 ~ 90
布比卡因	0.5	15	90 ~ 120
罗哌卡因	0.5 ~ 1.0	15	90 ~ 120

4. 不同麻醉阻滞平面所需局麻药的用量（重比重）（表 16-3）无论如何用药，脊麻均在数分钟内起效，不同药物作用达峰值的时间不同。脊麻阻滞平面消退的特征为麻醉平面从头侧开始逐次消退。

表 16-3 各阻滞平面所需局麻药的用量

	T6	T8	T10
丁卡因	14	12	10
布比卡因	10.5	9	7.5
利多卡因	60	45	30

16

（五）麻醉期间管理

脊麻可引起一系列生理扰乱，其程度与阻滞平面密切相关，平面越高，扰乱越明显。

1. 血压下降 血压下降多在给药后 20 分钟内出现，应输液补充血容量，同时静注升压药如麻黄碱，血压一般能迅速回升。黄疸、血容量不足、水电解质酸碱失衡患者，容易出现血压下降，必须在麻醉前输液作适当纠正。

2. 呼吸抑制　高平面脊麻患者常主诉呼吸困难，是由于腹壁及胸壁肌肉的本体感觉传入神经纤维被阻滞所致。一般只需安慰患者，但必须保证患者充足通气。如平面过高致肋间肌和膈肌麻痹，可出现呼吸抑制，严重时可致呼吸困难，甚至呼吸停止。术中必须严密观察患者，并作呼吸急救准备。

3. 恶心呕吐　发生率为 13% ~ 42%，女性多于男性。多因循环被抑制引起低血压致脑缺氧，兴奋恶心呕吐中枢。另外麻醉后交感神经阻滞而迷走神经功能亢进致胃蠕动增强，加上手术牵拉等因素也易发生恶心呕吐。

（六）并发症与副作用

1. 神经损伤　神经损伤的发生率很低，原因包括局麻药的神经毒性、意外带入有害物质及穿刺损伤。

（1）穿刺或置管时直接损伤神经，置管或注药过程中患者疼痛，可能是穿刺针或导管引起潜在神经损伤的警示信号，这时需要重新定位穿刺针或导管。

（2）短暂的神经综合征（TNS）：是一种在脊麻消退后出现并持续 2 ~ 7 天的严重的神经根性疼痛。症状包括臀部或大腿的烧灼痛。TNS 通常保守治疗有效。

（3）脑神经受累：发生率平均为 0.25%，发生原因与脊麻后头痛的机制类似。多发生于术后 2 ~ 21 天，症状为剧烈头痛、畏光、眩晕、复视和斜视。治疗应补充维生素 B_1，缓解头痛。

（4）假性脑脊膜炎：多发生在脊麻后 3 ~ 4 天。起病急，主要表现为头痛，颈强直、凯尔尼格征阳性。治疗可按脊麻后头痛处理，并应用抗生素，症状很快消失。

2. 背痛　与穿刺针穿过深部组织发生充血，局部组织刺激及反射性肌肉痉挛有关。有慢性腰背痛综合征的患者更易引起疼痛。

3. 脊麻后头痛　多发生于脊麻后 1 ~ 3 天，头痛常

16

在患者术后第一次抬头、直立时突然出现。70%患者 7 天内痊愈，90%患者 6 个月内痊愈。典型症状是额部、枕部疼痛，抬头或坐起时加重，平卧时减轻或消失。可伴有恶心呕吐，严重时伴听力视觉障碍。治疗包括平卧、适当补液；中度以上可使用咖啡因 300～500mg/d，口服或静脉注射，或饮用咖啡（一杯咖啡含咖啡因 50～100mg）。如头痛严重并持续 24 小时以上可行硬膜外自体血填充治疗。无菌状态下采集患者自体血 20～30ml 注入硬膜外间隙，治疗有效率是 65%～98%。

4. 椎管内血肿　总体发生率约 1/150000，症状为严重的背痛和持续的神经功能丧失，常发生于 48 小时内。凝血功能异常或应用抗凝剂的患者危险性增加。对于凝血功能正常的患者出现血性穿刺液一般不会发生椎管内血肿。行肌电图检查、CT 或磁共振成像，以确定是否需要急症行血肿清除术。由于拔硬膜外、蛛网膜下腔导管与穿刺一样也会产生血肿，因此穿刺、拔出导管时都要核对患者的凝血状态及抗凝药的使用状况。

5. 尿潴留　骶神经的阻滞导致尿潴留，且尿潴留的时间可较感觉和运动阻滞的时间长。如果麻醉或镇痛需维持较长时间，应留置尿管。

三、硬膜外麻醉

硬膜外麻醉是将局麻药注入硬膜外间隙。禁忌证、麻醉前访视、麻醉前准备与脊麻相同。

（一）适应证

硬膜外麻醉主要适应于腹部及腹部以下部位的手术。颈部、上肢及胸部手术也可应用，但在管理上比较复杂。此外，胸科及腹部手术可采用硬膜外复合全麻，可减少全麻药的使用，使麻醉更平稳，硬膜外留置导管可用于术后镇痛。

（二）硬膜外穿刺术

1. 穿刺点选择（表 16-4）

16

表 16-4 不同手术部位的穿刺点选择

手术部位	手术名称	穿刺间隙
胸壁	乳腺	T4/5
胸腔	肺癌根治	T6/7（联合麻醉或术后镇痛）
上腹部	肝、胆、胃、脾、胰	T8/9 或 T9/10
中下腹部	小肠、结肠	T9/10
泌尿系统	肾、肾上腺、输尿管、膀胱、前列腺	T10/11 至 L3/4
盆腔	子宫、剖宫产等	T12/L1 至 L3/4
会阴	肛门、尿道等	L3/4 或骶管
下肢	下肢	L2/3 或 L3/4

2. 穿刺方法 定位、穿刺体位、消毒与脊麻相同。如采用正中入路，进针时穿刺针前端斜面应先与韧带方向平行进针，以免穿刺针切割韧带，待到达硬膜外间隙后，再将针尖斜面转向欲置管的方向。穿破黄韧带后即到达硬膜外间隙。在胸段棘突呈叠瓦状，上一个棘突的顶部覆盖下一个椎板，进针方向要向头侧倾斜 45°～60°，穿刺困难时可用旁入法。在棘上韧带钙化，间隙不清楚的患者也可使用旁入法。旁入法时选择棘突间隙旁开 1.5cm 处进针，穿刺针与皮肤呈 75° 角对准棘突间孔刺入，经棘突间孔刺破黄韧带进入硬膜外间隙。

3. 放置硬膜外导管 置入导管后可反复给药，以满足长时间手术需要，并可用于术后镇痛。置管前根据预定的置管方向调整好针尖斜面缺口的方向。操作者以左手背面贴于患者背部，拇指和示指夹持穿刺针尾部以固定穿刺针。右手拇指、示指捏住导管头端，经穿刺针尾部插入针腔，缓慢进导管。进至 10cm 处时稍有阻力表

16

示导管已进入针尖斜口，再稍用力推进导管即可进入硬膜外间隙，徐徐进入 3～5cm 即可，记住穿刺针进入的深度。一手固定好导管，一手拔针，在拔针过程中不能改变针尖斜口方向，否则易将导管带出或割断导管。置管过程中，如患者肢体出现异感，说明导管偏向一侧而刺激脊神经根，应将穿刺针与导管一并拔出。如导管内流出全血，提示导管已经刺破硬膜外间隙静脉丛，可将导管缓慢向后退直至回抽不到血液为止。可用含少量肾上腺素的生理盐水作冲洗。导管留置的深度为穿刺针进入的深度加 3～4cm，如插入过长，可轻轻将导管向外退拉至预定的刻度。导管尾端接上注射器，注入少许生理盐水，应无阻力，回吸无血或脑脊液，表示导管通畅、位置正确，即可固定导管。

4. 硬膜外间隙的确定

（1）阻力消失法：穿刺针到达黄韧带时，阻力增大有韧性感。这时可将针芯取出，接上注射器，推动注射器芯有回弹感觉，表明针尖已抵达黄韧带。这时可继续缓慢进针，反复推动注射器芯做试探，一旦突破黄韧带，即有阻力顿时消失的落空感，同时注液及空气可无阻力，表明针尖已进入硬膜外间隙。

（2）负压现象（悬滴法）：在硬膜外穿刺针的尾部悬滴一滴液体，一旦穿刺针进入黄韧带后，悬浮在针尾的液体便被吸入。负压是由穿刺针推开硬膜所产生的，但可因胸内压和腹内压的传递（如妊娠妇女、肥胖）而变化。仅有 80% 的患者会出现悬滴吸入征象。故穿刺时感到针尖已过黄韧带时应行阻力消失实验加以验证。

（3）插管实验：如果针尖在硬膜外间隙，置入导管一般无困难。

（4）实验用药：不能确定针尖是否进入硬膜外间隙，但已排除进入蛛网膜下间隙可能性（回抽无脑脊液），可试注局麻药 3～5ml，如出现麻醉平面，提示已进入硬膜外间隙。

16

5. **硬膜外间隙的给药**

（1）患者平卧后，经硬膜外导管给予实验剂量局麻药，一般给局麻药3ml，注药前先回吸无血液无脑脊液方可。如果注药后5分钟内出现下肢感觉和运动消失，表明局麻药注入蛛网膜下间隙。如果局麻药注入硬膜外间隙静脉内，常可出现心率增快20%～30%，可伴口周麻木、金属味、耳鸣、心悸。

（2）观察5～10分钟，无脊麻征象无血管内注射征象，可每隔5分钟注入3～5ml局麻药，每次注药前需先回抽无血无脑脊液。根据脊神经支配平面的体表标志测定麻醉平面，追加局麻药量直至麻醉平面满意为止，一般全量约需15ml左右。

（3）术中按照不同麻醉药物的维持时间（表16-5），按需追加麻醉药维持量，一般为首次总量的1/3～1/2。

6. **影响硬膜外阻滞平面的因素** 影响硬膜外阻滞平面的因素中，最重要的是穿刺部位，如选择不当，阻滞范围将难以满足手术要求。此外置管的位置和方向、药物容量、注药速度、患者体位、年龄以及全身情况等均起重要作用。

（1）置管的位置和方向：导管向头端置入时，药物易向头端扩散；向尾端置入时，药液向尾端扩散较多。如导管偏向一侧，可出现单侧阻滞；如导管进入椎间孔，则只能阻滞单根脊神经。

（2）药物容量：阻滞每个神经节段的最大局麻药容量为1.6ml。如分娩或术后镇痛则可超过上述最大容量。

（3）注药速度：建议以0.5ml/s的速度缓慢注射药物。注药过快容易出现阻滞不全，同时快速注入大容量药物，增加硬膜外间隙压力可能产生潜在的危险作用，压力增高可致头痛、颅压高，甚至可能减少脊髓血供而致脊髓缺血。

（4）患者体位：硬膜外间隙注药药物的扩散受体位影响轻微，一般临床上不必调整体位。

16

表 16-5 一硬膜外常用麻醉药剂量及作用时间

	浓度(%)	一次最大剂量(mg)	起效时间(min)	作用时效(min)
氯普鲁卡因	2~3	600~900	5~10	30~60
丁卡因	0.15~0.3	75~100	15~20	90~150
利多卡因	1.5~2.0	150~400	8~12	40~60
布比卡因	0.375~0.75	150	10~20	90~180
左旋布比卡因	0.375~0.75	150	10~20	90~180
罗哌卡因	0.5~1.0	200	10~20	120~180

（5）年龄：老年人局麻药容量应减少约50%，因老年人椎间孔狭窄减少了局麻药向侧方的椎旁间隙扩散，而易向头尾侧扩散。婴幼儿硬膜外间隙窄小，药物易向头端扩散，所需药物量少。

（6）妊娠：妊娠期间激素的影响使神经对局麻药更敏感，加之下腔静脉受压使硬膜外间隙充盈，减少了硬膜外间隙的容积，所以妊娠妇女的局麻药用量减少约30%。

（7）硬膜外阻滞药物的扩散：硬膜外阻滞效果在注射部位最先出现且最完善。通常阻滞向头侧的扩散较尾侧快，可能因为下腰段和骶段神经根较粗，而胸段神经根较细。

7. 影响硬膜外阻滞起效及持续时间的因素

（1）药物的选择（表16-5）

（2）加用肾上腺素：在局麻药中加入1:200 000肾上腺素可减少局麻药的全身吸收和血药浓度，并可延长作用时间。因罗哌卡因本身具有血管收缩作用，肾上腺素延长作用时间的效应不明显。

（3）加入阿片类药物：如加入50~100μg芬太尼，可加快起效时间，增宽阻滞平面，延长镇痛时间并增强阻滞效果。认为阿片类药物通过对脊髓背角胶质的选择性作用，调控疼痛的传导，可与局麻药产生协同作用。

（4）调整药物pH值：局麻药中加入碳酸氢钠可缩短起效时间，认为其作用是局麻药的碱基比例增高使更多的非离子化局麻药透过髓鞘。

8. 硬膜外阻滞中患者的管理　最常见血压下降、呼吸抑制和恶心呕吐。原因及处理与脊麻相同。

9. 硬膜外阻滞的并发症

（1）穿破硬脊膜：穿刺或置入导管时均可穿破硬脊膜。硬脊膜穿破后发生头痛的比例较脊麻高。一旦硬脊膜被穿破，应改换其他麻醉方法，如全麻或神经阻滞。如穿刺点在L2以下，手术区域在下腹部、下肢或肛门会阴区，可谨慎使用脊麻。

（2）血性穿刺液：如在穿刺过程中出现血性穿刺液，有些医生主张换另一间隙重新操作，这样可以避免流出的血液影响判断导管位置是否正确。一般凝血功能正常患者，血性穿刺液并不会引起硬膜外血肿，而对于凝血功能异常或术后进行抗凝治疗的患者，血性穿刺液可能是硬膜外血肿的危险因素，术后需严密监测血肿的征象。

（3）置管并发症

1）置管困难：较为常见。多因穿刺针经侧方而不是正中进入硬膜外间隙，或穿刺针斜面与硬膜外间隙夹角太锐，以致导管不能顺利进入。也可能是阻力消失时，穿刺针只有部分斜面通过黄韧带，这时只需继续向前进针 1～2mm 即可。

2）导管误入硬膜外静脉：应缓慢拔出导管直至不能回吸出血液，再用生理盐水冲洗后再做回吸实验。若导管在硬膜外间隙深度未达到 2cm，则应将其全部拔出重新穿刺，最好换一个间隙。

3）导管在硬膜外间隙内折断或打结：导管置入硬膜外间隙过深容易出现打结现象。术毕硬膜外导管拔出困难时，应将患者置于硬膜外穿刺时体位，使椎间隙打开。当出现折断或打结时，如无感染，残留的导管并不会比手术缝线的反应大。手术探查及取出无症状导管的风险比保守治疗更多。

4）导管置入硬膜下间隙：硬膜下间隙是硬脊膜与蛛网膜之间的潜在间隙。穿刺针或导管均可能进入。此时回吸无脑脊液，但麻醉效果与通常硬膜外麻醉有相当大差别且表现各异，可能导致阻滞方式的分离（如感觉完全阻滞而无运动阻滞或运动阻滞伴轻微的感觉阻滞）也可出现异常广泛阻滞，如阻滞的效果超出预期范围，则应考虑出现硬膜下阻滞，应将导管拔出改用其他麻醉方式。

（4）全脊麻：大量局麻药进入蛛网膜下间隙可致全脊麻，临床表现为全部脊神经支配区域均无痛觉、低血

16

压、意识丧失及呼吸停止。甚至心搏停止。全脊麻症状与体征多在注药后数分钟内出现。观察有无脑脊液流出和严格采用实验剂量注药是预防全脊麻的关键。全脊麻的处理原则：维持患者呼吸和循环功能，如患者神志消失应行气管插管和机械通气，加速输液，必要时使用血管活性药物维持血压，若能维持循环稳定，一般30分钟左右患者即可清醒。如心搏停止，应立即行心肺复苏。

（5）异常广泛阻滞：注入常规剂量的局麻药后，出现异常广泛的阻滞现象，但并非是全脊麻。阻滞范围虽广，但仍为节段性，骶神经支配的区域甚至低位腰部神经功能仍保持正常。临床特点为广泛阻滞呈缓慢发生，多在注入首次总量后 20～30 分钟，前驱症状为胸闷、呼吸困难、说话无力及烦躁不安，继而可发展为通气量严重不足，甚至呼吸停止。其原因有二种可能，即硬膜外间隙广泛阻滞与硬膜下间隙广泛阻滞。

（6）局麻药中毒：可由于局麻药用量过大（剂量范围见表 16-5）或将局麻药误注入血管内引起。主要表现为中枢神经系统和心血管系统的毒性反应，可导致惊厥和心搏呼吸停止。发现患者有中毒症状，首先应停止注药。出现惊厥时可使用苯二氮䓬类药物解痉；如出现严重痉挛应使用苯二氮䓬类药物、肌松剂并且气管插管控制呼吸，维持循环稳定；如出现心跳停止立即心肺复苏。动物实验和临床报告提示静脉注射脂肪乳剂对局麻药中毒有效。推荐方案为 20% 脂肪乳剂 1.5ml/kg 经静脉注射后再持续输注 0.25ml/（kg·min），同时每 3～5 分钟重复一次静脉注射直至最大剂量 8ml/kg。

（7）脊神经根或脊髓损伤：脊神经根损伤参考前面脊麻部分。脊髓损伤有轻重之别，如果导管插入脊髓或局麻药注入脊髓，可造成严重损伤，甚至横贯性损伤。患者即感剧痛，偶有一过性意识障碍，完全松弛性截瘫，部分患者因局麻药溢出至蛛网膜下间隙而出现脊麻，暂时掩盖了截瘫症状。脊髓严重损伤致截瘫一般预后不良，

16

终生残疾或死于并发症。脊髓损伤后果严重，应重在预防，L2 以上穿刺应谨慎，遇异感或疼痛应退针观察，切忌置管或注入局麻药，以免扩大损伤范围。

（8）硬膜外血肿：与脊麻类似，见前面脊麻部分。

（9）硬膜外脓肿：可因操作过程中无菌操作不严格或术后镇痛所保留的导管污染或其他部位的感染经血行播散至硬膜外间隙。症状为发热、剧烈背痛以及背部局限性压痛，可发展为神经根性疼痛和麻痹。治疗包括给予抗生素，有时需要行紧急椎板切除减压术。早期诊断与治疗，可使神经功能恢复良好。

（10）硬膜穿破后头痛：与脊麻类似，参考前面脊麻部分。

四、脊麻-硬膜外联合麻醉

（一）特点

是二种方法的联合应用。其优点是脊麻起效快、肌松好、镇痛效果确切；留置的硬膜外导管可满足长时间手术麻醉的需要及术后镇痛，也可用于分娩镇痛。

（二）穿刺方法

1. 一点穿刺法　选择 L2～3 及以下间隙穿刺，既向蛛网膜下间隙注药，同时也经此穿刺针置入硬膜外导管。穿刺技术与硬膜外麻醉穿刺类似。当硬膜外针进入硬膜外间隙后，拔出针芯，取一根长脊麻针（一般为24G或25G），经硬膜外穿刺针内腔置入向前推进，直至出现典型穿破硬膜的落空感。拔出脊麻针的针芯，见有脑脊液顺利流出后，将局麻药注入蛛网膜下间隙，然后拔出脊麻针。再按标准方法经硬膜外穿刺针置入导管。根据需要术中追加硬膜外药物或行术后镇痛。注药前要先测试麻醉平面，注药方法同硬膜外阻滞，必须先给予实验剂量，以排除导管置入蛛网膜下间隙的可能。

2. 二点穿刺法　先于 T12～L1 或 L1～L2 行硬膜外穿刺，置入硬膜外导管，然后再于 L2～L3 以下间隙行蛛网膜下间隙穿刺，注入局麻药行脊麻。

五、骶管麻醉

骶管麻醉是硬膜外麻醉的一种，将局麻药注入骶骨区硬膜外间隙来达到麻醉的效果。适用于直肠、肛门、会阴部手术，也可用于婴幼儿及学龄前儿童的腹部手术。

(一) 穿刺技术

骶裂孔二旁蚕豆大小的骨质隆起为骶角，二骶角连线的中点为穿刺点。患者侧卧或俯卧位，穿刺针与皮肤成 70°~80°，当穿透骶尾韧带时，可有典型的落空感。不应将穿刺针送入骶管以上，以免增加穿入硬膜外静脉的可能性。取出针芯，检测针尾有无脑脊液或血液流出，再用注射器回吸检查，均无血液脑脊液后注入 3ml 试验剂量局麻药，注药时应无阻力，局部皮肤无隆起。观察 5 分钟无脊麻征象后分次注入其余药液。因骶管内有丰富的硬膜外静脉丛，药物注入静脉常见，即使回吸无脑脊液也可能发生。

(二) 骶管麻醉的阻滞平面、起效时间和作用时间遵循的原则与硬膜外麻醉相同。也可置管用于术后镇痛。由于骶管容积以及骶孔漏出的局麻药量差异很大，骶管麻醉所阻滞的范围与其他节段硬膜外麻醉相比难以预料。一般注入局麻药 12~15ml 足以取得骶管麻醉的效果。

（刘 镭 徐军美）

16

第十七章

区域神经阻滞

一、一般原则

（一）定义

神经阻滞也称传导阻滞或传导麻醉，是将局麻药注射至神经干（丛）旁，暂时地阻滞神经的传导功能，达到手术无痛的方法。阻滞的程度不同，临床效果也不同，如果只有感觉神经受到阻滞，只能产生镇痛或无痛效果；如果感觉与运动神经都完全阻滞，则产生无痛和运动麻痹。

（二）一般应用原则

1. 麻醉前应向患者充分解释以取得合作，知情同意应包括麻醉风险，收益，麻醉方式和常见副作用等，必要时改变麻醉方案（如追加局麻，镇静或改为全麻）。

2. 患者准备及监测等级按照规定要求实施，在实施前应将基本神经学检查和任何既往史记录在案。

3. 用药者应熟悉所用局麻药的剂量、性质和不良反应，具有处理意外事件的能力；根据需要选择适当的局麻药及其浓度和用量（表17-1）使用前应至少二人对所用药物名称和浓度进行核对。

4. 麻醉前或麻醉期间可适当应用镇静、镇痛药，以降低大脑皮质兴奋性。

5. 操作者必须熟悉周围神经的解剖、生理及其分布。

表 17-1　常用局麻药选择

		普鲁卡因	地卡因	利多卡因	布比卡因	罗哌卡因
强度		低	高	中	高	高
毒性		低	中	中	高	中
浓度选择	粗 N	2%	0.3%	2%	0.75%	1%
	细 N	1%	0.1%	1%	0.25%	0.25% ~ 0.35%
持续时间		45min	120 ~ 180 分钟	60 ~ 120 分钟	5 ~ 7h	5 ~ 7h
最大剂量		1000mg	75mg	500mg	150mg	200mg

6. 某些神经阻滞有几种不同的入路和方法，一般宜采用简便、安全和易于成功的方法，但遇到患者穿刺点附近有感染、肿瘤或畸形时，则需变换入路。

7. 所有神经阻滞操作均应在无菌条件下实施。

二、器械

（一）穿刺器械

消毒液、敷料、穿刺针、注射器、局麻药液、神经刺激仪及连接穿刺针与注射器的无菌连接导管，超声仪。

（二）神经阻滞穿刺针

尽量选用细的穿刺针，短斜面穿刺针较长斜面穿刺针损伤神经几率小。

（三）常规麻醉器械

麻醉机、监护仪、吸引器。

（四）急救设备

简易呼吸器、面罩、通气道、气管导管、咽喉镜及抢救药品。

三、神经定位技术

（一）方法

突破筋膜法，异感法，电刺激法，血管旁法，动脉

17

壁穿透法，超声，透视，CT，MRI。但是尚无权威性研究证明何种方法最好。

（二）常用技术

1. 异感法定位技术　针刺寻找异感是一种经典的神经定位方法。但由于可能导致患者不适，及用药量较大，近年来正逐渐被神经刺激器定位技术及超声定位技术所取代。

2. 神经刺激器定位技术

（1）机制：神经刺激仪是利用电刺激器产生脉冲电流传送至穿刺针，当穿刺针接近混合神经时，就会引起混合神经去极化，而其中运动神经较易去极化出现所支配肌肉颤抽，这样就可以通过肌颤抽的反应来定位，不必通过穿刺针接触神经产生异感来判断。

（2）组成：电刺激器、穿刺针、电极及连接导线（图17-1）。

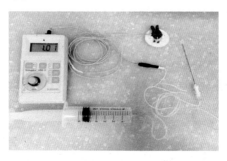

图 17-1　神经刺激器组成图

1）电刺激器：电刺激器要求电压安全、电流稳定、性能可靠。理想的电刺激器采用直流电，输出电流在0.1～10.0mA间，能随意调节并能精确显示数值，频率为0.5～1Hz。

2）电极：正负两个电极，负极连接穿刺针，使用前须消毒，正极与心电图电极片连接，粘贴于肩或臀部。

3）穿刺针：最好选用带绝缘鞘穿刺针，以增强神经定位准确性，一般穿刺针亦可应用。

（3）定位方法：神经刺激仪用于神经定位时和常规神经阻滞一样须摆体位、定位、消毒铺巾，进针后接刺激器。初始电流设置为 1～1.5mA 电流以确定是否接近神经，2mA 电流可使距离 1cm 运动神经去极化，然后调节穿刺针方向、深度及刺激器电流，直至以最小电流（0.5 或小于 0.5mA）产生最大的肌颤抽反应，说明穿刺针已接近神经，此时停针，回吸无血和液体后注入 2ml 局麻药，此时若肌颤抽反应减弱或消失，即得到进一步证实。如果注药时伴有剧烈疼痛提示有可能神经内注射，此时应调整方向。

（4）适用范围：神经刺激器可用于混合神经干定位，除可用于一般患者外，更适用于那些不能合作及反应迟钝的患者，但不建议用于深度镇静和全麻患者。

3. 超声定位技术

（1）基本超声知识

1）频率：临床应用的超声频率在 2.5～20MHz。

高频超声：>8MHz 可清楚地显示神经结构。适用于位置表浅的神经结构。

低频超声：6～10MHz 穿透性更好，适用于位置较深的神经结构。

2）不同器官组织成分的显像特点，见表 17-2。

表 17-2 不同器官组织成分的超声显像特点

组织	超声成像
静脉	压缩性无回声（黑色）
动脉	搏动性无回声（黑色）
脂肪	低回声（黑色）
筋膜	高回声（白色）
肌肉	低回声及高回声条带（黑色及白色）
肌腱	高回声（白色）
神经	低回声（黑色）
神经内、外膜	高回声（白色）
局麻药	无回声（黑色）

17

（2）扫描技术：超声引导神经阻滞时探讨的四个操作手法（PART 手法）

P（pressure）：向探头施加适当的压力使目标神经显示更清楚。

A（alignment）：依照神经走行滑动探头，显示神经的走行。

R（rotation）：在目标神经上旋转探头，显示神经的纵截面和横截面。

T（tilting）：两侧倾斜探头，使声束和目标神经垂直，成像更清楚。

（3）探头选择

1）分类：见表 17-3。

表 17-3 超声探头的分类

分类依据	内容
探头内压电晶体的排列方式	线阵探头、凸阵探头、扇形探头
探头发出的超声波频率	低频探头、高频探头

2）推荐

目标结构表浅——高频线阵探头 如：斜角肌间隙臂丛神经、锁骨上区臂丛神经、腋窝臂丛神经、肋间神经、股神经。

目标结构位置深——低频凸阵探头 如：锁骨下臂丛神经、喙突区神经、骨神经、腰丛神经。

（4）进针及给药技术

1）平面内进针：穿刺方向与探头长轴一致。

2）平面外进针：穿刺方向与探头长轴垂直。

3）选择个人熟悉，掌握良好的进针方法。

4）针尖靠近目标位置时，可先注射 1~2ml 局麻药以确认注射位置是否正确。

（5）穿刺针选择：穿刺针越细，越不容易在超声图像中显示。常规使用的神经阻滞穿刺针均可用于超声引导下的神经阻滞。

四、一般禁忌证

(一) 绝对禁忌

患者拒绝或不能配合者、穿刺部位感染、肿瘤、严重畸形。

(二) 相对禁忌

凝血异常、神经疾患、全身性感染、患者过度焦虑、精神疾病、麻醉医生经验不足。

五、常见并发症

(一) 局麻药并发症

主要涉及局麻药过敏、组织及神经毒性、心脏及中枢神经系统毒性反应，关于其临床表现，预防和治疗详见第15章。

(二) 穿刺并发症

1. 神经损伤　在进行穿刺时可直接损伤神经，而有异感时发生率更高。使用短斜面穿刺针及神经刺激仪定位可减少神经损伤发生率。穿刺时还应避免神经内注射。

2. 血肿形成　周围神经阻滞时，偶可见血肿形成。血肿对局麻药扩散及穿刺定位均有影响，因而在穿刺操作前应询问出血史，采用尽可能细穿刺针，同时在靠近血管丰富部位操作时应细心。

3. 感染　操作时无菌原则不严格或穿刺经过感染组织可将感染进一步扩散，因此有局部感染应视为局部麻醉禁忌证。

六、颈部区域神经阻滞：颈神经丛阻滞

(一) 解剖

颈神经丛由颈1~4脊神经前支组成。第1颈神经主要是运动神经，支配枕骨下角区肌肉，后3对颈神经均

17

为感觉神经，出椎间孔后，从后面横过椎动脉及椎静脉，向外延伸，到达横突尖端时分为升支及降支，这些分支与上下相邻的颈神经分支在胸锁乳突肌之后连接成网状，称为颈神经丛。颈神经丛分为深丛及浅丛，还形成颈袢，与颈 5 部分神经纤维形成膈神经。颈浅神经丛在胸锁乳突肌后缘中点形成放射状分布，向前即颈前神经，向下为锁骨上神经，向后上为耳大神经，向后为枕小神经，分布于颌下、锁骨、整个颈部及枕部区域的皮肤浅组织，呈披肩状。颈深神经丛主要支配颈前及颈侧面的深层组织。（图 17-2）

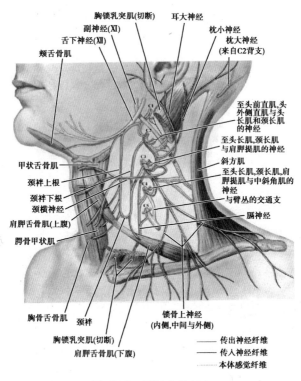

图 17-2 颈神经丛解剖

（二）适应证

1. 颈浅神经丛阻滞：锁骨上颈部表浅手术

2. 颈深神经丛阻滞：适用于颈部较深手术，如甲状腺手术、颈动脉内膜剥脱术、颈部淋巴结活检或切除。

（三）阻滞方法

1. 体位　颈浅丛和深丛阻滞体位一致，患者仰卧，头偏向对侧，双上肢紧贴身体两侧。

2. 浅丛阻滞　胸锁乳突肌后缘中点为穿刺点。常规消毒后在穿刺点处作皮丘。垂直皮肤进针，遇一刺破纸样落空感后表明针尖已穿过颈阔肌，将局麻药注射至颈阔肌和皮下，亦可在颈阔肌表面向横突、锁骨和颈前方作浸润注射，以阻滞颈浅丛各分支，一般每侧药量 10ml 左右。

3. 深丛阻滞

（1）三点法：（图 17-3）

第 2 颈椎横突——乳突尖下方 1～1.5cm 处
第 3 颈椎横突——2、4 横突之间
第 4 颈椎横突——乳突尖至锁骨中点连线的中点

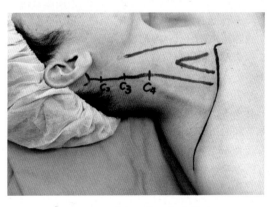

图 17-3　颈丛阻滞三点定位法

17

用 22G 穿刺针先行 C4 神经阻滞，与颈侧皮肤垂直进针，寻找颈椎横突，进针深度达 2~3cm 之后，若遇坚实的骨质感，说明已触及横突，此时患者常有酸胀感，回抽无血及脑脊液，即可注射局麻药 3~4ml。然后以同样的方法在第 2 和第 3 颈椎横突面上各注射局麻药 3~4ml。

（2）一点法：直接以第 4 颈椎横突做穿刺点，当穿刺针抵达第 4 颈椎横突后，一次性注入局麻药 10~15ml，可阻滞整个颈丛，满足颈部手术需要。

4. 操作注意事项

（1）多数患者进针 1~2cm 就可触及横突。如进针 2cm 仍未触及，可将针退至皮下，向下倾斜 15°并使进针点向尾侧调整 1cm，再重复进针。肥胖患者可以在进针过程中用手按压皮肤以缩短距离。

（2）在尝试后仍未触及横突者，应重新定位体表标志，避免向头侧调整进针方向（可能损伤脊髓）。

（四）颈神经丛阻滞常见并发症、原因、处理及预防措施，见表 17-5。

（五）超声引导下的颈丛神经阻滞

1. 体位 仰卧位或半仰卧位，头转向阻滞对侧。

2. 探头选择及探头位置

线阵探头，6~13MHZ。

探头位置：探头横放于胸锁乳突肌后缘中点或第 4 颈椎水平。

3. 超声显像 见图 17-4。

4. 操作 探头外或探头内进针，将针尖置于颈椎的前结节和后结节之间的颈神经根表面，回抽无血，注射局麻药物 5ml。若欲阻滞颈 2 或颈 3，把探头放置相应位置，图像辨认和操作相似。

17

表 17-4　颈神经丛阻滞常见并发症、原因、处理及预防措施

并发症	发生原因	处理	预防
药液误入硬膜外间隙或蛛网膜下腺	进针过深进针方向偏内向后	按高位硬膜外阻滞或全脊麻处理（见 16 章）	用短针，进针切勿过深，注药 2～3ml 后观察无呼吸困难即无脊麻反应，然后再注入余药
局麻药毒性反应	多为局麻药误入血管造成	见 15 章	注射过程中经常回抽
膈神经阻滞	多见于颈深丛神经阻滞	吸氧，人工辅助呼吸	禁忌双侧同时阻滞
喉返神经阻滞	针刺太深注药压力太大	单侧多于 0.5～1h 内缓解，可不予处理	避免进针过深进药缓给药，若注药阻力过大，重新调整进针方向给药
颈交感神经阻滞（霍纳综合征）	针刺太深注药压力太大	单侧多于 0.5～1h 内缓解，可不予处理	避免进针过深进药缓给药，若注药阻力过大，重新调整进针方向给药
血肿	反复多次进针，尤其是接受抗凝治疗者	若意外刺破血管，在穿刺点持续按压 5 分钟	避免反复多次进针

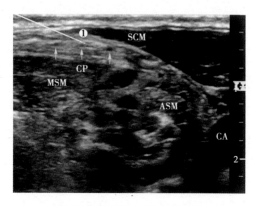

图 17-4 颈神经丛超声显像

CP 颈丛；SCM 胸锁乳突肌；ASM 前斜角肌；
MSM 中斜角肌；CA 颈内动脉

七、上肢区域神经阻滞

(一) 解剖

1. 除上臂内侧由 T2 神经根组成的肋间臂神经支配以外，肩部、腋窝和上肢均由臂丛神经支配。

2. 臂丛神经主要由 C_{5-8} 及 T_1 脊神经前支组成（图 17-5），有时 C_4 及 T_2 脊神经前支分出的小分支也参与。其神经丛支配在皮肤上的分布见图 17-6。

17

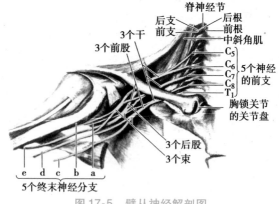

图 17-5 臂丛神经解剖图

3. 组成臂丛的脊神经出椎间孔后在锁骨上部，前、中斜角肌的肌间沟分为上、中、下干。上干由颈5～6前支，中干由颈7前支，下干由颈8和胸1、2脊神经前支构成。

4. 三支神经干从前中斜角肌间隙下缘穿出，伴锁骨下动脉向前、向外、向下方延伸，至锁骨后第1肋骨中外缘每个神经干分为前、后两股，通过第一肋和锁骨中点，经腋窝顶进入腋窝。

5. 在腋窝各股神经重新组合成束，三个后股在腋动脉后合成后束，延续为腋神经及桡神经；上干和中干的前股在腋动脉的外侧合成外侧束，延续为肌皮神经和正中神经外侧根；下干的前股延伸为内侧束，延续为尺神经、前臂内侧皮神经、臂内侧皮神经和正中神经内侧根。

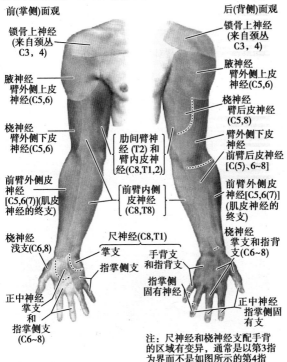

图 17-6　臂丛神经支配皮肤分布图

（二）适应证

上肢及肩关节手术或上肢关节复位术，取决于不同解剖水平臂丛神经的阻滞，表 17-5。

表 17-5 臂丛神经阻滞不同入路适应证

手术类型	阻滞入路
肩部及肱骨近端手术	臂丛神经肌间沟入路（不适于前臂和手部手术）
肩部及肱骨远端整个上臂手术	臂丛神经锁骨上入路
肱骨中远端手术	臂丛神经锁骨下入路
肘部以下手术	臂丛神经腋下入路

当麻醉受限或神经丛阻滞不完全时，可以应用单支外周神经阻滞。

（三）臂丛神经阻滞方法

1. 肌间沟阻滞法

（1）体位：去枕仰卧位，头偏向对侧，手臂贴体旁，手尽量下垂（图 17-7）。

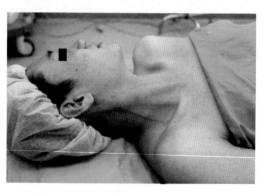

图 17-7 臂丛神经肌间沟阻滞法体位

17

（2）定位：嘱患者抬头离床面，识别胸锁乳突肌锁骨头。锁骨头后缘可触及一条小肌肉即前斜角肌，前斜角肌外缘还可触及一条大小相同的肌肉即中斜角肌，前、中斜角肌之间的凹陷即前、中斜角肌间的肌间沟（图17-8）。臂神经丛即由此沟下半部经过，前斜角肌位于臂丛的前内方，中斜角肌位于臂丛的后外方。斜角肌间隙上窄下宽，沿该间隙向下方逐渐触摸，于锁骨上约1cm可触及一细柔横向走行的肌肉，即肩胛舌骨肌，该肌与前、中斜角肌共同构成一个三角形，该三角形靠近底边（肩胛舌骨肌）处即为穿刺点。

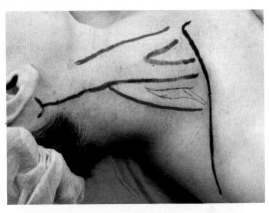

图 17-8　臂丛神经肌间沟阻滞法定位

（3）操作方法：用 25 ~ 50mm 穿刺针，在肌间沟内以 45°角向尾侧进针。刺激神经丛会引起异感或三角肌、二头肌、胸大肌等肌肉抽动。回抽无血液及脑脊液，成人一次注入局麻药液 20 ~ 25ml。注药时可用手指压迫穿刺点上部肌间沟，迫使药液向下扩散，则尺神经阻滞可较完善。

（4）并发症与颈丛阻滞相同。

（5）优点

1）易于掌握，对肥胖或不易合作的小儿较为适用。

2）小容量局麻药即可阻滞上臂及肩部。

17

3）不易引起气胸。

（6）缺点

1）尺神经阻滞起效迟，有时需增加药液容量才被阻滞。

2）有损伤椎动脉的可能。

3）有误入蛛网膜下隙或硬膜外间隙的危险。

4）不宜同时进行两侧阻滞。

5）低位肌间沟法可刺破胸膜产生气胸。

（7）超声引导下的肌间沟阻滞

1）体位：仰卧位或半仰卧位，头转向阻滞对侧。

2）探头选择及探头位置：线阵探头，6~13MHz。

探头位置：横放于颈部，横跨颈外静脉表面，约锁骨上3~4cm处。可先将探头在环状软骨水平横放于颈部中央，逐渐向外移动，从内向外依次可见气管、甲状腺、颈总动脉、颈内静脉、前斜角肌、臂丛和中斜角肌。

3）超声显像：如图17-9，颈总动脉及颈内静脉外侧，胸锁乳突肌下方，前、中斜角肌之间可见上、中、下三个圆形或类圆形中间低回声，外周高回声显影，即为臂丛的上、中、下干。

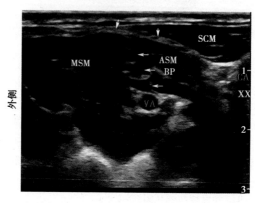

图17-9 肌间沟超声图

BP 臂丛；SCM 胸锁乳突肌；ASM 前斜角肌；MSM 中斜角肌；CA 颈内动脉；VA 椎动脉

17

4）操作：在探头外侧皮肤处穿刺，经中斜角肌推进，使针头位于臂丛深部，回抽无血，注射局麻药物10～15ml；将针头退至皮下，调整进针角度，将针尖推进至臂丛前上方，回抽无血，再注射局麻药物10～15ml。或在每个干周围注射3～5ml局麻药。

2. 锁骨上阻滞法

（1）体位：患者平卧，患侧肩垫一薄枕，头转向对侧，患侧上肢靠胸（图17-10）。

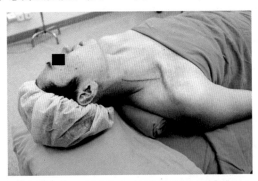

图17-10 臂丛神经锁骨上阻滞体位

（2）定位：锁骨中点上方1～1.5cm处为穿刺点（图17-11）。

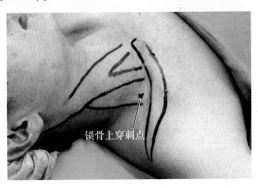

锁骨上穿刺点

图17-11 臂丛神经锁骨上阻滞定位

17

（3）操作方法：常规消毒，用22G穿刺针经穿刺点刺入皮肤，针尖向内、向后、向下推进，进针1～2cm后可刺中第一肋骨表面，在肋骨表面上寻找异感或用神经刺激器方法寻找臂丛神经，当出现异感后固定针头，回抽无血液、无气体，一次注入局麻药20ml。在寻找第一肋骨时，切勿刺入过深，以免造成气胸。

（4）优缺点

1）优点：定位简便，对肌间沟触不清的患者适用。

2）缺点：气胸发生率高。

（5）超声引导下的锁骨上阻滞

1）体位：仰卧位或半仰卧位（常用），头转向阻滞对侧，肩下可垫薄枕。

2）探头选择及探头位置：线阵探头，6～13MHz。

探头位置：锁骨上锁骨中点，超声探头长轴与锁骨平行。

3）超声显像：如图17-12，锁骨下动脉外上方可见呈圆形或椭圆形影像深浅不一如蜂窝状的臂丛神经。

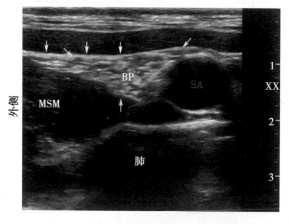

图17-12　臂丛神经锁骨上阻滞超声图
BP 臂丛；MSM 中斜角肌；
SA 锁骨下动脉；白色箭头：椎前筋膜

17

4）操作：在探头外侧皮肤处穿刺，始终保持探头在一个平面，使穿刺针始终暴露在超声图像中，注意针尖深度不能超过第一肋水平。可在需阻滞区域的上下两点即锁骨下动脉外约 8 点和 11 点方向（图 17-13）完成阻滞，也可在每个神经周围注射局麻药 3~5ml（此方法可提高起效速度和阻滞成功率，但可能会增加神经损伤的风险），总量可达 15~20ml。

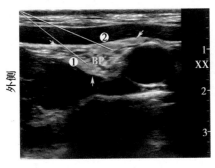

图 17-13　超声引导下锁骨上阻滞进针图
两点法臂丛神经阻滞

3. 锁骨下阻滞法

（1）体位：仰卧去枕，头偏向对侧，阻滞侧上肢外展 90°（图 17-14）。

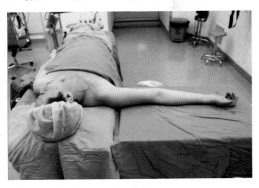

图 17-14　臂丛神经锁骨下阻滞体位

17

221

（2）定位：第6颈椎横突结节（Chassaighacis 结节）与腋动脉连线代表臂神经丛在锁骨下部的走向，此连线多经过锁骨中点附近，锁骨中点下缘 2.5cm 为穿刺点（图 17-15）。

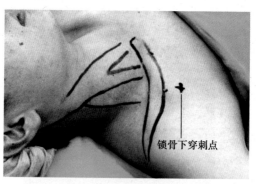

锁骨下穿刺点

图 17-15　臂丛神经锁骨下阻滞定位

（3）操作方法　用 22G，10cm 长穿刺针往穿刺点刺入，沿臂丛神经走向，向外、向后，稍向脚侧刺入，直至探及异感或用神经刺激仪定位。一旦定位准确，回抽无血，可注入局麻药 25～30ml，亦可放置留置针或导管行连续阻滞。

（4）优点

1）较小剂量局麻药就可取得较高水平臂丛阻滞。

2）适用于上肢外展困难者。

3）误注入血管可能性较小。

4）不致发生误入硬膜外间隙或蛛网膜下腔。

（5）缺点：可发生气胸，不能同时进行双侧阻滞，穿刺时若无异感，失败率可高达 15%。

（6）超声引导下的锁骨下阻滞

1）体位：仰卧位，头转向对侧。

2）探头选择及探头位置：线阵探头，6～13MHz。

探头位置：一端位于锁骨中点外侧 1～2cm 锁骨下方，另一端向足侧，尽量使探头与腋动脉垂直。

17

3）超声显像：如图 17-16，可见腋动脉、腋静脉，动脉周围是臂丛的三个束：外侧束、后束和内侧束。

4）操作：从头侧紧靠锁骨下方，平面内进针，经过胸大肌和胸小肌，朝腋动脉的后方进针，靠近外侧束后注入局麻药，可见局麻药逐渐向头侧，尾侧扩散。如扩散不充分，可再次进针，在腋动脉周围注射，总量可达 20～30ml。

5）注意事项：尾侧向头侧进针，会有气胸和穿破静脉的高风险；该水平臂丛位置较深且进针角度较大，所以通过超声显示针和相关结构具有一定困难。

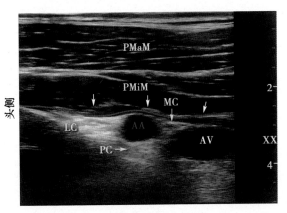

图 17-16　臂丛神经锁骨下阻滞超声图

LC 外侧束；PC 后束；MC 内侧束；AA 腋动脉；
PMaM 胸大肌；PMiM 胸小肌

4. 腋路阻滞法

（1）体位：患者仰卧，头偏向对侧，患肢外展 90°，屈肘 90°，前臂外旋，手背贴床，呈"举手礼"状，图 17-17。

（2）定位：腋窝处触及腋动脉搏动，再沿动脉走向，向上触及胸大肌下缘腋动脉搏动消失处，略向下取动脉搏动最高点为穿刺点，图 17-18。

17

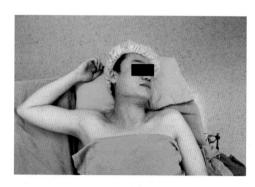

图 17-17　臂丛神经腋路阻滞法体位

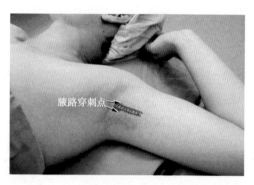

腋路穿刺点

图 17-18　臂丛神经腋路阻滞法定位

（3）操作方法：皮肤常规消毒，取 4.5cm 长 22G 穿刺针在腋动脉搏动最高点与动脉呈10°～20°夹角刺入皮肤，然后缓慢进针直至出现刺破鞘膜的落空感，不必强求异感。松开持针手指，针随动脉搏动而摆动，即认为针已入腋鞘内。注射器回抽无血后可注入 30～35ml 局麻药。若穿刺针刺入动脉，此时可继续进针穿过动脉后壁直至回吸无血，注入局麻药 20～40ml。注意每注入 5ml 应回抽一次。

（4）优点

1）位置表浅，动脉搏动明显，易于阻滞。

2）不会引起气胸。

3）不会阻滞膈神经、迷走神经、喉返神经。

17

4）无误入硬膜外间隙或蛛网膜下腔危险。

5）三角肌以下手术较好。

6）可放入留置针或导管行连续阻滞。

（5）缺点

1）上肢不能外展、骨折无法移动或腋窝有感染、肿瘤的患者不能应用本法。

2）局麻药毒性反应发生率较其他入路高，可达1%～10%。

3）不可进行双侧同时阻滞。

4）个别病例可产生动静脉瘘。

（6）超声引导下的腋路阻滞

1）体位：患者仰卧，头偏向对侧，患肢外展或呈敬礼状。

2）探头选择及探头位置：线阵探头，6～13MHz。

探头位置：在胸大肌和肱二头肌交界处，将超声探头长轴与腋静动脉和臂丛神经垂直放置。

3）超声显像：如图17-19，可见搏动明显的腋动脉，腋动脉上方是腋静脉，加压可闭合。腋动脉周围可见臂丛神经束，腋动脉外上方是正中神经，下方是桡神经和内侧的尺神经。腋动脉外侧偏下方稍远处可见半月形或梭形高回声结构，为肌皮神经。

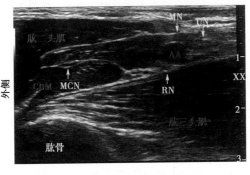

图17-19　臂丛神经腋路超声图

AA 腋动脉；MN 正中神经；UN 桡神经；RN 尺神经；MCN 肌皮神经；CBM 喙肱肌

17

　　4）操作：平面内从头侧向腋动脉后方进针，局麻药应先注射到腋动脉的下方即桡神经，如先阻滞正中或尺神经则有可能将所关注的结构推到深部，使神经被遮住。每个神经周围可注射局麻药 5～10ml。最后，将针退回肱二头肌内，调整方向朝向肌皮神经，注射 5～7ml局麻药。总量可达 20～25ml。

　　5. 前臂区域神经阻滞方法

　　（1）尺神经阻滞

　　1）解剖：尺神经主要由 C8 和胸 1 脊神经纤维组成，起源于臂丛内侧，在腋动脉内侧分出。尺神经在上臂内侧沿肱二头肌与三头肌间隔下行，于肱中段穿出间隔，向内向后方入肱骨内上髁与尺骨鹰嘴间沟内（尺神经沟），然后在尺侧腕屈肌二头之间进入前臂，再下行至腕部，位于尺侧腕屈肌与指深屈肌之间，在尺动脉内侧进入手掌。尺神经具有运动支和感觉支。

　　2）肘部尺神经阻滞

　　标志：前臂屈曲 90°，尺神经沟内。

　　操作：在尺神经沟下缘相当于尺神经部位作皮丘，取 23G 穿刺针刺入皮肤，针保持于神经干平行，沿沟向心推进，遇异感后即可注入局麻药 5～10ml。

　　3）腕部尺神经阻滞

　　定位：尺骨茎突水平横过画一直线，相当于第二腕横纹，此线于尺侧腕屈肌桡侧交点即为穿刺点，患者掌心向上握掌屈腕时该肌腹部最明显。图 17-20

　　操作：取 23G 穿刺针，在上述穿刺点作皮丘后垂直刺入出现异感即可注入局部麻药 5ml，若无异感，在肌腱尺侧穿刺，或向尺侧腕屈肌深面注药，但不能注入肌腱内。

　　4）超声引导下的尺神经阻滞：选择线阵探头，6～13MHz。

　　肘部：将探头横置于尺神经沟（图 17-21），平面外进针，回抽无血，可注射局麻药 4～5ml。可在尺神经进入尺神经沟之前 1～2cm 的位置阻滞，可避免尺神经沟

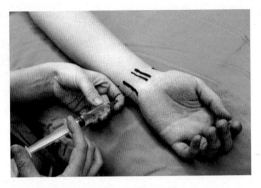

图 17-20 腕部尺神经定位

内注射引起的神经损伤。

前臂：上臂外展，掌心向上，前臂常规消毒，探头横放于前臂中段，将将探头向内侧移动即可见尺神经、尺动脉（尺动脉位于神经外侧，图 17-22），向头侧移动探头，可见神经与动脉逐渐分离，追溯到"分叉"处。平面内进针，回抽无血，可注射局麻药 4～5ml。

腕部：探头横放于腕横纹处，紧靠尺骨外侧浅表位置可见三角形或椭圆形高回声尺神经，其旁边是尺动脉（图 17-23）。平面内进针，回抽无血，可注射局麻药 4～5ml。

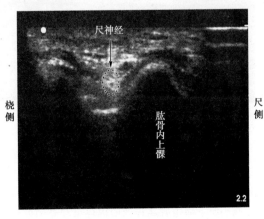

图 17-21 超声引导下的尺神经肘部显像图

17

227

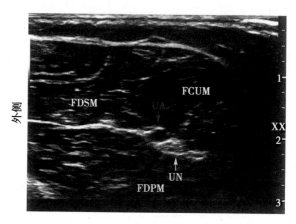

图 17-22 超声引导下的尺神经前臂显像图

UA 尺动脉；UN 尺神经；FDSM 指浅屈肌；

FCUM 尺侧腕屈肌；FDPM 指深屈肌

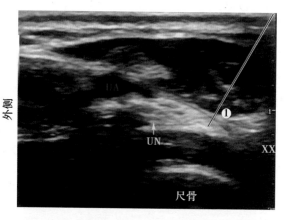

图 17-23 超声引导下的尺神经腕部显像图

UA 尺动脉；UN 尺神经

17

（2）正中神经阻滞

1）解剖：正中神经主要来自于 C6～T1 脊神经根纤维，于胸小肌下缘由臂丛神经的内侧束和外侧束分出，两束的主支形成正中神经的内、外侧根。正中神经开始在上臂内侧伴肱动脉下行，先在肱动脉外侧，后转向内侧，在肘部侧从肱骨内上髁与肱二头肌腱中间，穿过旋前圆肌进入前臂，走行于屈指浅肌与屈指深肌之间，沿中线降至腕部，在掌横韧带处位置最表浅，在桡侧腕屈肌与掌长肌之间的深处穿过腕管，在掌筋膜深面到达手掌。

　　2）肘部正中神经阻滞

　　标志：肘部正中神经在肱二头肌筋膜之下，肱骨内髁与二头肌腱内侧之中点穿过肘窝。肱骨内、外上髁之间画一横线，该线与肱动脉交叉点的内侧 0.7cm 处即正中神经所在部位，相当于肱二头肌腱的外缘与内上髁间的中点，在此处作皮丘，图 17-24。

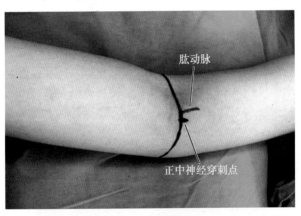

图 17-24　正中神经阻滞肘部定位

　　操作：取 22G 穿刺针经皮丘垂直刺入，直至出现异感，或作扇形穿刺以探及异感，出现异感后即可注入局麻药 5ml。

　　3）腕部正中神经阻滞

　　标志：腕部桡骨茎突平面横过腕关节画一连线，横线上桡侧腕屈肌腱和掌长肌腱之间即为穿刺点，图 17-25。

　　操作：取 22G 穿刺针经穿刺点垂直刺入，进针穿过

17

前臂深筋膜，继续进针约 0.5cm，即出现异感，并放射至桡侧，注局麻药 5ml。

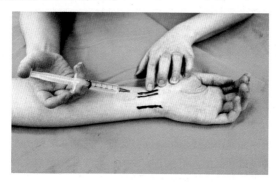

图 17-25　腕部正中神经定位

4）超声引导下的正中神经阻滞：选择线阵探头，6～13MHz，平面内进针，局麻药 4～5ml。

肘部：将探头横置于肘部中间，正中神经外侧为肱动脉和肱二头肌（或肱二头肌肌腱）内侧为肱肌（图 17-26）。伴行可在尺神经进入尺神经沟之前 1～2cm 的位置阻滞，可避免尺神经沟内注射引起的神经损伤。

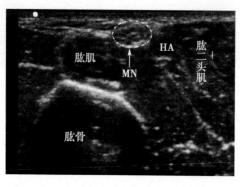

图 17-26　超声引导下的正中神经肘部显像图

前臂：体位、进针方法及局麻药用量同上前臂尺神经阻滞，探头横放于前臂中段，指浅屈肌和指深屈肌之间即可见正中神经（图 17-27），如未显示，可将探头稍向外侧移动，识别桡动脉后再滑回中线位置，正中神经大约在桡动脉内侧 1～2cm 处。

腕部：探头横放于腕横纹处可见一簇椭圆形高回声结构，其中就有正中神经（图 17-28），位于屈肌支持带（指深屈肌肌腱、指浅屈肌肌腱和拇长屈肌肌腱）下，容易和肌腱混淆。可将探头沿前臂掌面向上滑动 5～10cm，离开肌腱便于确认正中神经。

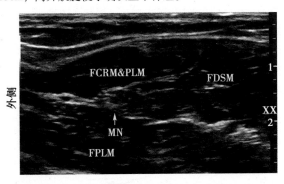

图 17-27　超声引导下的正中神经前臂显像图

FDSM 指浅屈肌；FCRM 桡侧腕屈肌；

PLM 掌长肌；FPLM 掌长屈肌

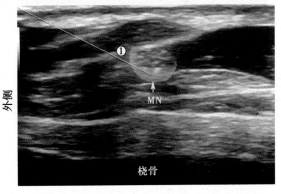

图 17-28　超声引导下的正中神经腕部显像图

17

（3）桡神经阻滞

1）解剖：桡神经来自臂神经丛后束。桡神经在腋窝位于腋动脉后方，折向下向外方，走入肱骨桡神经沟内。达肱骨外上髁上方，穿外侧肌间隔至肱骨前方，在肘关节前方分为深、浅支。深支属运动神经，从桡骨外侧穿旋后肌至前臂背面，在深浅伸肌之间降至腕部；浅支沿桡动脉外缘下行，转向背面，并降至手臂。

2）肘部桡神经阻滞

标志：在肱骨内、外上髁作一连线，该横线上肱二头肌腱外侧处即为穿刺点。图 17-29

操作：取 23G 穿刺针经穿刺点垂直刺入，刺向肱骨，寻找异感，必要时行扇形穿刺，以寻找异感，探及异感即可注入局麻药 5ml。

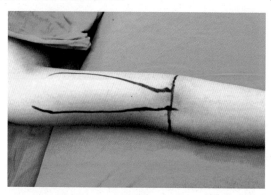

图 17-29　桡神经阻滞肘部定位

3）腕部桡神经阻滞：腕部桡神经并非一支，分支细而多，可在桡骨茎突前端作皮下浸润，并向掌面及背面分别注药，在腕部形成半环状浸润即可，图 17-30。

4）超声引导下的桡神经阻滞：选择线阵探头，6～13MHz，平面内进针，局麻药 4～5ml。

肘部：将探头横置于肘部外侧，可见三角形或椭圆形高回声桡神经，桡神经前内侧为肱二头肌或肱二头肌腱，后外侧为肱桡肌（图 17-31）。

17

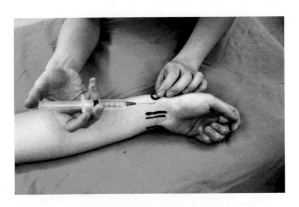

图 17-30 桡神经腕部定位

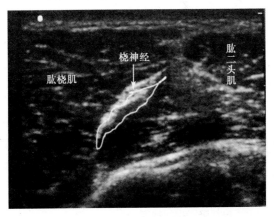

图 17-31 超声引导下的桡神经肘部显像图

前臂：体位、进针方法及局麻药用量同上前臂尺神经阻滞，探头横放于肘横纹上 3～4cm 处（图 17-32），向远端滑动，可见神经在肘横纹上分成浅支和深支。穿刺针横向穿过肱二头肌，到达桡神经旁。

腕部：不实用（桡神经浅支在腕部发出终末支）。

（4）肌皮神经阻滞

1）解剖：肌皮神经来自臂神经丛外侧束，由 C5～7 神经纤维组成，先位于腋动脉外侧，至胸小肌外侧缘脱

17

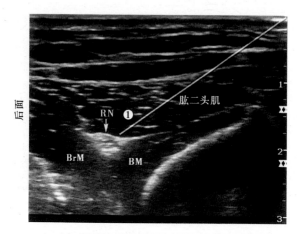

图 17-32　超声引导下的桡神经前臂显像图
BM 肱肌；BrM 肱桡肌

离腋鞘，穿过喙肱肌到肌外侧，在肱二头肌与肱肌之间降至肘关节上方，相当于肱骨外上髁水平穿出臂筋膜延续为前臂外侧皮神经，沿前臂外侧行至腕部。

2）肘部肌皮神经阻滞：可在桡神经阻滞与桡神经阻滞完毕后，将穿刺针稍向外拔出，刺向肱二头肌腱与肱桡肌之间，注入局麻药 10ml。

（5）指间神经阻滞

1）解剖：手指由臂丛神经的终末支指间神经支配，可从手指根部阻滞指间神经。

2）操作：25G 穿刺针刺入手指根部，一般由手指侧部穿入再逐步进入近手掌部，靠近骨膜缘边抽边注，缓慢注药 2～3ml。注药由近掌部到手背部，在穿刺时避免感觉异常。药液中禁止加用肾上腺素，为防止血管收缩导致缺血。

17

3）应用指征：可用手指手术或单个手指再造术，也可用于臂丛阻滞不全时的辅助阻滞。一般需 10～15 分钟阻滞完善。

八、胸腹部区域神经阻滞：椎旁神经节阻滞

（一）解剖

胸椎棘突由上至下逐渐变长，并呈叠瓦状排列，胸脊神经出椎间孔后进入由椎体、横突及覆盖其上的胸膜在肋间围成的小三角形内，胸椎旁阻滞时注药入此三角内（图 17-33），左右椎旁间隙是相互连通的。胸部棘突较长，常与下一椎体横突位于同一水平。腰椎棘突与同一椎体横突位于同一水平。

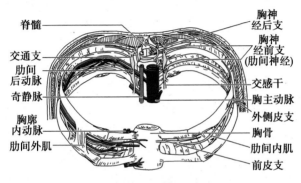

脊髓
交通支
肋间后动脉
奇静脉
胸廓内动脉
肋间外肌

胸神经后支
胸神经前支（肋间神经）
交感干
胸主动脉
外侧皮支
胸骨
肋间内肌
前皮支

图 17-33　椎旁神经图

（二）胸部椎旁阻滞

1. 定位　患者取坐位，标记出需阻滞神经根上一椎体棘突，在此棘突上缘旁开 2.5~3cm 外作皮丘。（图 17-34）

2. 操作　以 10cm 22G 穿刺针经皮丘垂直刺向肋骨或横突，待针尖遇骨质感后，将针干向头侧倾斜 45°，即向内向下推进。可以将带空气的注射器接于针尾，若有阻力消失感则表明已突破韧带进入椎旁间隙，回抽无血、液体及气体即可注入局麻药 5~8ml。

3. 并发症　气胸，鞘内、硬膜外或血管内注射。

17

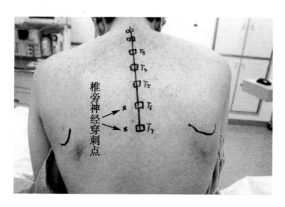

图 17-34　胸椎旁神经阻滞定位

（三）腰部椎旁阻滞

1. 定位　标记出需阻滞神经根棘突，平棘突上缘旁开 3~4cm 处作皮丘。

2. 操作　取 10cm 22G 穿刺针由皮丘刺入，偏向头侧 10°~30°，进针 2.5~3.5cm 可触及横突，此时退至皮下，穿刺针稍向尾侧刺入（较前方向更垂直于皮肤），进针深度较触横突深度深 1~2cm 即达椎旁间隙，抽吸无血或液体即可注入局麻药 5~10ml。

九、下肢区域神经阻滞

（一）解剖

支配下肢的神经主要来自腰神经丛和骶神经丛。

1. 腰神经丛（图 17-35）

（1）由 T12 前支的一部分，L1~3 前支和 L4 前支的一部分组成，位于腰大肌间隙内。

（2）腰大肌间隙组成：

前壁→腰大肌；

后壁→L1-5 腰椎横突、横突间隙和横突间韧带；

外侧→全部横突上的腰大肌纤维和腰方肌；

内侧→L1-5 腰椎椎体、腰椎间盘外侧、腰大肌纤维。

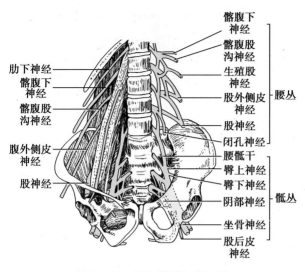

髂腹下神经
髂腹股沟神经
生殖股神经
股外侧皮神经
股神经
闭孔神经
腰骶干
臀上神经
臀下神经
阴部神经
坐骨神经
股后皮神经

肋下神经
髂腹下神经
髂腹股沟神经
腹外侧皮神经
股神经

腰丛

骶丛

图 17-35　腰、骶神经丛解剖

（3）腰丛上端的三支神经是髂腹下神经（L1）、髂腹股沟神经（L1）和生殖股神经，这三支神经向前穿过腹肌，支配髋部和腹股沟区皮肤。

（4）腰神经丛下端的三支神经为股外侧皮神经（L2~3）、股神经（L2~4）和闭孔神经（L2~4）。

（5）股外侧皮神经由腹股沟韧带外侧附着点下方穿出，支配大腿和臀部外侧的感觉。

（6）股神经：腰丛最大分支，位于腰大肌与髂肌之间下行到髂筋膜后面，在髂腰肌前面和股动脉外侧，经过腹股沟韧带的下方进入大腿前面，在腹股沟韧带附近，股神经分成若干束，在股三角区又合为前组和后组，前组支配大腿前面沿缝匠肌的皮肤，后组支配股四头肌、膝关节及内侧韧带，并分出隐神经伴随着大隐静脉下行于腓肠肌内侧，支配内踝以下皮肤（图 17-36）。

2. 骶神经丛（见图 17-35）

（1）由腰骶干（L4 的余下部分及 L5 前支合成）及骶尾神经前支组成。

17

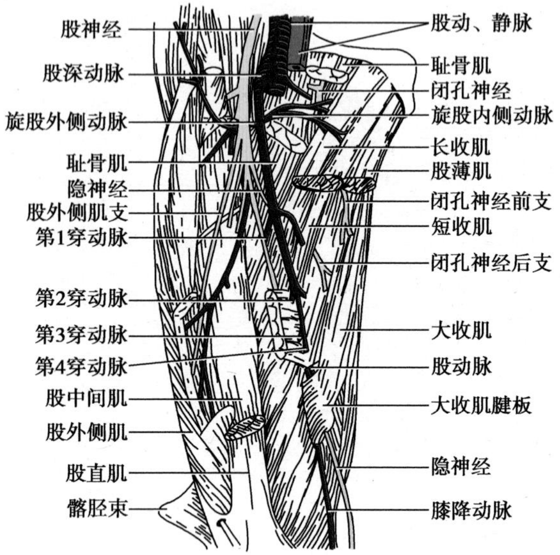
股神经
股深动脉
旋股外侧动脉
耻骨肌
隐神经
股外侧肌支
第1穿动脉
第2穿动脉
第3穿动脉
第4穿动脉
股中间肌
股外侧肌
股直肌
髂胫束
股动、静脉
耻骨肌
闭孔神经
旋股内侧动脉
长收肌
股薄肌
闭孔神经前支
短收肌
闭孔神经后支
大收肌
股动脉
大收肌腱板
隐神经
膝降动脉

图 17-36　股神经解剖

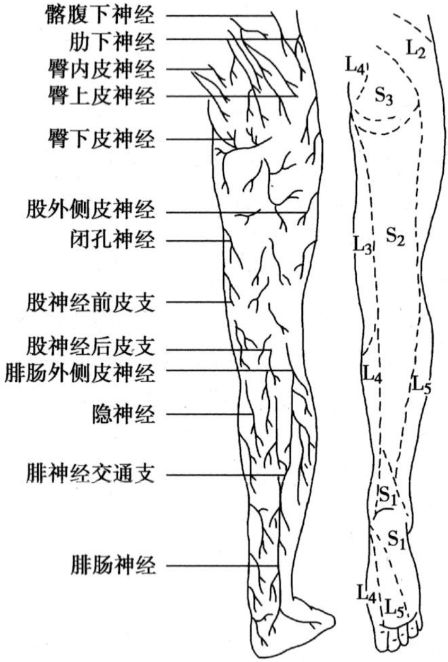
髂腹下神经
肋下神经
臀内皮神经
臀上皮神经
臀下皮神经
股外侧皮神经
闭孔神经
股神经前皮支
股神经后皮支
腓肠外侧皮神经
隐神经
腓神经交通支
腓肠神经
L_2
L_4
S_3
S_2
L_3
L_4
L_5
S_1
S_1
L_4
L_5

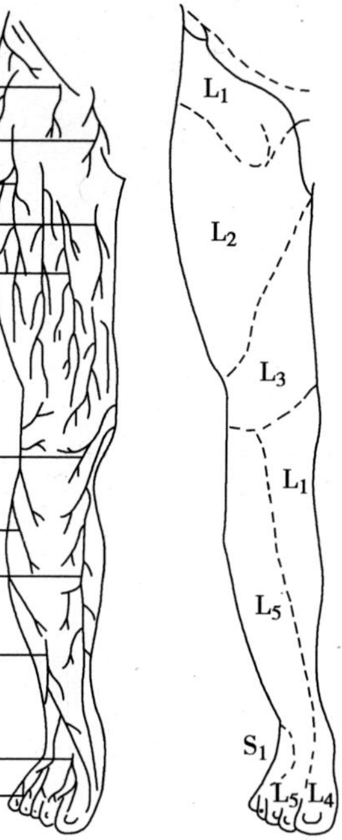
生殖股神经股支
髂腹股沟神经
股外侧皮神经
闭孔神经
股神经前皮支
隐神经髌下支
腓肠外侧皮神经
隐神经
腓浅神经
腓深神经
腓肠神经
L_1
L_2
L_3
L_1
L_5
S_1
L_5
L_4

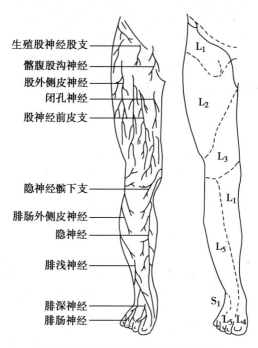

图 17-37　下肢神经支配体表分布图

(2) 重要分支有臀上神经（L4 ~ S1）、臀下神经（L5 ~ S2）、阴部神经（S2 ~ 4）、坐骨神经（L4 ~ S3）及股后皮神经。

(3) 下肢神经支配：大腿外侧为股外侧皮神经，前面为股神经，内侧为闭孔神经和生殖股神经，后侧为骶神经的小分支；除前内侧小部分由股神经延续的隐神经支配，小腿和足绝大部分由坐骨神经支配（图 17-37）。

(4) 坐骨神经是体内最粗大的神经，自梨状肌下孔出骨盆后，行于臀大肌深面，经股骨大转子和坐骨结节之间下行到大腿后方，在腘窝处浅行，在该处分为胫神经和腓总神经（图 17-38）。

1）胫神经沿小腿后部下行，穿过内踝后分为胫前、胫后神经，支配足底及足内侧皮肤。

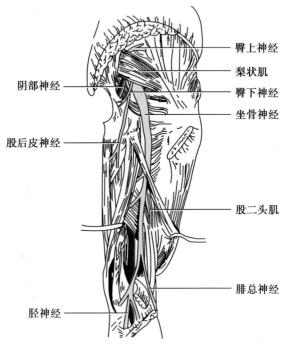

阴部神经

股后皮神经

胫神经

臀上神经

梨状肌

臀下神经

坐骨神经

股二头肌

腓总神经

图 17-38 坐骨神经解剖图

2）腓总神经绕过腓骨小头后分为腓浅、深神经。

腓浅神经为感觉神经，行走于腓肠肌外侧，在外踝处分为终末支，支配前部皮肤。

腓深神经主要是足背屈运动神经，行走于踝部上缘，同时也分出感觉支配趾间皮肤。

3）腓肠神经为胫神经和腓总神经发出的分支形成的感觉神经，在外踝之下通过，支配足外侧皮肤。股后皮神经前段与坐骨神经伴行，支配大腿后部的皮肤，坐骨神经阻滞麻醉同时也阻滞该神经。

（二）适应证

全部下肢麻醉需同时阻滞腰神经丛和骶神经丛。因需多注药且操作不方便，故临床应用不广。然而，当需要麻醉的部位比较局限或禁忌椎管内麻醉时，可以应用

17

腰骶神经丛阻滞。另外，腰骶神经丛阻滞还可作为全身麻醉的辅助措施用于术后镇痛，具体见表17-6。

表17-6　下肢神经阻滞的适应证

手术类型	阻滞神经
下腹部手术	腰神经丛阻滞复合肋间神经阻滞（很少应用） 髂腹下神经与髂腹股沟神经联合阻滞（腹股沟区手术，简单而实用）
髋部手术	阻滞除髂腹下和髂腹股沟神经以外的全部腰神经 腰神经丛阻滞（简便实用）
大腿手术	需阻滞股外侧皮神经、股神经、闭孔神经及坐骨神经 腰大肌间隙腰丛阻滞联合坐骨神经阻滞
大腿前部手术	股外侧皮神经和股神经联合或分别阻滞
大腿前部皮肤移植皮区麻醉	股外侧皮神经阻滞
股骨干骨折术后止痛 股四头肌成形术 髌骨骨折修复术	股神经阻滞
防止止血带疼痛	股外侧皮神经和股神经联合阻滞再加坐骨神经阻滞
膝关节手术	股外侧皮神经、股神经、闭孔神经和坐骨神经 腰大肌间隙腰神经丛阻滞联合坐骨神经阻滞 股神经、坐骨神经联合阻滞
膝远端手术	坐骨神经和股神经的分支隐神经
大腿、踝和足内侧表浅手术	隐神经阻滞
足部手术	坐骨神经和股神经的分支隐神经 踝部阻滞

17

（三）阻滞方法

1. 腰神经丛阻滞

（1）腰丛神经腰大肌阻滞（后路阻滞）

1）定位：患者俯卧或侧卧，以髂嵴连线（垂直线）与棘突连线（水平线）交点外侧 3～4cm 处（图 17-39）。

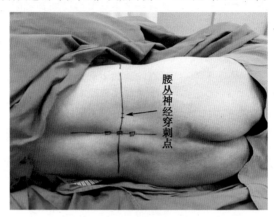

图 17-39　腰丛神经后路阻滞定位图

2）操作：经皮垂直刺入，直达 L_4 横突，然后将针尖滑过 L_4 横突上缘，再前进约 0.5cm 后有明显落空感后，表明针已进入腰大肌间隙，或用神经刺激器引发股四头肌颤抽确认腰丛，注入局麻药 30～40ml。

3）并发症：硬膜外阻滞或双侧神经阻滞。

4）超声引导下腰丛神经阻滞

探头选择：成人选用凸阵探头，深度 7～10cm，儿童可用线型探头，深度 3～6cm。频率 2～3MHz

超声显像：腰丛不是单一神经，不能用长轴和短轴进行描述。只能根据超声探头和脊柱的方向，以横截面和纵截面表示（图 17-40A、B）。与横截面相比纵截面容易辨认图像，发生双侧阻滞的可能性小，但是不容易确认针尖位置。

（2）腹股沟血管旁腰丛阻滞（三合一阻滞/前路阻滞）

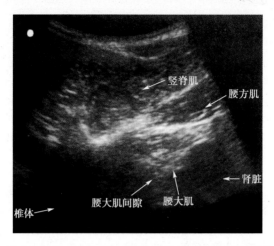

图 17-40A 超声引导下腰丛神经后路阻滞横截面图

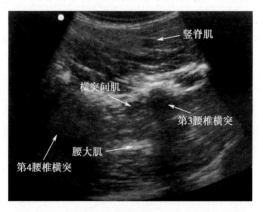

图 17-40B 超声引导下腰丛神经后路阻滞纵截面图

1）定位：仰卧在腹股沟韧带下方扪及股动脉搏动，用手指将其推向内侧，在其外缘作皮丘。

2）操作：由上述穿刺点与皮肤呈 45°向头侧刺入，直至出现异感或引发股四头肌颤抽，表明已进入股鞘，抽吸无血可注入局麻药 30ml，同时在穿刺点远端加压，促使局麻药向腰神经丛近侧扩散。

3）后路腰丛神经分布集中，腰丛的三支主要神经

17

易被同时阻滞。前路腰丛神经分散，只能通过大容量局麻药扩散来阻滞腰丛神经，只能有效的阻滞股神经，而不能有效的阻滞股外侧皮神经和闭孔神经，尤其是闭孔神经的运动支。

4）前路阻滞对于止血带耐受较差，不适用于长时间使用止血带的手术，而后路腰丛阻滞范围广，止血带耐受好，与坐骨神经阻滞联合使用，可用于长时间使用止血带的手术。

（3）股外侧皮神经阻滞

1）定位：以耻骨结节下 1.5cm 和外侧 1.5cm 处为穿刺点。

2）操作：由上述穿刺点垂直刺入，缓慢进针至触及骨质，为耻骨下支，轻微调节穿刺针方向使针尖向外向脚侧进针，滑过耻骨下支边缘而进入闭孔或其附近，继续进针 2～3cm 即到目标。回抽无血后可注入 10ml 局麻药，退针少许注局麻药 10ml，以在闭孔神经经过通道上形成局麻药屏障。若用神经刺激仪引发大腿外展肌群颤抽来定位，可仅用 10ml 局麻药。

（4）股神经阻滞

1）定位：在腹股沟韧带下面扪及股动脉搏动，于股动脉外侧 1cm，相当于耻骨联合顶点水平处作标记为穿刺点（图 17-41）。

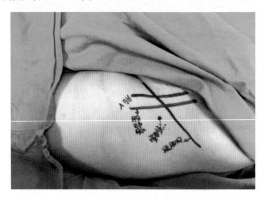

图 17-41　股神经阻滞定位图

2）操作：由上述穿刺点垂直刺入，缓慢前进，针尖越过深筋膜触及筋膜下神经时有异感出现，若无异感，可与腹股沟韧带平行方向，向深部作扇形穿刺至探及异感，若用神经刺激仪引发股四头肌颤抽及髌骨舞蹈征，即可注药 10～15ml。

3）超声引导下股神经阻滞

探头选择：线型探头 8～14MHz

探头位置：探头平行腹股沟韧带置于腹股沟之上。

超声显像：如图 17-42，可见股神经（三角形或类圆形高回声）、股动脉、股静脉。

操作：患者仰卧位，应用平面内进针技术，将针尖推向股神经深部，注射 5～10ml 局麻药后，再将针尖移到神经的上方，注射 5～10ml 局麻药。

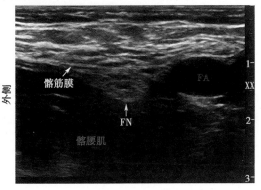

图 17-42 股神经超声显像图

FA 股动脉；FN 股神经

（5）隐神经阻滞

1）定位：胫骨内踝内侧面，膝盖上缘作皮丘。

2）操作：患者仰卧，穿刺针由皮丘垂直刺入，缓慢进针直至出现异感。若遇到骨质，便在骨面上行扇形穿刺以寻找异感，然后注药 5～10ml。

3）超声引导下隐神经阻滞

探头选择：线型探头 8～14MHz。

17

探头位置：探头放置于大腿中段前内侧或更远端。

超声显像：超声并不能很好地显示隐神经，有时可见于股动脉内侧，为一小的圆形高回声结构，如图17-43。

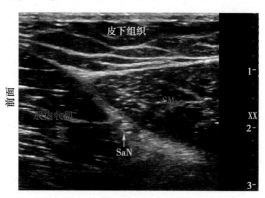

图 17-43 隐神经超声显像图

SM 缝匠肌；SaN 隐神经

操作：患者仰卧位，应用平面内进针技术，由外向内向股动脉进针，到达股动脉外侧后，回抽无血，给予局麻药 10～20ml。

注意：穿刺时，不必一味追求隐神经的显影。

2. 骶神经丛阻滞

（1）坐骨神经阻滞

1）传统后侧入路

定位：置患者于 Sims 位（侧卧，阻滞侧在上，屈膝屈髋）。股骨大转子与髂后上棘连线中点向内的垂直线5cm 处即穿刺点（图 17-44），或该垂线与股骨大转子与骶裂孔连线的交点。

操作：10cm 22G 穿刺针由上述穿刺点垂直刺入至出现异感，若无异感而触及骨质（髂骨后壁），针可略偏向内侧再穿刺，直至滑过骨面而抵达坐骨切迹。出现异感后退针数毫米，注入局麻药 20ml，或以神经刺激仪引起坐骨神经支配区肌肉的运动反应（腘肌或腓肠肌收

17

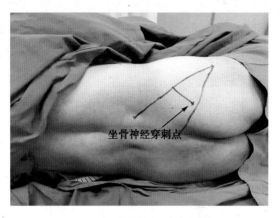

图 17-44 坐骨神经后路定位图

缩，足屈或趾屈）作为指示。

2）膀胱截石位入路

定位：仰卧，由助手协助患者，使髋关节屈 90°并略内收，膝关节屈 90°，股骨大转子与坐骨结节连线中点即为穿刺点。

操作：由上述穿刺点刺入，穿刺针与床平行，针向头侧而略偏内，直至出现异感或刺激仪引起运动反应后，即可注药 20ml。注药时压迫神经远端以促使药液向头侧扩散。

3）腘窝坐骨神经阻滞

定位：患者俯卧，膝关节屈曲，暴露腘窝边缘，其下界为腘窝皱褶，外界为股二头肌长头，内侧为重叠的半膜肌腱和半腱肌腱。如图 17-45，横向为腘横纹，外侧是肱二头肌腱，内侧是半腱肌和半膜肌肌腱。穿刺点在腘横纹上方 7~8cm 半腱肌和半膜肌肌腱之间。

操作：穿刺针与皮肤呈 45°~60°角度刺入，以刺激仪定位，一旦确定即可注入局麻药 30~40ml。

4）超声引导下坐骨神经阻滞：见表 17-7。

（2）踝关节处阻滞：单纯足部手术，在踝关节处阻滞，麻醉意外及并发症大为减少，具体方法为：

17

表 17-7　超声引导下坐骨神经阻滞

阻滞入路	体位	探头选择	探头位置	超声显像	操作
梨状肌下缘	侧卧,患肢朝上,屈髋,屈膝	凸阵探头,2～8MHz	传统后侧进入路位点。探头与坐骨神经走向垂直,坐骨神经位置标记在探头中间	坐骨神经为索状高回声区,其表浅为臀大肌,深层为上孖肌,内侧为臀下动脉和股后皮神经(图 17-46A)	平面内进针技术,探头内侧或外侧进针,针尖达到坐骨神经位置时,回抽无血后,注射 15～20ml 局麻药
坐骨结节和股骨大转子水平(经臀肌入路)	斜侧卧位或俯卧位,屈髋,屈膝	凸阵探头,2～8MHz	探头置于坐骨结节和股骨大转子最高点连线上方,探头与坐骨神经走向垂直	坐骨神经为椭圆形高回声区,其表浅为臀大肌,内侧为坐骨结节,外侧为股骨大转子(图 17-46B)	平面内进针技术,探头内侧或外侧进针,针尖达到坐骨神经位置时,回抽无血后,注射 15～20ml 局麻药
臀下	斜侧卧位或俯卧位	线阵探头,6～13MHz	探头横向放在臀纹下方。(操作者应在臀横纹至股骨中段之间选择坐骨神经显影最好的位置来完成阻滞)	坐骨神经在股二头肌和半腱肌半膜肌和臀大肌(最高点,向远端移动则无臀大肌)后方,呈椭圆形高回声影(图 17-46C)	平面内进针技术,针尖内侧或外侧进针,针尖达到坐骨神经位置时,回抽无血后,注射 15～20ml 局麻药

续表

阻滞入路	体位	探头选择	探头位置	超声显像	操作
前路	仰卧位,髋关节外展30°,轻度屈髋,屈膝	凸阵探头2~8MHz	探头横放于大腿近端内侧,约与小转子水平	超声浅部的股动脉,外侧为股骨小转子。股动脉,股骨小转子和坐骨神经构成一个三角形横截面(图17-46D)	平面内进针技术,探头外侧进针,在股动脉,骨小转子之间把针尖椎至坐骨神经表面,回抽无血后,注射15~20ml局麻药
腘窝	侧卧位或仰卧位(足部放置于搁脚凳上;或嘱患者屈膝,助手扶住足部)	线阵探头6~13MHz	探头横放于腘窝皮横纹处。识别腘动脉,胫神经和腓总神经;探头向头侧滑动(8cm),胫神经和腓总神经逐渐接近	腘窝上端:坐骨神经/胫神经,腓总神经的浅部为股二头肌长头,外侧为股二头肌短头,内侧为半腱肌,半膜肌,深部为腘静脉和腘动脉(图17-47A)腘窝及下端:胫神经和腓总神经位于腘动脉的外侧与浅层(图17-47B)	平面内进针技术,内侧或外侧进针,针尖达到神经表面时,回抽无血后,注射10~20ml局麻药

17

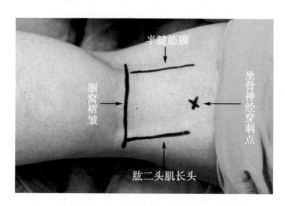

图 17-45 坐骨神经腘窝定位图

1）先在内踝后一横指处进针，作扇形封闭，以阻滞胫后神经。

2）在胫距关节平面附近的拇伸肌内倒进针，以阻滞胫前神经。

3）在腓骨末端进针，便能阻滞腓肠神经。

4）用不含肾上腺素的局麻药注射于两踝关节之间的皮下，并扇形浸润至骨膜，以阻滞许多细小的感觉神经。

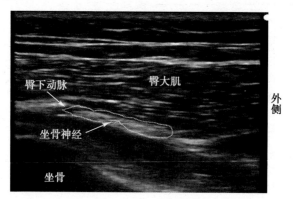

图 17-46A 超声引导下坐骨神经阻滞梨状肌下缘入路图

17

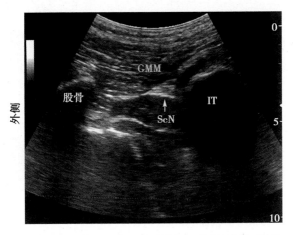

图 17-46B　超声引导下坐骨神经阻滞经臀肌入路图

GMM 臀大肌；ScN 坐骨神经；IT 坐骨结节

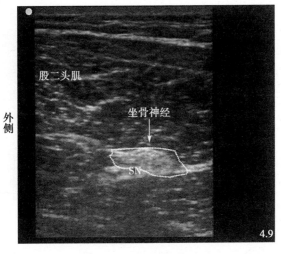

图 17-46C　超声引导下坐骨神经阻滞臀下入路图

17

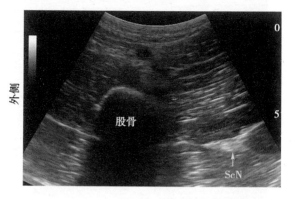

图 17-46D 超声引导下坐骨神经前阻滞图
FA 股动脉；AMM 大收肌；ScN 坐骨神经

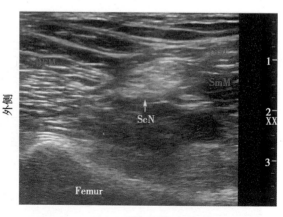

图 17-47A 超声引导下坐骨神经腘窝上端图
PA 腘动脉；ScN 坐骨神经；StM 半膜肌；
SmM 半腱肌；BFM 股二头肌

17

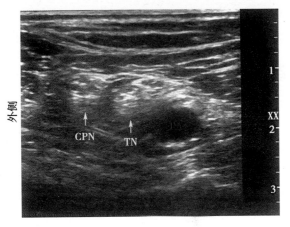

图 17-47B 超声引导下坐骨神经腘窝下端图
PA 腘动脉；TN 胫神经；CPN 腓总神经

（郑 宏）

17

第十八章

麻醉期间的严重事件

一、低血压

低血压是指患者动脉血压较平时显著降低。这可能与心功能（收缩力）下降、全身血管阻力（SVR）降低、静脉回流减少或心律失常有关。

（一）心肌收缩力

1. 麻醉药大多数麻醉药，包括吸入麻醉药、巴比妥类药物和苯二氮䓬类药物可导致直接的剂量依赖性心肌抑制。

2. 心血管药物如β受体阻滞药、钙通道阻滞药和利多卡因都是具有心肌抑制作用的药物。

3. 急性心功能障碍。

（二）全身血管阻力（SVR）降低

1. 麻醉期间使用的多种药物均可导致 SVR 降低。吸入麻醉药，阿片类药物和丙泊酚，直接血管扩张药，α_1 肾上腺素能阻滞药，引起组胺释放的药物，钙通道阻滞药和正性肌力血管扩张药等药物均可引起 SVR 降低。

2. 交感神经阻滞，常发生于脊麻和硬膜外麻醉中。

3. 脓毒血症。

4. 血管活性代谢产物。

5. 变态反应。

6. 严重的低氧血症。

7. 肾上腺功能不全。

（三）静脉回流不足

1. 低血容量可由失血、非显性失水、术前丢失（如无法进食、呕吐、腹泻、鼻胃管引流、肠道引流及肠道准备）或多尿（利尿剂、糖尿病、尿崩症及梗阻后利尿）引起。

2. 腔静脉受压：可因手术操作、妊娠子宫或腹腔镜致腹压增高所致。

3. 静脉容积增加：见于①交感神经阻滞；②直接血管扩张药；③引起组胺释放的药物；④降低交感神经张力的药物。

4. 胸内压增加。

5. 急性原发性中心静脉压（CVP）升离。见于①张力性气胸；②心脏压塞；③肺栓塞所致的右室流出道梗阻。

（四）心律失常

1. 快速型心律失常。

2. 房颤、房扑和交界性心律。

3. 慢型心律失常。

（五）低血压的治疗

应直接纠正潜在的病因，包括：①减浅麻醉深度；②扩容；③血管加压药；④纠正机械性因素；⑤使用抗心律失常药物；⑥心肌收缩力支持；⑦抗缺血治疗：包括使用血管升压药提高收缩压并治疗潜在的心肌缺血；⑧对于顽固性低血压，可考虑进行有创监测或使用经食管超声心动图（TEE）以辅助诊断。

二、高血压

（一）病因

1. 儿茶酚胺分泌过多。

2. 基础疾病。

3. 颅内压增高。

4. 血管收缩药的全身吸收。

5. 主动脉阻断。

6. 反跳性高血压。

7. 药物之间的相互作用。

18

8. 膀胱膨胀。

9. 应用靛胭脂染料。

（二）治疗

1. 改善氧合及通气。

2. 加深麻醉。

3. 使焦虑患者镇静或排空膀胱。

4. 药物治疗

（1）α 肾上腺素能阻滞药。

（2）β 肾上腺素能阻滞药。

（3）血管扩张药。

（4）钙通道阻滞药。

三、心律失常

（一）窦性心动过缓

即窦性心率 <60 次/分。

1. 病因

（1）缺氧。

（2）心脏本身疾病。

（3）药物。

（4）迷走神经张力增高。

（5）颅内压升高。

2. 治疗

（1）确保充分氧合及通气。

（2）对于迷走神经张力增高所致的心动过缓需解除诱发刺激。血流动力学稳定的心动过缓可予麻黄碱（5 ~ 10mg，静脉注射）。其中麻黄碱更适用于短期因手术刺激迷走神经所致的窦性心动过缓。

（3）由原发性心脏疾病所致窦性心动过缓的患者，应给予阿托品（0.5mg，静脉注射）、变时性药物（如麻黄碱、多巴胺）或心脏起搏。

（二）窦性心动过速

即窦性心率 >100 次/分。心律规则且极少超过 160 次/分。

18

1. 病因包括儿茶酚胺过量、疼痛、浅麻醉、高碳酸血症、缺氧、低血压、低血容量、治疗用药（如泮库溴铵、地氟烷、阿托品和麻黄碱）、发热、心肌梗死、肺栓塞、心脏压塞、张力性气胸、嗜铬细胞瘤及甲状腺毒症。

2. 治疗应直接纠正潜在病因，包括：①改善氧合并纠正通气异常。②增加麻醉深度。③纠正低血容量。④药物治疗：如给予麻醉性镇痛药和 β 肾上腺素能阻滞药，对于合并冠心病和高血压的高危患者应在明确病因的同时给予 β 受体阻滞药以有效控制心率。

（三）心脏阻滞

1. 一度房室（A-V）传导阻滞 PR 间期延长 > 0.2秒，每个心房激动均可传至心室。

2. 二度房室传导阻滞可分为两型，即莫氏Ⅰ型（Wenckebach）和Ⅱ型。

（1）莫氏Ⅰ型（Wenckebach）：表现为 PR 间期逐渐延长，直至出现一个未传导的 P 波。通常为良性。

（2）莫氏Ⅱ型：PR 间期恒定，偶见未传导的 P 波，易发展为三度阻滞。

3. 三度房室传导阻滞表现为房室传导完全缺失。通常心室率低于 45 次/分。P 波规律出现，但与 QRS 波群不相关（房室分离）。

4. 心脏阻滞的治疗

（1）一度房室传导阻滞：通常不需要特殊处理，但合并双束支阻滞时常需放置临时起搏器。

（2）二度房室传导阻滞

1）莫氏Ⅰ型：仅在有症状的心动过缓，充血性心衰，或束支传导阻滞时需治疗，必要时采用经皮或经静脉起搏，尤其当患者合并下壁心肌梗死时。

2）莫氏Ⅱ型：可进展为完全性房室阻滞，故需使用起搏器治疗。

3）三度房室传导阻滞：通常需经皮或经静脉起搏。

（四）室上性心动过速：除异常传导外，其 QRS 波群均是窄的。

18

1. 房性期前收缩（APCs）房性期前收缩的 P 波与先前 P 波的形态明显不同，PR 间期也有变化。房性期前收缩较常见，通常为良性，一般不需治疗。

2. 交界性或房室结性节律表现为 P 波缺失或 P 波异常而 QRS 波正常。对于心排出量主要靠心房收缩供血的患者，其每搏量和血压可急剧下降。治疗方法如下：

（1）减浅麻醉深度。

（2）增加血容量。

（3）阿托品静脉注射，每次 0.2mg，可将缓慢的交界性心律转为窦性心律。

（4）需慎用 β 受体阻滞药。

（5）若同时伴有低血压，需使用血管收缩药来升高血压，但这只是一种临时治疗措施。

（6）必要时可放置心房起搏器以维持心房收缩。

3. 心房颤动心房率 350 ~ 600 次/分且心室率不规则。应根据患者血流动力学状态的变化进行治疗。

（1）快速心室率伴血流动力学稳定：可使用 β 肾上腺素能阻滞药进行治疗。可应用胺碘酮（150mg，静脉注射）将心律转复为窦性心律。

（2）快速心室率伴血流动力学不稳定：需进行非同步心脏复律（单相 360J 或双相 150 ~ 200J）。

4. 心房扑动心房率为 250 ~ 350 次/分的规则节律，心电图表现为特征性的锯齿样图形。多见于合并潜在心脏疾病（如风湿性心脏病和二尖瓣狭窄）的患者。治疗包括 β 肾上腺素能阻滞剂或钙通道阻滞剂或进行同步心脏复律。

5. 阵发性室上性心动过速多为通过房室结折返的心动过速（心房和心室率为 150 ~ 250 次/分）。治疗包括腺苷（6 ~ 18mg，静脉注射；3mg，经中心静脉给药），按摩颈动脉窦，或普萘洛尔（1 ~ 2mg，静脉注射）。对血流动力学不稳定的患者可使用同步心脏复律。

（五）室性心律失常

1. 室性期前收缩（VPCs）其特征为 QRS 波群增宽。在麻醉状态下常见于下列情况：儿茶酚胺过量，缺氧或

18

高碳酸血症。室性期前收缩也可见于心肌缺血、心肌梗死、洋地黄中毒或低钾血症。可对其他方面健康的患者采用如下治疗：加深麻醉，保证氧合和通气充分。心室兴奋性持续增高的冠心病患者需纠正缺血。若异位节律持续存在，应使用胺碘酮（150mg 缓慢静脉注射超过 10 分钟，然后以 1mg/min 静脉注射 6 小时，必要时继续以 0.5mg/min 进行治疗）或利多卡因（1mg/kg 静脉注射；继之以 1～2mg/min 静脉滴注）。

2. 室性心动过速为 QRS 波群增宽的快速型心律失常，心率为 150～250 次/分。应对血流动力学不稳定的患者进行心肺复苏和心脏电复律（双相 150J 或 200J，单相 360J）。此外，其治疗还需根据射血分数而定。

3. 心室颤动心室活动紊乱所致的心室无效收缩，应进行心肺复苏和除颤。

4. 心室提前激动特征性心电图显示短的 PR 间期及 QRS 波起始处节的"delta 波"。快速型心律失常常见。治疗取决于患者血流动力学是否稳定。对血流动力学不稳定的患者需采用同步心脏复律，50J 起始（单相或双相）。这类患者极易发生心室颤动。

四、缺氧

输送到组织的氧不足以满足机体代谢需要时，则发生缺氧。

（一）术中病因

1. 氧供不足

（1）氧气筒的氧气用完，从而失去主管道供氧。

（2）氧流量表未调在足够的氧流量上。

（3）呼吸环路脱开。

（4）麻醉机、呼吸机、二氧化碳吸收罐、呼吸环路或气管导管周围发生大的泄漏时，用简易呼吸器给患者供氧来进行紧急处理。

（5）气管导管阻塞。

（6）气管导管位置错误。

18

（7）非插管患者发生喉痉挛。

2. 通气不足。

3. 通气-灌注比例失调或分流

（1）肺：见于肺不张、肺炎、肺水肿、误吸、气胸、支气管痉挛、黏液堵塞和其他实质性病理状态

（2）心脏：右向左分流，如法洛四联症。

4. 携氧能力降低：见于贫血、一氧化碳中毒和血红蛋白病。

5. 血红蛋白-氧解离曲线左移：见于低温、2,3-DPG浓度降低、碱中毒、低碳酸血症和一氧化碳中毒。

（二）缺氧的治疗

1. 如果正在进行机械通气，应先用纯氧手动通气以评估肺顺应性。听诊呼吸音，检查术野是否对气道造成机械性压迫，气管导管有无梗阻或脱出，观察胸壁和膈肌的运动是否充分，气道压峰值上升可提示支气管痉挛、气胸、气管内导管阻塞或支气管插管。

2. 检查呼吸环路、呼吸囊和麻醉机有无漏气。

3. 患者供氧充分与否应经由呼吸环路中的氧分析仪来确定。

4. 支气管镜检查有助于排除梗阻原因。

五、高碳酸血症

由通气不足或 CO_2 产生增加所致，可导致呼吸性酸中毒、肺动脉压和颅内压增高。

（一）通气不足

1. 延髓呼吸中枢抑制可由药物或原发性中枢神经系统疾病引起。

2. 神经肌肉抑制可见于高位脊麻、膈神经麻痹和使用肌肉松弛药。

3. 呼吸机设置不当导致分钟通气量过低。

4. 气道阻力增加。

5. 再次吸入已呼出的气体。

6. 单肺通气对于已合并肺部疾病患者，单肺通气是

18

高碳酸血症的重要原因。

（二）二氧化碳产生过多

来自外源性二氧化碳（如腹腔镜时吸收吹入的二氧化碳），再灌注和高代谢状态（如恶性高热）。

（三）高碳酸血症的治疗

主要是针对病因的治疗，包括增加分钟通气量，改变气管导管位置，吸痰，处理支气管痉挛，利尿，或放置胸腔引流管。

六、尿量异常

（一）少尿

即尿量小于 $0.5ml/(kg \cdot h)$。

1. 治疗包括排除机械性原因。

2. 低血压应纠正以维持足够的肾灌注压。

3. 评估血容量若怀疑低血容量，可进行快速补液试验。

4. 少尿持续若在血容量充足的状态下仍持续少尿，可通过使用以下药物来增加尿量。

（1）呋塞米 $2 \sim 20mg$，静脉注射。

（2）多巴胺 $1 \sim 3\mu g/(kg \cdot min)$ 静脉注射。

（3）甘露醇 $12.5 \sim 25g$，静脉注射。

（4）非诺多泮 $0.1 \sim 0.4\mu g/(kg \cdot min)$，静脉注射。

5. 术中利尿对长时间接受利尿药治疗的患者在术中可能需用利尿药以维持其尿量。

（二）无尿

在围手术期非常少见，必须排除机械性因素。血流动力学不稳定应予以纠正。

（三）尿量过多

可能与医源性因素（如大量输液、使用甘露醇和呋塞米）有关。治疗应针对其病因，维持容量状态并纠正电解质紊乱。

七、低温

低温是围手术期常见的问题。

18

（一）热量丢失

热量丧失发生于下列任何机制：

1. 核心温度　下降核心部位（如脑、心脏等）的热量重新分布至末梢组织（如手指、皮肤等）。

2. 辐射　辐射散热主要取决于皮肤血流和暴露的皮肤表面积。

3. 蒸发　黏膜和浆膜表面、皮肤和肺的水分蒸发导致热量丧失。蒸发散热取决于暴露的表面积和周围气体的相对湿度。

4. 传导　指热从温度高的物体传递到温度低的物体，与暴露的表面积、温度差和热传导性成正比。

5. 对流　是指因气体流动而导致的热量丧失。

（二）儿科患者

儿科患者对术中低温特别敏感。

（三）老年患者

老年患者对低温也很敏感。

（四）麻醉效应。

（五）严重低温可导致一系列生理改变。

1. 心血管严重低温可导致外周血管阻力升高、室性心律失常和心肌抑制。

2. 代谢降低代谢率和组织灌流（儿茶酚胺反应）。

3. 血液学血液黏度增高，血红蛋白解离曲线左移，凝血机制受损以及血小板功能障碍。

4. 神经系统麻醉苏醒延迟，并可能导致昏睡和意识障碍。

5. 药物处置对麻醉药的需求减少。

6. 寒战可使得产热增加 100% ~ 300%。同时也会使得氧耗量增加 500%，二氧化碳产生也增加。

（六）低温的预防和治疗

1. 维持或升高周围环境温度。

2. 覆盖暴露的表面。

3. 加热输入的液体和血液。

4. 使用紧闭或低流置半紧闭麻醉环路。

5. 加热湿化器。

18

6. 加热毯：温度应低于40℃，以免烫伤。

7. 辐射加热器和加热灯：此法仅用于婴儿。

8. 加热灌注液：灌注液在使用前应加温。

八、高热

高热指体温以 2℃/h 的速度上升或 15 分钟上升 0.5℃。在手术室很少因维持患者体温而发生高热，所以任何体温上升均应追查病因。

（一）病因

1. 恶性高热围手术期出现体温升高时均应考虑是否与恶性高热有关。

2. 炎症、感染和脓毒血症均可释放炎性介质从而导致高热。

3. 高代谢状态如甲状腺毒症和嗜铬细胞瘤可导致高热。

4. 下丘脑体温调节中枢损伤，缺氧、水肿、创伤或肿瘤可影响下丘脑的温度调定点。

5. 神经安定药恶性综合征（NMS）少见，由吩噻嗪类神经安定药引起。

6. 拟交感神经药和三环抗抑郁药均可导致高代谢状态。

7. 抗胆碱药如阿托品可抑制出汗。

（二）治疗

1. 恶性高热如疑有恶性高热必须给予丹曲林治疗。

2. 严重高热可用冰、降温毯或降低周围环境温度以降低暴露皮肤的温度，或用体内冷盐水灌洗法（灌洗胃、膀胱、肠和腹膜）。用挥发性液体（如酒精）敷于皮肤可加快蒸发散热。可应用硝普钠和硝酸甘油扩张血管以增加传导性散热。可经胃管或直肠给予中枢作用的药物，如阿司匹林和对乙酰氨基酚。维持神经肌肉阻滞可防止寒战。当高热加重时，可采用体外降温。当体温降至38℃时，应停止降温以防止发生低温。

九、出汗

焦虑、疼痛、高碳酸血症或麻醉不充分时的伤害性

18

刺激，引起交感神经兴奋可导致出汗。出汗可与下列症状同时发生：心动过缓，恶心，低血压，这些都是全身性迷走反射的一部分或是机体对高热的一种体温调节反应。

十、喉痉挛

（一）喉痉挛最常见的原因是浅麻醉下刺激气道。麻醉诱导时，快速注射大剂量合成的麻醉性镇痛药（如芬太尼）也可诱发喉痉挛。

（二）声带的反射性关闭可使得声门发生部分或全部梗阻，轻度喉痉挛可表现为"鸡鸣"样呼吸或喘鸣，当全部梗阻时则表现为"摆动样"阻塞性呼吸。当完全梗阻时，麻醉医师无法对患者进行通气。

（三）喉痉挛所致的缺氧、高碳酸血症和酸中毒可引起高血压和心动过速。儿童和妊娠妇女因其功能残气量小和氧耗较高，故更易出现上述并发症。

（四）治疗：在吸入纯氧的同时加深麻醉，消除刺激即可缓解喉痉挛。如喉痉挛仍未解除，使用面罩持续正压通气可能能够缓解喉痉挛。若仍无效，可给予小剂量琥珀胆碱（如成人 10～20mg，静脉注射）松弛喉肌。使用纯氧进行通气，并在再次进行伤害性操作前加深麻醉。若喉痉挛发生于苏醒期，可将患者唤醒。喉痉挛可导致负压性肺水肿，故处理喉痉挛后应对肺水肿进行治疗。

十一、支气管痉挛

（一）反射性小支气管收缩

可由中枢介导，也可以是对气道刺激的局部反应。支气管痉挛常见于药物类过敏反应和输血反应，也可见于吸烟者和慢性支气管炎患者。

（二）喘鸣是支气管痉挛的特征性表现（呼气时常更明显）。清醒患者可伴有气促和呼吸困难，而麻醉患者则因气道阻力增高而难以进行肺通气。

（三）引起组胺释放的药物可加重支气管收缩。

18

（四）治疗

1. 气管导管位置：应核查其位置是否正确。

2. 加深麻醉常可减轻因麻醉过浅导致的支气管痉挛。

3. 药物治疗包括吸入或静脉给予 β_2 肾上腺素能激动剂。吸入性气管扩张药因全身吸收少，故能在最大限度上减少药物对心血管系统的副作用。严重者可先通过静脉给予氯胺酮或小剂量异丙肾上腺素。

4. 充分补液和湿化：吸入气体可使分泌物浓缩减少到最低限度。

十二、误吸

全麻可抑制气道反射从而使患者易于发生误吸。症状的轻重取决于误吸胃内容物的量和 pH。易于诱发误吸的情况包括胃流出道梗阻、胃食管反流、小肠梗阻、有症状的食管裂孔疝、妊娠、重度肥胖和饱食。

（一）呕吐或反流

若呕吐或反流发生在麻醉患者未行气管插管时，患者应取头低足高位，以减少胃内容物被动流入气管。头应转向一侧，吸净上呼吸道并行气管内插管。明显的误吸表现为喘鸣、肺顺应性降低和低氧血症。使用支气管扩张药可能有效。

（二）支气管镜

若临床上怀疑有明显的误吸，则应进行支气管镜检查。同时应将气道吸引干净并清除异物，如牙齿和食物。使用大量生理盐水灌洗并无益处。

（三）血液误吸

除非大量吸入，通常并不严重。

（四）应用抗生素

除非吸入物中细菌含量很高，如肠梗阻的患者，否则不需要使用抗生素。

（五）痰培养

应做痰标本的革兰染色和培养。

18

（六）甾体类药物

对治疗误吸无帮助。

（七）若发生明显误吸，术后应进行密切观察。包括脉搏血氧监测和反复胸片检查。必要时支持通气并供氧。

十三、气胸

气胸是指胸膜腔积气。

（一）病因

1. 肺大疱自发性破裂。

2. 胸部钝性伤和贯通伤。

3. 胸部、上腹部和腹膜后手术、气管造口术或胸壁和颈部手术中破入胸膜腔。

4. 锁骨下或颈内静脉置管时、胸腔穿刺术、心包穿刺术或上肢神经阻滞时发生的并发症。

5. 在正压通气中使用高气压和高容量，引起气压伤和肺泡破裂，合并慢性阻塞性肺疾病的患者特别容易发生气胸。

6. 胸腔引流管引流无效。

（二）生理效应

气胸所致的生理效应，取决于气体容积和膨胀速度。大量气胸可导致明显的肺萎陷和低氧血症。当气体单向进入胸膜腔时可发生张力性气胸并导致明显的胸内压升高，从而导致静脉回流减少、纵隔移位和心脏受压。大量的张力性气胸可诱发心搏骤停。

（三）诊断

气胸体征包括：患侧呼吸音减弱，肺顺应性降低，吸气峰压升高和低氧血症。低血压可反映张力性气胸的发生。胸片常可确诊，然而对血流动力学不稳定的患者不应因等待胸片结果而延误治疗。

（四）治疗

停用氧化亚氮并进行纯氧通气。张力性气胸需立即抽气。将大孔套管针（14～16G）刺入锁骨中线第2肋间。然后将胸腔引流管置于腋中线第5～6肋间。

18

十四、心肌缺血

(一) 病因

因心肌氧供和氧耗失衡所致，治疗不及时可导致心肌梗死。

(二) 临床表现

1. 症状及体征清醒患者的心肌缺血表现为胸痛、呼吸困难、恶心、呕吐、出汗及肩或颌骨疼痛。在围手术期，尤其是糖尿病患者，无症状性缺血十分常见。在全麻患者中，可因心肌缺血而出现血流动力学不稳定和心电图改变。

2. 心电图改变如 ST 段压低超过 1mm 或急性 T 波倒置提示心内膜下缺血。ST 段升高可见于透壁性心肌缺血。V_5 导联对监测心肌缺血最为敏感。

3. 其他心肌缺血表现①低血压。②中心静脉压或心排出量改变。③经食管超声心动图可发现局部心壁运动异常。④心律失常，尤以室性异位节律最为常见。

(三) 治疗

1. 纠正低氧血症和贫血，以最大限度地增加心肌供氧。

2. β 肾上腺素能阻滞剂可通过降低心率和收缩力来降低氧耗。

3. 硝酸甘油 [以 25～50μg/(kg·min) 开始静脉滴注，或舌下含服 0.15mg] 通过扩张静脉减少心室舒张压和容量，从而减少心肌对氧的需求。

4. 低血压若在此情况下出现心肌缺血，则需用血管收缩药以提高心肌的灌注压。麻醉深度可能需要减浅并维持血容量。

5. 当心肌缺血导致明显的心排出量降低和低血压（心源性休克）时，应使用正性变力药如多巴胺 [5～20μg/(kg·min)，静脉注射] 或多巴酚丁胺 [5～20μg/(kg·min)，静脉注射]、米力农 [给予负荷剂量 50μg/(kg·min) 之后，以 0.375～0.75μg/(kg·min) 维持]

18

或去甲肾上腺素 $[2 \sim 20\mu g/(kg \cdot min)$，静脉注射]。主动脉内球囊反搏为救命的措施。放置肺动脉导管以监测心室功能和机体对药物治疗的反应。

6. 阿司匹林应予以使用。

7. 肝素治疗、溶栓治疗、血管成形术和冠状血管再通术，在某些患者中可以应用。

十五、肺栓塞

肺栓塞是由于血栓、空气、脂肪或羊水所造成的肺血流阻塞。大的栓子可引起因无效腔量急性增加而导致的呼气末二氧化碳分压突然降低。其他体征包括呼气末氧气分压增加、中心静脉压增加、低氧血症、快速型或缓慢型心律失常，以及室性异位心律。

（一）血栓栓塞多源于盆腔和下肢的深静脉系统。血栓发生的常见因素包括血液淤滞、高凝状态和血管壁异常。多伴发于妊娠、创伤、肿瘤、长时间卧床和血管炎。

1. 体征非特异性，也可能表现为呼吸过快、心动过速、呼吸困难、支气管痉挛和发热。

2. 实验室检查心电图提示非特异性心动过速，严重栓塞时可出现电轴右偏、右束支传导滞及前壁 T 波改变。肺栓塞可导致心房颤动。胸片无显著变化，除非有肺梗死。低血压和低氧血症为典型表现。有自主呼吸的患者可因呼吸增快而出现低碳酸血症和呼吸性碱中毒。确诊需行肺血管造影或高分辨的胸部 CT（螺旋 CT）。

3. 术中治疗对可疑肺栓塞应采取支持治疗。通过提高吸入氧浓度来提高氧合。因有出血危险，故通常不采取肝素化或溶栓疗法。当患者合并严重的低氧血症和低血压时，应考虑施行心肺转流术和肺栓塞切除术。

（二）空气栓塞

空气进入静脉或静脉窦可导致空气栓塞。它最常发生于坐位行颅内手术当硬脑膜静脉窦被切开时。空气栓塞亦可发生于肝移植、心脏直视手术和腹腔镜手术注气时。

1. 提示空气栓塞的体征可通过经食管超声心动图或

18

经心前区多普勒检查证实。

2. 治疗首先采取的治疗包括在术野用生理盐水灌满以防止空气再进入，或将患者重新摆放体位以使静脉压升高。暂停使用氧化亚氮以避免循环中的气泡体积增大。将患者置于左侧卧位有助于减少空气栓塞。若放置了中心静脉导管，可尝试将空气抽出。应补液并使用血管加压药（如去甲肾上腺素）来维持血压。

3. 使用 PEEP 是否应使用仍存在争议。当出现大量气体栓塞时可考虑行高压氧治疗。

（三）脂肪栓塞

可发生于创伤后或涉及长骨、骨盆或肋骨的手术。

1. 临床特征与肺循环的机械性阻塞有关，并与肺血栓栓塞相似。游离脂肪酸的释放可导致精神萎靡，低氧血症加重，尿中出现脂肪滴，弥散性血管内凝血（DIC）、血小板减少，并出现出血点。

2. 治疗应采取支持疗法，充分供氧和通气是必要的。

（四）羊水栓塞（见后续章节）。

十六、心脏压塞

心包囊中血液或其他液体的积聚，阻碍了心室的充分充盈，降低了每搏量和心排出量。当液体迅速积聚时，将在数分钟内发生心血管虚脱。

（一）心脏压塞可伴发于下列情况：

1. 胸部创伤。

2. 心脏或胸部手术。

3. 心包肿瘤。

4. 心包炎（急性病毒性、化脓性、尿毒症性或辐射后）。

5. 中心静脉导管或肺动脉导管刺破心肌。

6. 主动脉夹层。

（二）临床特征包括心动过速、低血压、颈静脉怒张、心音遥远、脉压减小。心电图显示心电交替变化和广泛性低电压。可见奇脉（收缩压在吸气时下降

18

10mmHg 以上）。左心和右心压力相等，表现在中心静脉压、右室舒张末期压、肺动脉舒张压和肺毛细血管楔压相同。胸片显示心影增大。超声心动图具有诊断意义。

（三）治疗

对疑有心脏压塞且血流动力学不稳定患者的治疗可采用心包穿刺术。应增加血管内容量，并应用血管活性药维持血压，包括正性变时药物和正性肌力药物（如多巴胺）。外科心包开窗术是更为长久的缓解填塞的方法。

十七、恶性高热

（一）病因

恶性高热是一种高代谢综合征，具有遗传易感性的患者接触到可触发的麻醉药之后发生。触发恶性高热的麻醉药包括所有强效的吸入麻醉药（如氟烷、恩氟烷、异氟烷、地氟烷、七氟烷）和琥珀胆碱。因肌肉持续收缩，产生高代谢体征，包括心动过速、酸中毒、高碳酸血症、肌肉强直、呼吸加快、低氧血症和高热。恶性高热的最初症状通常发生在手术间内，但可能直至患者到达麻醉后恢复室或回到病房后才表现出来。

（二）临床表现

1. 无法解释的心动过速。

2. 机械通气患者出现高碳酸血症或自主呼吸患者出现呼吸急促。

3. 代谢性酸中毒。

4. 即使使用了神经肌肉阻滞药仍不能缓解肌肉强直，应用琥珀胆碱后的咬肌痉挛与恶性高热有关。然而，并非所有咬肌痉挛的患者均发展为恶性高热。

5. 低氧血症。

6. 室性心律失常。

7. 高钾血症。

8. 发热是晚期体征。

9. 肌红蛋白尿。

10. 混合静脉血与动脉血之间 CO_2 分压的巨大差异

18

证实恶性高热的诊断。

（三）治疗

1. 请求帮助—一旦怀疑有恶性高热时，应立即请求帮助。停用所有可能诱发恶性高热的麻醉药，并使用纯氧对患者行过度通气，纯氧需来自于新的气源，如通过连接于墙壁氧源的简易呼吸器来进行通气。改用全凭静脉麻醉，如丙泊酚。尽快结束手术，如果可能，应更换麻醉机。

2. 丹曲林先静脉注射 2.5mg/kg，若恶性高热症状仍持续，可重复给药直至总量达 10mg/kg 或更多。这是已知的特异性治疗恶性高热的唯一方法。每个安瓿含有丹曲林 20mg 和甘露醇 3g，可用 50ml 的温无菌注射液溶解。

3. 碳酸氢钠应依据测得的 pH 和 CO_2 分压（PCO_2）来应用。

4. 高钾血症可用胰岛素和葡萄糖纠正；当高代谢状态被控制后可能发生低钾血症。应避免使用钙剂。

5. 心律失常通常在解除恶性高热的高代谢相时得到缓解。持续的心律失常可用普鲁卡因胺治疗。

6. 高热可采用多种方法治疗（见八）。

7. 尿置需维持在 2ml/(kg·min)，以免肌红蛋白对肾小管的损伤，并尽可能早地置入 Foley 导尿管。

8. 复发、弥散性血管内凝血和急性肾小管坏死：可在恶性高热急性期之后发生。因此，应在恶性高热发生后的 48～72 小时继续使用丹曲林进行治疗（1mg/kg，静脉注射或口服，每 6 小时一次），并严密观察病情变化。

（四）对恶性高热易感患者的麻醉

1. 家族史 了解每位患者是否有提示恶性高热易感性家族史，如麻醉中是否有无法解释的发热或死亡等。

2. 恶性高热 可发生在曾经接触过诱发因素但是无意外发生的易感患者中。

3. 预防 一般不推荐用丹曲林来对易感患者进行预防。恶性高热急救车或丹曲林药品应随时备用。

18

4. 准备　麻醉机应更换 CO_2 吸收剂和新的气体管道，取下蒸发器，使用一次性呼吸环路，用纯氧以 10L/min 冲洗麻醉机至少 10 分钟。

5. 局麻或区域麻醉　应考虑选择，但也可以使用无触发作用的全身麻醉药。全麻诱导和维持的安全用药包括巴比妥类药、丙泊酚、苯二氮䓬类药、麻醉性镇痛药和氧化亚氮。非去极化神经肌肉阻滞药可以应用并且可以安全地拮抗。

6. 密切监测　密切监测恶性高热的早期体征，如无法解释的高碳酸血症或心动过速至关重要。

（五）相关的综合征

当患者患有下列疾病时，则应将其视同恶性高热的易感患者来进行处理。

1. 肌营养不良 Duchenne 肌营养不良和其他肌营养不良。

2. King-Denborough 综合征表现为侏儒症、智力发育迟缓和肌肉骨骼异常。

3. 中央核疾病一种罕见肌病。

（六）神经安定药恶性综合征（NMS）与应用神经安定药有关，有许多恶性高热的共同表现。

1. 临床表现　NMS 典型发作可持续 24～72 小时以上，并与恶性高热相似，表现为高代谢状态，包括发热、自主神经系统不稳定、明显的肌肉强直和横纹肌溶解。肌酸激酶和肝转氨酶水平常升高，病死率接近 30%。

2. 治疗　使用丹曲林进行治疗，尽管苯二氮䓬类药物、多巴胺拮抗药如溴隐亭和非去极化肌松药也可减轻肌强直。

3. 对麻醉的影响　尚未明确 NMS 和恶性高热之间的确切关系，但某些 NMS 患者有发生恶性高热的危险，应谨慎处理（如避免使用已知的诱发药）。对 NMS 患者使用所有麻醉药时应监测恶性高热有无发生（如体温、呼气末 CO_2）。二者均不应预防性使用丹曲林。

18

十八、过敏和类过敏反应

（一）过敏是一种危及生命的变态反应，过敏反应特征性地表现为类胰蛋白酶水平急剧升高。

（二）类过敏反应

临床表现与过敏反应相似。

（三）临床表现

过敏反应或类过敏反应的临床表现包括：

1. 荨麻疹和潮红。

2. 支气管痉挛或气道水肿，可导致呼吸衰竭。

3. 外周血管扩张和毛细血管通透性增加所致的低血压和休克。

4. 肺水肿。

（四）治疗

1. 停用麻醉药出现循环虚脱时，应停用麻醉药。

2. 吸纯氧评估是否需要气管插管和机械通气。急性期后，气道水肿可长期存在。

3. 予以血管内扩容治疗。

4. 予以肾上腺素治疗低血压：静脉注射 $50 \sim 100\mu g$。对于明显的心血管虚脱，肾上腺素 $0.5 \sim 1.0mg$ 静脉注射；若低血压持续存在，则可持续滴注。血管加压素可用于难治性的过敏/类过敏反应。

5. 甾体类药物（氢化可的松 $250mg \sim 1g$ 静脉注射，或甲泼尼龙 $1 \sim 2g$ 静脉注射）可能会减轻炎性反应。

6. 抗组胺药（成人：苯海拉明 $50mg$ 静脉注射，或雷尼替丁 $50mg$ 静脉注射）可作为二线治疗药物。

（五）药物超敏反应的预防

1. 组胺（H_1）拮抗药术前夜和术日晨应用苯海拉明（成人 $0.5 \sim 1.0mg/kg$ 或 $50mg$ 静脉注射）。

2. H_2 拮抗药术前夜和术日晨应用西咪替丁（成人 $150 \sim 300mg$ 静脉注射或口服）或雷尼替丁（成人 $50mg$ 静脉注射或 $150mg$ 口服）。

3. 皮质类固醇类泼尼松（成人 $1mg/kg$ 或 $50mg$），

18

每6小时1次，术前可使用4次。

十九、手术间失火和用电意外

（一）失火

因需火源、易燃物及氧化剂，故失火在手术间较为少见。

1. 激光和电凝器是最常见的火源。

2. 易燃物包括乙醇、溶剂、铺单、布帘、塑料或橡胶制品（包括气管导管）。与乙醚和环丙烷不同，现代的吸入麻醉药不是易燃物。电器失火时，拔掉电源插头相当重要。

3. 氧是最常见的氧化剂。氧气可在手术单下积聚，只在有医疗指征时方可供氧。

4. 灭火器应在所有的麻醉场所常备，CO_2 和 Halon 灭火器具有可用于各种火灾的优势，且不像干粉化学灭火器那样产生颗粒污染。

（二）用电安全

1. 宏电击是当电流穿过完整的皮肤时引起的皮肤、神经和肌肉的热损伤。它可中断正常的生理功能，甚至导致心跳、呼吸骤停。损伤程度依电流强度及频率而定。

2. 微电击发生于电流直接通过心脏的情况，常见于使用心脏起搏器时，但不给予足够重视则极易发生危险。为减少微电击的可能性，所有装置应使用三角插头接地，与患者相连的导线应该绝缘。即便使用电池也不能确保电绝缘。

3. 线路隔离监测器现在大多数电器都做了电绝缘设计。

4. 电手术器械（ESU）造成的烧伤可因分散电极（接地的软垫）与患者接触不良所致。烧伤的危险可通过以下方法避免：充分涂抹电极凝胶，分散电极靠近术野部位及患者同其他可能的电流通路绝缘。

（姚尚龙　武宙阳）

18

第十九章

血流动力学调控

第一节 血压及其自主调节

血压指血管内的血液对于单位面积血管壁的侧压力。包括动脉血压、毛细血管压和静脉血压。但通常所说的血压是指动脉血压。本章节提及血压均指动脉血压。

血压是麻醉全过程必须监测的指标之一。

一、血压影响因素

1. 每搏输出量 当每搏输出量增加时，血压升高，但是每搏输出量对于收缩压的影响要强于对舒张压的影响。

2. 心率 心率加快时舒张压升高，脉压减小。

3. 外周阻力 外周阻力加大，动脉血压升高。外周阻力对舒张压的影响要大于对收缩压的影响。

4. 大动脉管壁的弹性 大动脉弹性减退，收缩压升高，舒张压降低，脉压增大。但由于老年人小动脉常同时硬化，以致外周阻力增大，使舒张压也常常升高。

5. 循环血量与血管系统容量的比值变化。

二、血压的调节

主要通过神经和体液两方面调节。

1. 神经调节

（1）心脏的神经支配：心交感神经兴奋时，其末梢释放去甲肾上腺素，心率加快，心肌收缩力增强，心输出量增加，血管收缩，血压升高。副交感神经兴奋时，其末梢释放乙酰胆碱，心率减慢，心肌收缩力减弱，心输出量减少，血管扩张，血压下降。

（2）压力感受器机制：压力感受器位于颈动脉窦和主动脉弓的血管壁外膜上，血压升高，兴奋增加，发放神经冲动，经传入神经达心血管中枢，改变心血管中枢的活动，使降低反射的活动增强，通过传出神经纤维影响心脏和血管的活动，使心脏收缩减弱，血管扩张，外周阻力下降，血压下降，从而保持动脉压在一定的水平。

（3）化学感受器系统：在颈动脉体和主动脉弓附近存在化学感受器，对血液中的氧和二氧化碳含量极为敏感。在机体缺氧状态下，化学感受器受到刺激后，反射性地引起呼吸加速，外周血管收缩，血压上升。

2. 体液调节　体液调节是血液和组织液的一些化学物质对血管平滑肌活动的调节作用。儿茶酚胺类（肾上腺素、去甲肾上腺素等）、肾素、血管紧张素、抗利尿激素等，具有收缩血管作用，可使血压升高。循环血液中的肾上腺素和去甲肾上腺素主要来自肾上腺髓质，对心脏的作用是使心率加快，心肌收缩力加强，心输出量增加，血压上升。肾素-血管紧张素Ⅰ-血管紧张素Ⅱ系统，可使全身细小动脉收缩，促使醛固酮释放，钠水潴留，血容量增加，血压升高。抗利尿激素使血管平滑肌收缩，外周阻力增加，血压升高。而缓激肽、前列腺素E、心房肽则具有扩张血管、降低血管外周阻力的作用。缓激肽的前身是血管舒张素，二者均有强烈的舒血管作用，使血管扩张，血压下降。前列腺素E能扩张血管，增加器官血流量，降低外周阻力，降低血压。心房肽是一种心脏内分泌激素，它存在于心房肌纤维内，当心房内压增高时，可分泌心房肽。它可提高肾小球滤过率，增加钠的排出，抑制肾素、醛固酮的分泌，从而调整循

19

环血量和血管系统容量的比例，起到降低血压的作用。

第二节　血管活性药

血管活性药物能改变血管平滑肌张力，调控血压；影响前负荷（通过静脉系统的容量）；影响后负荷（SVR 和小动脉收缩和舒张）。

α 受体兴奋表现为血管、子宫；瞳孔散大、出汗、括约肌和支气管痉挛；促使组胺释放；降低腺苷环化酶的活性。

β 受体兴奋则引起血管、支气管及子宫平滑肌松弛，心率增快和收缩加强，甚至心律失常。

一、肾上腺素能药理学

（一）α 激动药

1. 去氧肾上腺素　主要激动 α₁ 受体，收缩静脉大于动脉，静脉回流↑，BP↑，SVR↑，反射性 HR↓。其收缩血管、升高血压作用较弱而持久，但减少肾血流作用比较明显。此外，本品尚能兴奋眼睛虹膜辐射肌的 α 受体，使瞳孔扩大，作用比阿托品弱而短暂，且不引起眼压升高和调节麻痹。

适应证：防治全身麻醉及腰麻的低血压，散瞳。

禁忌证：甲亢、少尿者、孕产妇禁用，使肾血管、子宫动脉收缩。2 周内使用单胺氧化酶抑制剂者禁用。

2. 间羟胺　通过直接作用于 α 受体和间接促使神经末梢释放去甲肾上腺素而发挥作用，特点是：①升压作用弱而持久；②对肾血管的收缩作用也弱，较少引起心悸、尿少等不良反应；③可以肌内注射；④短时期内连续应用，能产生快速耐受性，使作用逐渐减弱。

临床上用于各种休克早期和低血压。

3. 右美托咪定　是选择性 α₂ 受体激动剂。应用于静脉镇静。无呼吸抑制，谵妄发生率低。但可降低循环儿茶酚胺水平，引起血压和心率下降。

19

（二）β 激动药

1. 异丙肾上腺素 仅能兴奋 β 受体。是儿茶酚胺中最强的 $\beta_1\beta_2$ 受体激动药，为肾上腺素的 2～3 倍、至少为去甲肾上腺素的 100 倍。其临床用量对 α 受体无作用。异丙肾上腺素能扩张绝大部分血管平滑肌（骨骼肌、肾、内脏），使 SVR 显著下降，静脉容量增加，并增强心肌收缩性和自律性。CO 的增加是由于收缩力的增强和后负荷的下降。若同时有前负荷降低，则 CO 不会增加。异丙肾上腺素所引起的心动过速和血管扩张可以导致前负荷下降。异丙肾上腺素是儿茶酚胺中最易诱发心律失常的药物，所以不适于冠心病患者和心脏直视术。

在临床上可用于：①β 受体阻滞药过量；②急性心动过缓，传导阻滞；③先天性心脏病术后的心力衰竭；④原发性肺高压和肺循环阻力升高；⑤心脏移植术后常规应用，以增强自律性和正性肌力作用，并可以扩张肺动脉；⑥右心衰竭合并肺高压时，能增强右心功能和扩张肺血管。但应注意舒张压下降，使灌注压下降时，可能引起右室缺血。

（三）混合性激动药

1. 肾上腺素 对 α、β 受体均有强大激动作用。

（1）兴奋心脏，使心肌收缩力加强，心率加快，传导加快，故心输出量和耗氧量增加，并能舒张冠状血管，改善心肌血液供应，且起效迅速而强烈。

（2）收缩皮肤、黏膜和内脏血管，扩张骨骼肌血管和冠状血管。

（3）小剂量收缩压升高，舒张压不变或下降，有利于血管对各组织脏器的灌注。大剂量或快速静滴时，除强烈兴奋心脏外，还可使血管平滑肌的 α_1 受体兴奋占优势，收缩压和舒张压均升高，α 受体阻断药可使肾上腺素的升压作用翻转为降压。

（4）激动 β_2 受体，使支气管平滑肌松弛，并能收缩支气管黏膜，减轻支气管黏膜水肿，还能抑制肥大细胞释放过敏物质。

19

（5）提高机体代谢，升高血糖和游离脂肪酸浓度，增加组织耗氧量。临床用于心源性休克；心室颤动；心搏骤停；过敏性休克；支气管哮喘；与局麻药配伍及局部止血。主要不良反应为心悸、烦躁、头痛、血压升高和心律失常。

禁用于器质性心脏病，高血压、动脉粥样硬化，甲状腺功能亢进等，老年人慎用。

2. 去甲肾上腺素　化学性质不稳定，见光易氧化，在碱性中迅速氧化。口服无效，一般静滴。兴奋 α、β 受体，除冠状动脉外，几乎所有小动脉和小静脉均出现强烈收缩作用。心肌收缩性增加，CO↑，BP↑。

应用：①休克：忌用大剂量及长期应用；②上消化道出血。

不良反应：①局部组织坏死；②局部肾功能衰退；③停药后的血压下降。

3. 多巴胺　选择性地激动多巴胺、α 及 β_1 受体，还能促进去甲肾上腺素能神经末梢释放去甲肾上腺素。

1）兴奋心脏，使心肌收缩力增加，心输出量增加，较少引起心悸和心律失常。

2）治疗量使收缩压增加，舒张压不变或稍增加，大剂量显著收缩血管，使收缩压舒张压均升高，此作用可被 α 受体拮抗剂酚妥拉明对抗。

3）激动肾脏多巴胺受体，使肾血管舒张，肾血流量和肾小球滤过率增加，并能直接抑制肾小管重吸收钠。可排 Na 利尿。但大剂量仍可兴奋肾血管 α 受体，使肾血管收缩，肾血流量减少。

临床用于治疗各种休克，如感染性、心源性和失血性休克，特别是对伴有心收缩力减弱、尿量减少者尤为适用，亦可配合利尿药治疗急性肾衰竭和急性心功能不全。静滴过快及用量过大也可引起心动过速、心律失常和肾功能下降。

4. 多巴酚丁胺　兴奋 β 受体，增加心肌收缩，CO↑，几乎不加快 HR，对周围血管也无明显收缩作用，窦房结

19

279

自律性↑，加快房室传导，不增加心肌负荷。

适用于心源性休克及其他休克，有心肌收缩减弱者。>20ug/（kg·min）可出现 HR↑和心律失常，可和多巴胺合用。

5. 麻黄碱 麻黄碱通过直接激动 α、β 受体和间接促进去甲肾上腺素释放而发挥作用，其作用与肾上腺素相似，特点是①性质稳定，口服有效；②拟肾上腺素作用弱而持久；③中枢兴奋作用较强；④易产生快速耐受性，停药后可以恢复。

临床用于①预防支气管哮喘发作和轻症治疗，对急性发作者疗效不佳；②各种原因引起的充血性鼻塞；③防治硬膜外麻醉和腰麻引起的低血压；④缓解荨麻疹和血管神经性水肿的皮肤黏膜症状。主要不良反应为中枢兴奋。

（四）非肾上腺素能拟交感神经药

1. 氨力农

适用指征：适用于慢性心力衰竭、急性心肌梗死后心源性休克、心脏术后低心排综合征、肺动脉高压。

剂量：静注 0.75mg/kg，2～3 分钟内慢注，5～10μg/kg·min 维持；心衰患者 1.5mg/kg 静注（5～10 分钟），40μg/kg·min 维持；体外停机前 1.5～2.0mg/kg 静注，10～20μg/kg·min 维持。

不良反应：

1）血压下降：静脉快速注射或用量过大，可使血管扩张、血压下降（缓慢注射，必要时可加用多巴胺、肾上腺素和去甲肾上腺素）。

2）心律失常：心衰患者容易发生严重心律失常，但在短期静脉用氨力农的患者心律失常较少见到，多数为室上速。

3）血小板减少：发生率约 2.4%，减少用量或停用后 5～10 天即可完全恢复。

2. 米力农 是氨力农的衍生物，具有和氨力农同样的血流动力学作用。其正性肌力作用强，不良反应较少，

19

不会引起血小板减少和肝功能异常。

指征：适用于充血性心衰、心脏术后低心排综合征和心功能减退，以及等待心脏移植的重症患者。

剂量：有效浓度为 100ng/ml，单次静注米力农 50μg/kg，静滴 0.5μg/(kg·min) 可以维持血内有效浓度。

并发症：较氨力农少。

二、β 肾上腺素能拮抗药

1. 普萘洛尔　药理作用：

β 受体阻断作用：$β_1$：心肌收缩力↓，心率↓，耗氧量↓，血压↓。$β_2$：①支气管平滑肌收缩；②抑制糖原和脂肪分解；③抑制肾素分泌。

应用：①过速型心律失常：窦性心动过速首选；②心绞痛和心肌梗死；③高血压；④其他：甲状腺功能亢进及甲状腺危象，青光眼。

不良反应：①抑制心脏功能；②诱发或加剧支气管哮喘的发作；③停药反应：突然停药后可引起原来病症加重；④外周血管痉挛。

禁忌证：心功能不全，窦性心动过缓，房室传导阻滞禁用。

低血糖、糖尿病患者、肝功能不良及支气管哮喘用 $β_1$ 受体阻断药时均应慎用。

2. 美托洛尔　$β_1$ 受体拮抗剂。作用时间较长。用于治疗室上速、心绞痛，降低心肌梗死死亡率。

3. 艾司洛尔　$β_1$ 受体拮抗剂，可被红细胞中酯酶迅速代谢，起效快，作用时间短。不受胆碱酯酶药物影响。可用于哮喘、慢性阻塞性肺病、心肌功能异常患者。大剂量快速给药可能导致严重低血压、心肌抑制。

4. 拉贝洛尔　混合性肾上腺受体拮抗药。抑制反射性心率增快。可有效抑制气管插管时交感神经反射和控制高血压。还可用于嗜铬细胞瘤患者管理和可乐定撤药反应。

19

三、血管扩张药

1. 硝普钠　亚硝基团直接与血管平滑肌细胞膜受体结合，动、静脉效能接近，对心血管中枢、交感末梢、心肌无直接作用。扩张脑血管。在心肌中可能发生窃血现象，即缺血区血管已最大扩张，非缺血区血管扩张使血流分流至非缺血区。

起效快，停药后 2 分钟药效即可消失。持续用药时间过长可能出现氰化物中毒。

2. 硝酸甘油　基本作用是松弛平滑肌，包括动脉、肺、子宫、输尿管、胃肠道和支气管。以血管平滑肌最为显著，对静脉作用强于动脉。反射性心动过速常见。持续输注可产生快速耐药性。

适用于治疗充血性心衰和心肌缺血。

3. 肼曲嗪　直接作于动脉血管。降低小动脉张力和冠脉、脑、子宫和内脏血管阻力。

用于治疗高血压危象。

4. 钙通道拮抗剂　这类药，一方面抑制心肌收缩力，扩张动脉，降低后负荷，使心肌耗氧量减少；另一方面解除冠状动脉痉挛，增加冠脉血流，有利于心肌的氧供需平衡。

钙通道阻滞药均有心肌抑制，以维拉帕米最强。

维拉帕米抑制房室结的传导。

硝苯地平扩外周血管作用最强。

尼莫地平选择性扩张脑血管。

5. 依那普利　静脉用血管紧张素转换酶抑制剂。用于治疗围手术期高血压。主要经肾脏代谢，肾功能障碍者慎用。

6. 三磷腺苷（ATP）　主要用于 PDA 手术，大剂量时通过抑制房室结抑制心脏冲动传导。可用于诊断和治疗室上性快速心律失常。但应避免用于房颤、房扑和预激综合征。

7. 前列腺素 E_1　扩张外周血管和肺血管。用于二尖

19

瓣置换术后和严重右心衰的肺动脉高压。

8. 西地那非　选择性磷酸二酯酶-5抑制剂，可改善肺动脉高压。

9. 酚妥拉明　α受体拮抗剂。显著扩张动脉和一些静脉。

临床应用：

（1）控制嗜铬细胞瘤术中高血压，与小量β受体阻滞剂伍用可预防心律失常；

（2）急性心肌梗死和伴肺水肿的充血性心力衰竭。增强心肌收缩力，降低心脏前、后负荷，增加心输出量，心肌耗氧不下降，防止血压下降；

（3）用于外周血管痉挛，如雷诺病，对抗拟交感药外漏。

不良反应：静注时心率增快，心律失常及心绞痛。胃及十二指肠溃疡及冠心病慎用。

第三节　控制性降压

全身麻醉期间，在保证重要脏器氧供情况下，采用降压药物和技术，人为地将MAP降至50~65mmHg，使手术野出血量相应减少，不致有重要脏器缺血缺氧性损害，终止降压后血压可迅速回复至正常水平，不产生永久性器官损害。

目的：减少失血，改善术野的环境，减少输血，增加手术期的安全性。

一、适应证

1. 复杂大手术、术中出血可能较多、止血困难的手术：例如神经外科手术、大型骨科手术如全髋关节成形术或复杂的背部手术、动脉瘤切除手术、巨大肿瘤的手术、头颈手术等。

2. 显微外科手术、要求术野清晰的手术：例如中耳手术、不同类型的整形外科手术。

19

3. 宗教信仰而拒绝输血的患者。

4. 大量输血有困难或有输血禁忌证的患者。

5. 麻醉期间血压、颅内压和眼内压过度升高，可能导致严重不良后果者。

二、禁忌证

1. 重要脏器实质性病变者，脑血管病、心功能不全、肾功能不全、肝功能不全。

2. 血管病变者，外周血管性跛行、器官灌注不良。

3. 低血容量或严重贫血。

三、并发症

1. 脑栓塞、脑缺氧。

2. 冠状动脉栓塞、心力衰竭、心脏停搏。

3. 肾衰竭、少尿、无尿。

4. 呼吸功能衰竭。

5. 血管栓塞。

6. 反应性缺血。

7. 持续性低血压。

8. 苏醒延迟、苏醒后精神障碍、视物模糊。

四、控制性降压的方法

1. 生理性技术 包括调节体位、机械通气减少回心血量、容量治疗。

2. 药理性技术 包括吸入麻醉药物、静脉麻醉药物、血管活性药物等。

（1）吸入麻醉药

优点：降压迅速；简便，短暂降压时首选；易于控制低血压程度，易于恢复血压；很少出现反跳性高血压

（2）硝普钠：作用于小动脉，平滑肌。

优点：降压快；可控性强；血压恢复迅速。

缺点：耐药现象；氰化物中毒；增加 ICP；增加肺内分流；停药后反跳性高血压；冠脉窃血现象

（3）硝酸甘油：作用于容量血管，扩张静脉系统。降压时主要降低收缩压，对舒张压影响较小。

优点：起效快，但较硝普钠慢；可控性尚可；轻微的增快心率作用，CO↑；无冠脉窃血及反跳现象。

缺点：降压效果较硝普钠差；增加 ICP；增加肺内分流；抑制血小板聚集

（4）β 受体阻滞剂

美托洛尔：β_1 受体阻滞剂。作用时间较长。

艾司洛尔：β_1 受体阻滞剂，起效快，作用时间短。不受胆碱酯酶药物影响。

优点：起效快；降低心率，减少心肌耗氧；不影响ICP，肺内血流

缺点：心肌抑制作用；心电传导阻滞作用；降压效能低；有支气管痉挛风险

五、实施管理

1. 限度　尽可能维持较高的血压水平；有一个调节适应的过程避免降压过快

安全界限：

（1）健康人肱或桡动脉≥60～70mmHg。

（2）高血压、血管硬化、老年人

1）血压降低不超过原血压水平的30%～40%

2）收缩压降至比术前 DBP 低 0～10mmHg 范围内

2. 监测

血压：有创或无创持续监测。

ECG：有无心肌缺血。

SPO_2、呼气末 CO_2 分压。

尿量：维持 $1ml/(kg \cdot h)$。

定期进行血气分析，测定 Hb、Hct。

第四节　液体治疗

液体治疗是外科患者围手术期治疗的重要组成部分。

19

目的在于维持电解质平衡,纠正液体失衡和异常分布等。研究表明,液体治疗能够影响外科患者的预后。对于围手术期患者,既应避免因低血容量导致的组织灌注不足和器官功能损害,也应注意容量负荷过多所致的水肿。临床上,应针对患者个体化制定,实施合理的液体治疗方案并反复评估,根据不同的治疗目的、疾病状态及阶段不断进行调整和修正。目前,液体治疗尚存很多争议,如开放性或限制性液体治疗,液体复苏中应用晶体液与胶体液的差异,人工胶体或天然胶体的应用指征等,这些问题有的已形成一定的共识,目标导向液体治疗(GDFT)就是其中之一。更多仍在探讨之中。

一、目标导向液体治疗

GDFT 指根据患者性别、年龄、体重、疾病特点、术前全身状况和血液循环容量状态等指标,采取个体化补液方案。目标导向液体治疗的原则是优化心脏前负荷,既维持有效循环血容量、保证微循环灌注和组织氧供,又避免组织水肿,降低并发症发生率,减少住院天数。实施 GDFT 过程中,需要连续、动态监测患者容量反应性指标,维持血压不低于正常值的 20%,心率不快于正常值的 20%,CVP 处于 $4 \sim 12mmHg$,尿量维持在 $0.5ml/(kg \cdot h)$ 以上,血乳酸不超过 2mmol/L,中心静脉血氧饱和度($ScvO_2$)> 65%,每搏出量变异度(SVV)不超过 13% 等。

二、围手术期液体治疗的副作用

组织水肿是围手术期液体治疗最主要的不良作用,麻醉药物可导致水分在组织间隙的积聚,而创伤、感染、烧伤、体外循环等可导致全身炎症反应,导致毛细血管通透性增加,部分大分子蛋白可漏出到血管外,从而导致组织水肿。组织水肿导致血液到组织细胞的距离增加,氧弥散的距离增加,导致氧利用障碍。肺组织的水肿则稀释肺表面活性物质,增加氧弥散的距离,导致通气和

19

弥散障碍。

对于术前有心功能障碍的患者、老年患者或儿童患者，不恰当的液体治疗还可能导致心衰、水电解质紊乱和酸碱失衡、凝血障碍、过度血液稀释等。

三、容量治疗的常用液体

包括血液制品、晶体液和胶体液。本章主要讨论晶、胶体液的应用的监测，它们包括生理盐水、乳酸林格液、高张盐溶液、羟乙基淀粉、明胶、白蛋白等。

（一）晶体液

包括生理盐水、乳酸林格液、高张盐溶液等。优点：对凝血、肝肾功能基本无影响，缺点：扩容效率低，效应短暂，液体主要分布在细胞外液。

1. 生理盐水　不做液体治疗常规选择，一般作为钠的补充液或是药物输注载体。

2. 乳酸林格液　电解质和血浆接近。不宜用于高乳酸血症及中枢神经系统病变患者。

3. 高张盐溶液　适用于水中毒及烧伤患者。输注速度不宜过快，量不超过 4ml/kg。

（二）胶体液

优点是维持血容量效率高，持时长。

1. 羟乙基淀粉　输注后可维持相同容量循环血容量6 小时以上。主要不良反应是凝血功能障碍。对严重脓毒血症和肾功能损害者可致肾功能损害。成人每日不超过 30ml/kg。

2. 明胶　有抗血小板作用，可能致凝血功能障碍。对肾功能影响较小。

3. 白蛋白　属于天然胶体。白蛋白是血浆胶体渗透压的主要决定因子和酸碱缓冲体系的重要组成部分。

19

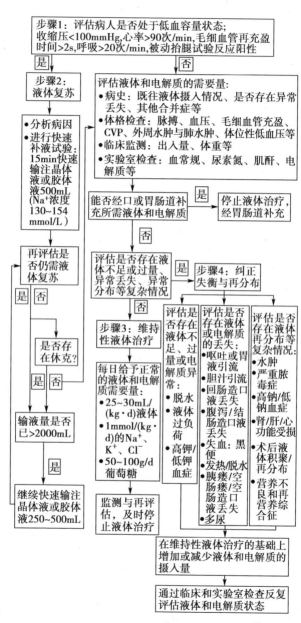

步骤1：评估病人是否处于低血容量状态；
收缩压<100mmHg，心率>90次/min，毛细血管再充盈
时间>2s，呼吸>20次/min，被动抬腿试验反应阳性

是

步骤2：
液体复苏

否

评估液体和电解质的需要量：
• 病史：既往液体摄入情况、是否存在异常
丢失、其他合并症等
• 体格检查：脉搏、血压、毛细血管充盈、
CVP、外周水肿与肺水肿、体位性低血压等
• 临床监测：出入量、体重等
• 实验室检查：血常规、尿素氮、肌酐、电
解质等

• 分析病因
• 进行快速
补液试验：
15min快速
输注晶体
液或胶体
液500mL
(Na⁺浓度
130~154
mmol/L)

能否经口或胃肠道补
充所需液体和电解质

是

停止液体治疗，
经胃肠道补充

否

再评估是
否仍需液
体复苏

评估是否存在液
体不足或过量、
异常丢失、异常
分布等复杂情况

是

步骤4：纠正
失衡与再分布

是 否

否

是否存
在休克?

是 否

步骤3：维持
性液体治疗

每日给予正常
的液体和电解
质需要量：
• 25~30mL/
(kg·d)液体
• 1mmol/(kg·
d)的Na⁺、
K⁺、Cl⁻
• 50~100g/d
葡萄糖

评估是
否存在
液体不
足、过
量或电
解质异
常：
• 脱水
• 液体
过负
荷
• 高钾/
低钾
血症

评估是否存
在液体或电
解质的丢失：
• 呕吐或胃
液引流
• 胆汁引流
• 回肠造口
液丢失
• 腹泻/结
肠造口液
丢失
• 失血：黑
便
• 发热/脱水
• 胰瘘/空
肠瘘/空
肠造口
液丢失
• 多尿

评估是否存
在液体再分
布等复杂情
况：
• 水肿
• 严重脓
毒症
• 高钠/低
钠血症
• 肾/肝/心
功能受损
• 术后液
体积聚
/再分布
• 营养不
再营养综
合征

输液量是否
已>2000mL

是

继续快速输注
晶体液或胶体
液250~500mL

监测与再评
估，及时停
止液体治疗

在维持性液体治疗的基础上
增加或减少液体和电解质的
摄入量

通过临床和实验室检查反复
评估液体和电解质状态

（徐国海）

第二十章

腹部手术的麻醉

一、麻醉前注意事项

（一）腹腔脏器发生病变导致相应的生理功能改变及内环境紊乱：维护与改善肝、肾功能，提高患者对手术与麻醉的耐受性，以保证围手术期的平稳与安全。

（二）消化器官的胃液、血液、胆汁与肠内容物等可导致急性呼吸道梗阻，吸入性肺炎或肺不张，麻醉前应采取有效的预防措施。

（三）术前积极纠正体液、电解质、酸碱失衡：

1. 胃肠道每日可分泌大量含有相当量的电解质的消化液，若发生肠蠕动异常或肠梗阻，消化液不仅大量潴留在胃肠道内，还因呕吐、腹泻使大量的体液丢失，导致水和电解质含量锐减（Na^+、K^+），酸碱平衡紊乱。

2. 术前可能因禁食和使用导泻药物进行肠道准备导致大量细胞外液丢失，应纠正并维持体液平衡。

3. 发热也会增加不显性失水。

（四）继发大出血

1. 呕血、便血或胃肠道内潴留大量血液：失血量难以估计。

2. 贫血：可根据实验室检查血红蛋白和血细胞比容评估。

3. 低蛋白血症。

20

4. 失血性休克。

（五）开放静脉通路，必要时进行有创性动脉压监测和中心静脉压的监测：

1. 手术部位血液循环丰富和止血困难而发生术中大量出血、渗血致严重低血压，需开放足够且通畅的静脉通路，有必要时进行有创性动脉压监测和中心静脉压的监测，及时输注羟乙基淀粉、明胶等胶体，还可根据 Hb 监测结果决定是否输血以及输血量。

2. 肥胖（BMI≥30kg/m²）、肠梗阻、大量腹水、巨大腹内肿瘤患者，麻醉手术中可能因腹内压骤然改变而发生血流动力学及呼吸的明显变化。当肿瘤摘除后，放腹水和解除肠梗阻后容易引起血流动力学改变致血压下降。遇此情况，应与术者合作，让腹内压缓慢下降，同时适当加速输液，必要时可用血管收缩药（如麻黄碱）纠正。腹内压下降后，有时也会使回心血量增加而导致心脏负荷增加，应强心利尿。

3. 妇科疾病如异位妊娠、子宫穿孔、会阴部外伤等急症应充分备血。

（六）所有急诊腹部手术的患者都应视为饱胃患者：在创伤、疼痛和焦虑紧张的情况下，胃排空显著延迟，需要采取有效措施，积极处理和预防围麻醉期呕吐和误吸。

（七）腹部手术中急腹症多见，病情危急，需要急诊手术治疗，麻醉前往往无充分时间进行全面检查并做足够准备工作，应抓住控制感染、补充血容量和纠正水、电解质紊乱、治疗休克为主。

二、麻醉技术

腹部手术患者具有年龄范围广、病情轻重不一及并存疾病不同等特点。对麻醉方法与麻醉药物的选择，需根据患者全身状况、重要器官损害程度、手术部位和时间长短、麻醉设备条件以及麻醉医师技术的熟练程度做综合考虑。

（一）局部麻醉

适用于下腹部的中小手术，如疝修补、痔、瘘切除术的患者。包括局部浸润麻醉、区域阻滞麻醉和神经阻滞麻醉等。

（二）椎管内麻醉

1. 蛛网膜下腔阻滞：适用于下腹部、肛门及会阴部手术。

2. 连续硬膜外阻滞：目前最常用的麻醉和镇痛方法。

3. 腰硬联合阻滞麻醉：具有腰麻和硬膜外阻滞的双重优点。

（三）全身麻醉

1. 吸入麻醉。

2. 全凭静脉麻醉。

3. 静吸复合麻醉。

4. 快速诱导插管或清醒插管：适用于急症饱胃患者，以防止胃内容物误吸。

5. 全麻复合区域神经阻滞或硬膜外阻滞的方法常用于上腹部大手术患者。

三、麻醉管理

（一）采用标准的监测手段

（二）麻醉诱导

1. 诱导前应补充不足的容量。

2. 对于饱胃的患者采用快速诱导或清醒插管。

（三）麻醉维持

1. 液体管理

2. 应用晶体液、胶体液或血液制品补充体液丢失量。

3. 肌肉松弛：关腹时充分的肌松至关重要。

4. 氧化亚氮：可导致肠管积气，对肠梗阻的患者相对禁忌。

5. 鼻胃管：适用于胃内减压。

20

四、特殊腹部手术的麻醉管理

（一）腹腔镜手术

1. 应用患者体位调节暴露手术视野：头高脚低位有利于显露上腹部结构，头低脚高位有利于显露下腹部结构。

2. 健康患者对 12～15mmHg 的腹内压力耐受良好，并存心脏疾病的患者可导致气腹相关性心排出量下降和低血压。

3. 气腹建立和头低脚高位会加重全麻引起的功能残气量下降，需要加用 PEEP 治疗肺泡萎陷。气腹增加气道峰压，降低了呼吸系统的顺应性。

4. 穿刺针或套管针可引起血管损伤导致突发大出血。

5. 插入鼻胃管或导尿管可改善手术视野。

（二）胃肠手术

1. 术前应纠正严重贫血及低蛋白血症：尽可能使血红蛋白达 100g/L，血浆总蛋白达 60g/L。

2. 适当补充水、电解质，调整酸碱平衡紊乱，积极纠正休克。

3. 常规置入鼻胃管，施行胃肠减压，以防止呕吐、误吸，有利于术后胃肠功能恢复。

4. 了解术前抗生素的应用情况，应注意肌肉松弛药与之协同导致呼吸抑制。

5. 宜选择全身麻醉，复合连续硬膜外阻滞术后镇痛。

6. 对于直肠、肛门等会阴部手术，可以选择骶麻、腰硬联合麻醉。

（三）胆道手术

1. 常伴有不同程度的肝功能损害，出凝血异常：麻醉手术前补充维生素 K 和凝血因子（新鲜冰冻血浆或冷沉淀），以促使凝血机制的恢复，减少术中失血和术后渗血。

2. 多伴有感染，围手术期合理使用抗生素。

3. 术前给予足量的抗胆碱药阿托品：因富有迷走神经分布，受手术刺激而出现强烈的迷走神经反射（胆-心反射），导致血压骤降、心动过缓，甚至心脏停搏。

4. 危重患者或感染中毒性休克未脱离危险期的患者，术后送 ICU 进行严密监测。

（四）胰腺手术

1. 手术侵袭范围广，时间冗长，术野渗出较多，血浆和细胞外液丢失严重，容易导致循环血容量减少、血液浓缩。

2. 术前应加强支持治疗，给予高蛋白、高糖、低脂膳食；

3. 可能伴有贫血及血容量不足，应少量多次输血；

4. 有凝血功能障碍患者，使用新鲜冰冻血浆，并进行维生素 K 治疗；

5. 胰腺位置较深，手术操作困难，要求肌松完善、术野干净；

6. 出血坏死性胰腺炎及复杂胰腺手术，有循环功能紊乱和呼吸衰竭等并发症的患者，应注意引起呕吐、肠麻痹、胰腺出血和腹腔内大量渗出，而脂肪组织分解形成的脂肪酸与血中钙离子起皂化作用引起血清钙偏低，要补充一定量的钙剂。

7. 术中应监测血压、CVP、SpO_2、心率、呼吸频率、尿量和体温等，及时发现血流动力学变化及其他并发症，补充血容量，强心利尿，应用血管活性药、皮质激素等并补充电解质和纠正酸碱失衡，积极抗休克治疗。

8. 急性坏死性胰腺炎患者麻醉手术后送 ICU 行呼吸治疗，预防急性呼吸窘迫综合征，另外应注意静脉给予补充营养，水和电解质，保护肝肾等重要器官功能。

9. 胰岛肿瘤表现为低血糖，肿瘤切除后可能转化为高血糖，术中要根据血糖变化输糖或给胰岛素降糖处理。

（五）肝手术

1. 控制失血和保护肝功能是提高手术与麻醉安全性的关键。

20

2. 有肝功能损害患者，术前给予高糖、高热能、低脂肪以及多维生素营养，以增加肝糖原合成，改善肝功能。

3. 腹水患者注意补充白蛋白，纠正低蛋白血症、贫血和电解质紊乱。

4. 有凝血功能障碍者术前 2 周开始补充维生素 K，必要时可在术前输新鲜冰冻血浆补充凝血因子。

5. 麻醉要求镇痛完善，肌肉松弛满意。

6. 肝对低血压及缺氧的耐受性极差，麻醉期间应注意充分给氧和防治低血压。

7. 气管插管全身麻醉，选用对肝脏损害较小的药物。

8. 若需阻断门静脉和肝动脉血流，常温下阻断时间不宜超过 20 分钟。

9. 肝门阻断和阻断开放过程宜进行有创动脉压、CVP、血气分析、血糖及尿量等测定。

（六）门脉高压症和脾切除术

1. 术前应给予高糖、高热能、低脂肪以及多维生素营养，以增加肝糖原合成，改善肝功能，有出血倾向给予维生素 K，必要时输新鲜血或新鲜冰冻血浆，术中如有大量失血、渗血，应监测凝血机制，可根据 TEG 结果针对性处理。

2. 全麻应选择对全麻影响较小的药物，尤其是脾破裂伴休克患者，为防血压过低，血压维持在 10.67kPa 以上，才能保证肝脏不丧失自动调节能力和不加重肝细胞损害。

3. 麻醉药物选用对肝脏影响较小的药物。

4. 麻醉期间给予高浓度氧气吸入，避免肝缺氧、缺血。

5. 脾功能亢进患者长期服用糖皮质激素，术中如出现不明原因的低血压或休克，可能是发生了急性肾上腺皮质功能不全，在抗休克的同时应考虑给糖皮质激素静脉注射。

20

6. 腹水多者应在纠正低蛋白血症基础上，利尿、补钾、并限制入量，纠正水、电解质与酸碱失衡，术中禁忌一次性大量放腹水。

7. 可以采用低中心静脉压以减少术中出血，同时注意心输出量和体循环阻力的调节。

（七）肾、输尿管手术

1. 多数常需特殊体位，对呼吸循环影响较大，应重视对呼吸循环的管理，尽量缩短特殊体位的保持时间。

2. 手术室可能需要光线较暗，不利于麻醉医师观察病情，故要使患者头部、麻醉机及监护仪有一定的照明度。

3. 一般的肾、输尿管手术均可以在硬膜外麻醉下完成，硬膜外麻醉不仅能满足手术要求，而且交感神经阻滞后，肾血管扩张、血流增加、有利于保护肾功能。

4. 对接受复杂肾、肾上腺手术或其他存在椎管内麻醉禁忌的患者，选择气管插管全身麻醉，麻醉用药应注意其对肾功能的影响。

（八）盆腔手术

1. 子宫、膀胱肿瘤患者常因慢性失血而有严重贫血。

2. 硬膜外阻滞、腰麻或连续腰麻可满足下腹、盆腔操作的要求。

3. 手术期间要注意特殊体位，如头低位或膀胱截石位对呼吸循环功能的影响，注意预防周围神经和肌肉的压迫性损伤。凡有明显的心脏疾病、高血压或肺功能不全的病例，均应避免头低位。

4. 在一些创伤大的手术，宜选用气管内插管全身麻醉。

5. 经尿道前列腺切除术患者，因膀胱灌注大量充盈液，故患者可能发生水中毒、低温寒战、膀胱穿孔等并发症。

（九）急腹症患者手术麻醉

1. 急腹症患者的特点与麻醉前准备

20

（1）多伴有失血和失液，可能导致低血容量性休克。

（2）麻醉前应争取在短时间内对病情和心、肺、肝、肾等重要脏器做尽可能多的全面评估和准备，选择合适的麻醉方法和药物。

（3）饱胃、肠梗阻、消化道穿孔、出血、或弥漫腹膜炎患者，麻醉前必须进行有效的胃肠减压。

（4）对休克患者必须施行综合治疗，待休克改善后再麻醉，但有时由于病情发展迅速，应考虑在治疗休克的同时进行紧急麻醉和手术。

（5）对伴有血容量不足、脱水、血液浓缩、电解质及酸碱失衡或伴严重并存疾病以及激发病理生理改变的患者，麻醉前应予以适当纠正。

2. 麻醉选择及处理原则

（1）胃、十二指肠溃疡穿孔：除应激性溃疡穿孔外，多有长期溃疡病史及营养不良等变化。腹膜炎患者常伴有剧烈腹痛和脱水，部分患者可继发感染性休克。病情恶化、手术复杂或体位难以搬动患者，应选择气管内插管全身麻醉，以保证充分给氧，有利于休克治疗。对于严重营养不良、低蛋白血症或贫血患者，术前宜适量补全血、白蛋白或血浆。麻醉中继续纠正脱水、血液浓缩和代谢性酸中毒，防治内脏牵拉反射。

（2）上消化道出血：经内科治疗仍难以控制出血者常需紧急手术。麻醉前多伴有不同程度的出血性休克、严重贫血、低蛋白血症、肝功能不全及代谢性酸中毒等。麻醉前应补充血容量，维持血流动力学相对稳定，将血细胞比容提高到25%～30%。对出血性休克或继续严重出血的患者，为预防误吸，应施行按压环状软骨后快速麻醉诱导，或清醒气管内插管全身麻醉。麻醉中密切根据血压、心电图、脉搏、中心静脉压、血气分析、尿量等监测情况，维护有效循环血量，避免缺氧和二氧化碳蓄积，纠正酸碱失衡，使尿量维持在 1～2ml/（kg·h）以上。

（3）急性肠梗阻或肠坏死：麻醉前对休克、酸碱与水电解质紊乱给予处理。需要紧急手术的患者，可用局麻先行手术，边手术边抗休克治疗，再行麻醉。麻醉诱导及维持过程中应预防呕吐物反流误吸。维护心、肺、肾功能，预防呼吸窘迫综合征、心力衰竭和肾衰竭。麻醉后需待患者完全清醒、呼吸交换正常、循环稳定、血气分析正常才能停止呼吸治疗。

（4）急性坏死性胰腺炎：因呕吐、肠麻痹、出血、体液外渗往往伴有严重血容量不足，水、电解质和酸碱平衡紊乱，应加以纠正；胰腺酶可将脂肪分解成脂肪酸，与血中钙离子起皂化作用后发生低钙血症，需补充氯化钙；胰腺在缺血缺氧情况下可分泌心肌抑制因子，甚至导致循环衰竭，需注意心肌保护；胰腺炎继发腹膜炎，导致大量蛋白液渗入腹腔影响膈肌活动，容易诱发肺间质水肿，甚至发生急性呼吸窘迫综合征。

（5）异位妊娠：一旦破裂可发生严重的出血，甚至引起休克。在迅速补充血容量的同时实施麻醉，立即准备手术。首选全身麻醉。

（严　敏）

第二十一章

胸内手术麻醉

一、术前评估

1. 呼吸系统主要通过症状、体格检查、动脉血气分析、影像学检查和肺功能检查等全面了解呼吸系统的功能，以评估手术效果、手术风险与术后需呼吸支持时间。术前动脉血气分析对于肺功能不全患者术中、术后的处理都有明显的指导意义，应列为常规检查。对于气管狭窄患者，应对患者的全身情况、呼吸困难程度、气管狭窄的位置与体位的关系做详细的评估。

2. 心血管系统慢性呼吸系统疾患，尤其是合并慢性阻塞性肺病的患者，常导致肺实质的明显破坏。肺实质破坏引起肺血管阻力增加进而导致右心肥厚与扩大。对心脏传导系统病变、安装起搏器、近期心肌梗死或支架植入患者等，应明确目前身体状况和抗凝效果、起搏器、支架种类等，以防长时间电刀使用引发心脏危险事件发生。

3. 反流误吸食管功能障碍易引起反流，长期的反流易导致慢性误吸。对有误吸可能的患者应进行肺功能评价并进行合理治疗。

4. 营养状况食管疾患因吞咽困难导致摄入减少，加上恶性疾患的消耗，患者有不同程度的营养不良。术前应改善患者的营养状况，以提高对手术和麻醉耐受程度。

5. 影像学检查能更形象的了解气管的具体情况，明

确气管狭窄的部位、性质、范围程度和可能突发的气道
梗阻是术前评估的重点。

二、术前准备

1. 呼吸系统急性呼吸系统感染是择期手术的禁忌
证。麻醉前准备应包括术前禁止吸烟 8 周、缓解支气管
痉挛、控制呼吸道与肺部炎症、纠正营养不良、纠正电
解质紊乱、胸部体位引流与物理治疗。

2. 预防误吸由于反流误吸的可能增加，术前镇静药
的用量应酌减。气管插管和手术刺激造成分泌的增加，
抗胆碱药、抗酸药与胃动力药的使用非常必要。

三、监测

手术需要的监测项目主要根据患者病情、手术范围、
手术方式以及手术中发生意外的可能性大小而确定。常
用的监测项目包括心电图、血压与血氧饱和度、呼吸力
学（吸入、呼出潮气量、气道压力等），呼末二氧化碳、
有创动脉血压监测、中心静脉压监测、体温、尿量、脑
电双频谱（BIS）监测等。

有创动脉血压监测

1. 开胸术式游离食管时对后纵隔的刺激与压迫可能
会导致血流动力学的剧烈波动。

2. 牵拉或刺激胸内自主神经有潜在的心搏骤停的风
险，通过有创动脉压波形的变化可在心电图受干扰时迅
速发现心搏骤停以便及时抢救。

3. 便于在围手术期进行动脉血气分析。

中心静脉置管：宜采用双腔导管，一腔持续监测中
心静脉压，进行液体治疗，另一腔作为输注药物通道，
紧急情况时药物能迅速起效。

四、支气管镜与纵隔镜手术的麻醉

（一）气管镜手术的麻醉

目前，支气管镜主要用于气管支气管异物取出、肺

内引流、大咯血的治疗、气道与肺肿物的诊断与治疗。

此类手术术前药的使用应考虑患者的一般情况、手术类型、使用的支气管镜类型以及麻醉方式。

麻醉方式的选择应根据选用的支气管镜类型、拟行手术、患者一般情况以及患者的要求等综合考虑。可选择的麻醉方式包括局部麻醉与全身麻醉。

局部麻醉主要用于一般情况较好、可配合的患者，手术操作较简单，手术时间一般较短。通过局部麻醉药雾化吸入与喷雾，对整个呼吸道施行表面麻醉。环甲膜穿刺注射局部麻醉药是声门下呼吸道表面麻醉的有效方式。

全身麻醉是支气管镜手术主要的麻醉方式。硬质支气管镜手术对镇静、镇痛与肌松要求高，一般均选择全身麻醉。麻醉药的选择应考虑患者一般情况与手术类型。麻醉诱导和维持的方式多根据支气管镜通气方式确定。

硬质支气管镜可使用的通气方式包括自主呼吸、正压通气。自主呼吸主要用于异物取出。正压通气包括间断正压通气、喷射通气、高频喷射通气等形式。

现在常用麻醉技术和方法：

1. 内镜专用面罩、喉罩在支气管镜检查与治疗中的应用日趋广泛，为此类手术过程中控制患者的气道创造了便利的条件，这样可以按需、随时进行辅助或控制呼吸

2. 依据患者的全身情况及支气管镜下检查或治疗的需求可以采用三种麻醉方式：①监测下的麻醉镇静管理，即在麻醉医师的监测下，静脉镇静用药至保留自助呼吸程度的镇静深度，一般选用内镜专用面罩；②不使用肌肉松弛药的全身麻醉，可能潜在一过性呼吸抑制，多需要气管插管或喉罩控制气道，必要时可行辅助呼吸；③使用肌肉松弛药的全身麻醉，需要控制呼吸，多采用喉罩，也可用气管插管控制气道。

注意事项：①三种方法的局部麻醉过程均不能省略，采用超声雾化吸入局部麻醉患者更容易接受，效果更好。

②对于需要在硬质或软镜下行气道内电灼或激光治疗的患者，控制呼吸或辅助呼吸时应避免高氧，宜将吸入氧浓度降低至30%以下，避免气道烧伤。③采用喉罩可以避免损伤气管导管后继发性损伤气道，必须行气管插管时则需要专用的抗激光气管导管。

（二）纵隔镜手术的麻醉

胸骨上切迹切口入路的纵隔镜手术又称颈部纵隔镜手术，主要用于上纵隔病变的诊断治疗。胸骨左缘第二肋间切口与胸骨旁纵切口入路的纵隔镜手术又称前纵隔镜手术，主要用于前纵隔、肺门、上腔静脉区域病变的诊断治疗。

虽然纵隔镜手术可以在局部麻醉下完成，但由于纵隔镜技术的发展，手术适应证也在扩大，巨大纵隔肿瘤、上腔静脉综合征已不再是纵隔镜手术的绝对禁忌证。而且，特殊的手术部位潜在大出血、气栓、气胸、脑供血不足等严重并发症的风险，且手术要求术中术野静止、无咳嗽，故倾向于选用全身麻醉，并在手术中严密观察，做好应对大出血、气胸、脑供血不足的准备工作。

注意事项：①术前访视应该对潜在的气道压迫问题，作出正确的分级评估，以做好应对措施。此外，由于纵隔镜手术多为诊断性手术，对于巨大纵隔肿块活检手术有时手术后肿瘤不仅不能缩小，还可能使气道受压进一步加剧甚至威胁患者的生命，因此，在拔除气管导管前对这一问题也要有所考虑并做好应对准备。②术前存在气道受压迫的患者，麻醉诱导前应充分评估控制气道与气管插管的难度，为防止手术损伤胸膜导致气胸宜插入双腔支气管导管，应急时可迅速实施肺隔离而避免张力性气胸或通气不能。③纵隔肿瘤对大血管的压迫可能导致麻醉诱导与正压通气时循环功能的恶化，可考虑改变患者体位以防止低血压，头部静脉的回流也是需要经常观察的项目。

常规监测心电图、脉搏血氧饱和度、桡动脉穿刺建立有创血压监测。纵隔镜手术中，无名动脉、无名静脉、奇静脉与镜身毗邻，均可能受损而造成出血。无名动脉受压时，右侧的颈总动脉供血不足可引起脑供血不足，但在全身麻醉中较难发现，由于右锁骨下动脉血供同时受阻，因此可通过右桡动脉波形的不规则或消失来发现，及时提醒手术医师移动纵隔镜位置，以避免长时间脑供血不足，这是纵隔镜术中强调右桡动脉置管监测血压的主要目的之一。

选择全身麻醉，由于手术操作接近大血管、气管等重要解剖部位，麻醉中应创造安静的手术野，完善的肌肉松弛是必需的。手术可能刺激上纵隔与气管等部位，因此要有足够的麻醉深度以防止呛咳造成损伤。此外，由于纵隔镜手术的特殊体位要注意上腔引流是否通畅，避免头颈过伸导致颈部血管受压。

麻醉恢复期需要注意的问题是对术前呼吸道梗阻的患者拔管前要充分评估，警惕拔管后呼吸道梗阻加剧；对术中潜在喉返神经与膈神经损伤的患者要注意避免误吸与呼吸困难。

五、纵隔手术的麻醉

纵隔是两侧纵隔胸膜之间所有器官的总称。纵隔病变除了创伤以外，主要为肿瘤。大多数纵隔肿瘤为良性，可产生周围脏器的压迫症状和恶变，因此，一经诊断，都应早期手术切除肿瘤。

常见纵隔疾病及麻醉处理中的注意事项：

1. 是否存在气管支气管阻塞纵隔肿瘤增大压迫气管支气管的患者随时有致死性气道梗阻的风险，应尽量采取患者平时喜爱的体位和姿势，建议选择保留自主呼吸的清醒插管，必要时在纤维支气管镜辅助下插管，备一长的加强型气管导管或金属性支气管镜以通过阻塞远端，随时做好体外循环的准备。如果手术需要肌松，建议选择双腔支气管导管。如果双侧支气管都受压，则不宜全身麻醉。

2. 是否存在心脏和大血管压迫应采取最佳体位，使肿瘤对心脏和大血管的压迫最轻。维持前负荷，保证有效循环血量，随时做好体外循环的准备。

3. 是否存在上腔静脉阻塞建立下肢大口径静脉通路，及时有效输血输液，采取头高位体位，使用激素、利尿剂等减轻面颈部、气道水肿。

除了以上共性问题之外，针对不同的纵隔肿瘤麻醉处理中有些特殊的问题需要注意：

（1）神经源性肿瘤：手术范围大，手术出血多，易同时合并其他畸形（脊柱侧弯、先天性心脏病、气道异常等）。

（2）胸腺瘤：术前应明确是否有重症肌无力。合并重症肌无力者对去极化肌松药不敏感对非去极化肌松药敏感，术中推荐使用神经肌肉阻滞监测，注意肌无力危象、胆碱能危象和反拗危象的发生，严格掌握拔管指征，拔管后严密监护，备好再次插管药品及物品。

（3）畸胎类瘤和囊肿：麻醉的处理取决于肿瘤对周围脏器是否有压迫和是否存在肺部感染，重点是对呼吸道的控制。

（4）淋巴瘤：此类患者的麻醉必须权衡利弊，在风险可控的情况下实施麻醉。如手术仅为活检，因手术后局部水肿，气道受压的情况可能加重。

（5）胸骨后甲状腺：巨大胸骨后甲状腺可压迫气管，导致气道阻塞。麻醉管理的重点是气道处理，包括手术结束后拔管前必须确认无气管软化才能拔管。

六、肺切除

（一）肺隔离的指征

肺隔离的相对指征指为方便手术操作而采用肺隔离的情况。肺隔离的绝对指征系需要保证通气，防止健肺感染等情况。

（二）肺隔离的禁忌证

肺隔离并无绝对禁忌，但临床实践中有些情况不宜使用肺隔离技术。如存在主动脉瘤时插入双腔管可造成动脉瘤的直接压迫。理论上，插入双腔管时误吸的可能增加。

（三）肺隔离的方法

临床上使用的肺隔离方法很多，包括双腔管、支气管堵塞、单腔支气管插管等。各种技术有各自的优缺点，应根据患者病情与手术需要分别选用。

1. 双腔支气管导管临床上女性身高 160cm 以下者选择 35F 双腔管，身高 160cm 以上者选择 37F 双腔管。男性身高 170cm 以下者选择 39F 双腔管，身高 170cm 以上者选择 41F 双腔管。除身高外，选择双腔管还应考虑患者体型。

与其他肺隔离技术相比，双腔管具有以下优点：①利于对双肺进行吸引、通气，易行支气管镜检查。②肺隔离有效。双腔管的缺陷在于解剖变异时固定的导管设计不能发挥良好的隔离作用。

2. 支气管堵塞器（包括 Univent 管）是将带套囊的支气管阻塞导管经气管导管置入一侧支气管，然后套囊充气封闭支气管，达到肺隔离的目的。目前可采用的导管有 Univent 管和支气管阻塞导管。由于手术操作的影响，尤其在右侧支气管堵塞时易发生堵塞囊移位。堵塞囊移位不仅造成隔离失败，严重时可堵塞主气管与通气肺支气管造成窒息，因此，应持续监测气道压力，呼气末二氧化碳分压波形，以便及时发现导管移位。支气管堵塞时非通气肺的萎陷需要气体缓慢吸收或手术医师挤压完成。支气管堵塞适于手术方案改变需要紧急肺隔离而双腔管插入困难的情况。支气管堵塞法隔离肺的主要缺陷在于不能对非通气肺进行正压通气、吸引等操作。

（四）隔离通气（单肺通气）临床应用中的问题

单肺通气使手术肺萎陷，不仅利于明确病变范围，创造安静的手术野，还利于减轻非切除部分肺的创伤。但单肺通气易因氧合不良造成低氧血症。

1. 单肺通气时导致低氧血症的原因单肺通气时氧合不良的主要原因包括隔离技术机械性因素、通气肺本身的病变以及双肺的通气血流比失调。

（1）体位、全身麻醉与开胸的影响麻醉后侧卧位时，肺血分布的模式与清醒状态下侧卧位的模式是相同的都是下肺占优势。但肺通气的模式与清醒时相反，上肺通气比下肺通气好。所以，麻醉后侧卧位时上肺通气好但血流不足，下肺通气不良但血流灌注良好，肺通气血流比的改变必然影响肺通气。

（2）缺氧性肺血管收缩缺氧性肺血管收缩是肺泡氧分压下降后肺血管阻力增加的一种保护性反应。单肺通气时缺氧性肺血管收缩在减少萎陷肺血流中起重要作用。缺氧性肺血管收缩抑制后低氧血症表现明显。

（3）心排出量减少开胸后胸腔负压消失，回心血量减少，手术操作压迫，低血容量，心律失常等因素均使心排出量减少，从而影响 V/Q。

2. 单肺通气的管理针对单肺通气时发生低氧血症的原因，单肺通气时采用以下措施可减少低氧血症的发生。

（1）准确的导管定位，保持呼吸道通畅，及时清除分泌物、血液、组织碎屑。

（2）保护性肺通气策略：①术前呼吸锻炼；②选用对 HPV 干扰少的麻醉方法和药物：吸入麻醉尽可能采用异氟烷、七氟烷或地氟烷，避免高浓度吸入；③麻醉开始即实施肺保护：a. 插管的无菌技术、纤支镜的准确定位、与肺隔离，良好的肌肉松弛；b. 避免纯氧吸入，双肺通气时选用 $FiO_2 < 60\%$、单肺通气 $FiO_2 < 80\%$，建议使用 5cm H_2O 的 CPAP 于非通气侧，5cm H_2O 的 PEEP 于通气侧肺；c. 容量控制呼吸双肺通气时，设定潮气量 6~8ml/kg，呼吸频率 12~14 次/分，监测气道的峰压 < 20cm H_2O；单肺通气时潮气量和呼吸频率可不变，但监测气道峰压宜 <25cm H_2O，通气功能障碍者气道峰压 < 30cmH_2O。如果出现严重的低氧血症则应停止单肺通气改为双肺通气，待情况改善后，再施行单肺通气。d. 每通气 30 分钟，扩张萎陷的肺，膨胀肺维持气道峰压 > 35cm H_2O 持续 7~10 秒。e. 吸入气体加温、加湿；f. 有

21

效的液体控制，避免肺脏液体过度负荷而致肺损伤；g. 良好的术后镇痛，促进肺功能的恢复，降低术后肺部并发症。

（五）肺隔离的并发症

肺隔离的主要并发症是气道创伤。防止气道创伤的主要措施为插管前详细的气道评估、选择适宜规格的导管、减小肺隔离时套囊内注气容量、仅在需要隔离时才对套囊充气、避免使用氧化亚氮以及插管时轻柔操作。

（六）胸内手术的麻醉

1. 常见胸内手术的麻醉特点常见胸内手术包括全肺切除、肺叶切除、肺段切除等，手术多采用开胸入路，开胸对呼吸、循环功能可产生明显影响。因此，胸内手术的麻醉处理与管理要求较高。为方便手术操作与保护健侧肺，胸内手术多采用肺隔离技术。

2. 麻醉选择胸内手术的麻醉方法以气管内插管的全身麻醉为主。麻醉诱导可根据患者病情选择吸入诱导、静脉诱导与复合诱导的方法。麻醉维持以静脉吸入复合的方法最常用，使用肌肉松弛药保证充分的肌肉松弛。手术中需要反复清理呼吸道的以静脉麻醉维持能保证稳定的麻醉深度。下胸段硬膜外阻滞与全身麻醉配合不仅有利于减少手术中麻醉药用量，还用于术后镇痛，利于患者恢复。

3. 麻醉期间的呼吸管理胸内手术中麻醉医师应与外科医师密切交流。必要时外科医师可协助麻醉医师调整导管位置；麻醉中应随时吸引气管导管腔内分泌物与血液，保证气道通畅。呼吸功能监测应强调脉搏氧饱和度监测与呼吸末二氧化碳分压监测。手术结束关胸前应对萎陷肺进行充分膨胀，检查吻合口漏。

4. 麻醉期间的循环管理开胸前，胸腔两侧压力相等，纵隔位于胸腔中间。开胸后，开胸侧胸腔变为正压，而非开胸侧胸腔仍为负压，结果使纵隔移向非开胸侧胸腔。开胸后纵隔摆动造成大血管扭曲导致成回心血量减少，心排出量降低及血压下降。所以开胸后易出现低血压。血压下降造成心肌灌注减少，加上开胸后对呼吸的不良影响可能出现缺氧或二氧化碳蓄积，因而易引起心律失常。手术对纵隔结构的刺激也是心律失常的常见原因。手术中应实施严密的心电监护，保证血容量，维持循环功能稳定。

5. 术后管理手术后待患者清醒，呼吸功能良好，病情稳定后拔管。拔管后应在恢复室观察一段时间。对术前肺功能减退、肥胖、合并冠心病、高龄、术中出血明显、术后吸入纯氧时动脉血氧分压低于60mmHg或脉搏氧饱和度低于90%的患者应考虑长时间呼吸支持。

术后镇痛是术后管理的重要部分，术后镇痛可改善患者的呼吸功能，增加通气量，还利于咳嗽排痰，减少术后肺部并发症，应采用各种有效的镇痛手段促进患者呼吸功能的恢复。静脉PCA、胸部硬膜外镇痛、肋间神经阻滞镇痛都可发挥良好的镇痛效应，应根据临床经验选择使用。

七、双腔管定位及常见失败原因

一般身高170cm的成人患者导管尖端距门齿29cm，身高每增加10cm插管深度相应增减1cm。插管初步成功后应采用听诊及纤支镜明确导管位置。

确定双腔管位置的方法包括听诊与支气管镜检查。听诊分三阶段进行。第一步确定气管导管的位置。即双肺通气时将主气管内套囊适当充气，听诊可初步判断导管位置、有无支气管痉挛及痰鸣音等。纤支镜是确定双腔管位置最直管可靠的方法。支气管镜经双腔主管以隆突判断深浅；再退回纤支镜如导管的侧管，经可见支气管的蓝色套囊恰封堵在目标支气管口上，分别充气套囊再次核实。（标准位为：蓝色套囊充气后在隆突下可见）患者体位改变后应重复上述步骤重新核对双腔管位置。

八、气管切除及重建

气管、支气管与隆突等部位手术的麻醉有其特殊性，

21

麻醉医师必须了解该部位疾病的病理生理与手术特点，以制定麻醉计划。控制呼吸道、维持良好的气体交换和术野暴露是此类手术管理的重点。

（一）诱导期麻醉管理

麻醉诱导过程是气管手术麻醉最危险的阶段之一，诱导用药和插管方式必须结合患者具体病情、病变情况和插管方式必须结合患者具体病情、病变情况和麻醉医师的实际经验，遵循"安全、无痛、舒适"三阶段麻醉管理规范，依照麻醉计划和准备进行选择。

麻醉诱导的不同方式：

1. 局部麻醉在局麻下行气管切开后再从气管造口处插入气管导管。α-2受体激动剂：右美托咪定可以为保留自主呼吸清醒镇静提供便利，总量1μg/kg，10分钟内静脉微泵注射，可达到镇静而无呼吸抑制之虑，从而减轻患者的痛苦。

2. 静脉诱导如果患者在仰卧位可保留呼吸通畅，而且气道病变固定，估计气管插管无困难时，则可使用肌肉松弛药进行静脉诱导。

3. 人工心肺支持下麻醉诱导对于严重呼吸困难，需要上半身抬高及麻醉后气道情况无法判断的患者，可在体外循环开始后行麻醉诱导，将气管导管放置在气管狭窄部位以上，然后行纤维支气管镜检查，注意避免气道内出血。

（二）气管插管方法的选择

1. 根据病变部位及病变特点

（1）肿瘤或狭窄位于气管上部靠近声门处，气管导管无法通过，在局麻下行颈部气管切开，在狭窄部位下建立通气；如果瘤体较小，可以尝试在纤支镜引导下插入细直径气管导管。

（2）肿瘤或狭窄位于气管中部，对于气管肿瘤蒂细、肿瘤质地脆、易出血等患者，可将导管留置于狭窄部位以上，手法正压通气无阻力的情况下于全麻下开始手术。对于不易脱落的肿瘤，在纤支镜引导下气管导管尝试可以通过的则通过，无法通过的则将导管留置于狭窄部位以上。

（3）肿瘤或狭窄位于气管导管下部接近隆突，可将单腔气管导管置于肿瘤上方，如果插过无困难，可考虑纤支镜引导下将单腔气管导管插入一侧支气管。也可考虑应用高频喷射通气。

2. 根据呼吸困难的程度：

（1）对于气促明显，伴有紧张焦虑甚至窒息濒死感的患者，给予保持端坐位，轻叩面罩予高浓度氧吸入，而后静脉缓慢给予小剂量阿片类药物，可达到清醒镇痛的目的，氟芬合剂 1/3 剂量启用也是较好的选择。然后，在充分的表面麻醉情况下行清醒的气管插管。

（2）术前无明显气促，可以平卧的患者，估计稍细的气管导管（ID6.5）可通过狭窄部位的患者，可给予丙泊酚和阿片类药物，逐步过渡到面罩正压通气，如无供氧困难，可考虑给予肌松剂后插管。

（三）术中麻醉维持和气道管理

1. 麻醉维持采用全凭静脉麻醉，其优点是在气道开放时，不会有麻醉气体污染。丙泊酚与瑞芬太尼联合静脉输注是很好的选择。肌松药宜采用中效的非去极化肌肉松弛药以维持肌肉松弛状态，以减少气管刺激所造成的不自主运动。

2. 气道管理此类手术麻醉管理的重点是在气道开放时确保气道通畅和维持患者的正常氧合。最常用的方法是交替使用经口气管内导管和外科医师的台上插管。成功的术中气道管理需要麻醉医师和外科医师的默契配合。

3. 术中低氧血症的预防与处理

（1）术中可能需要间断的呼吸停止，可采用纯氧吸入，过度通气后，可获得 3～5 分钟的呼吸停止时间，一旦血氧饱和度下降至 90%，立即重新通气，此时可能需要外科医师用手封堵尚未缝合完毕的吻合口，待血氧饱和度上升后再次暂停呼吸继续手术。

（2）气管导管位置太浅漏气或者太深部分肺段通气

21

不足,需术者调整插管位置;麻醉医师提高新鲜气流量,采用间断通气的方法可以改善氧合。

(3) 高频喷射通气作为一种在开放条件下的通气手段,在气管手术中应用有其优越性:喷射导管较细,使用灵活,可提供充分的氧和,避免单肺通气所致的低氧,可以通过狭窄部位和气管切端,且对手术缝合干扰小。

(四) 恢复期患者的管理

气管重建术后麻醉恢复期也存在潜在的风险。由于手术后机械通气可影响气管吻合口的愈合,因此提倡在手术后尽早拔除气管导管,但重建的气道是脆弱的,随时有可能出现危险,应注意以下几点问题:1. 尽量保持患者颈部前屈,减少吻合口张力;2. 完全逆转肌肉松弛药的作用,保证患者有足够的通气量后,才能拔除气管导管;3. 苏醒应平稳,尽量避免患者患者因躁动,呛咳而致吻合口裂开。在不抑制患者呼吸功能的前提下,给予充分的术后镇痛或者麻醉前期右美托咪定的应用,能有效防止躁动、也能增加麻醉恢复期的舒适感,促进患者的术后恢复。

气管手术后的患者应在 ICU 监护治疗。入 ICU 后应常规行胸部 X 线检查以排除气胸。隆突部位手术可阻碍气道分泌物的排出,必要时可使用纤维支气管镜辅助排痰。术后吻合口水肿可引起呼吸道梗阻,严重时需要再插管。

气管手术的术后镇痛可采用镇痛药静脉注射、肌内注射、硬膜外镇痛、胸膜内镇痛、肋间神经阻滞镇痛与患者自控镇痛等方式。

(五) 各种气管手术的麻醉管理

1. 近端气管手术的麻醉近端气管切除重建手术一般采用颈部切口与胸部正中切口。由于手术操作使气管周围支持组织松弛,在气管插管未通过气管病变的情况下可能引起气道完全梗阻。于气管前贯穿气管全层缝一支持线,缝支持线时气管导管套囊应放气以防损伤套囊。切开气管后外科医师将手术台上准备好的钢丝强化气管

21

导管插入远端气管。连接麻醉机维持麻醉与通气。病变气管切除后，以缝合线牵拉两气管断端，麻醉医师通过患者头颈部俯屈可帮助两气管断端接近。如果切除气管长，两气管断端不能接近，应行喉松解使气管断端接近。气管断端采用间断缝合，所有缝合线就位后彻底吸引气管内的血液与分泌物，快速拔出远端气管的气管导管，同时将原经口气管插管末端越过吻合口，缝合线打结后应检查是否漏气。气管导管交换中应防止气管导管进入一侧支气管。

手术结束待患者完全清醒后，保持头俯屈体位，拔除气管导管。气管导管最好在手术室拔除。吻合口水肿较常见，因而拔管前应准备纤支镜与其他再插管的物品。

2. 远端气管与隆突手术的麻醉 靠近隆突部位的气管切除与隆突成形术一般采用右侧开胸入路，必要时行左侧单肺通气。麻醉的一般原则与近端气管手术相同。术中可以采用单肺通气。暴露病变气管后手术台上行支气管插管后单肺通气。病变切除吻合口缝合线就位后拔除支气管插管，同时将主气管内的气管导管向下送入支气管，吻合完毕再将气管导管退回主气管内。手术结束后拮抗肌松药，待自主呼吸良好，患者清醒后在手术室内拔管，其他同近端气管手术。

术后保留气管导管的患者应注意气管导管的套囊不应放置于吻合口水平。需要长时间呼吸支持的患者可考虑气管切开。

靠近喉的气管手术术后易出现喉水肿，表现为呼吸困难、喘鸣与声嘶。治疗可采用坐位、限制液体、雾化吸入肾上腺素等措施，喉水肿严重时需要再插管。

九、肺内出血

大咯血多见于支气管扩张、肺结核、肺脓肿、外伤或肿瘤。医院内大咯血的主要死因是窒息。多数大咯血的发生并无征兆，一旦发生应立即控制呼吸道。麻醉诱导一般采用快速诱导，气管插管最好使用双腔管。插管后及时吸引出血并保证充分供氧。由于手术中要反复吸引，麻醉维持以静脉麻醉较理想。应建立可靠的静脉通路维持循环血容量。

如果判定是单肺出血，应实施肺隔离以保护健侧肺并有助于手术治疗。始终会有气管导管梗阻的危险，因此必须经常进行气管内吸引。

肺隔离：可通过放置支气管阻塞器或双腔支气管导管来实现肺隔离。隔离技术的选择取决于操作者经验、现有装备及活动性出血的程度。活动性出血会造成纤维支气管镜气道显像模糊。

紧急情况下，可将已经置入的气管导管送入健侧肺的主支气管内，并将套囊充气，纤维支气管镜为吸引血及确认肺隔离所必需的。

1. 麻醉诱导一般采用快速诱导，气管导管应使用双腔支气管导管。插管后应及时吸引出血并保证充分供氧。由于术中要反复吸引，麻醉维持以静脉麻醉较理想，还应建立可靠的静脉通路以维持循环血容量。

2. 通常出血来源于支气管循环，如果患者情况稳定，可行介入治疗。

3. 确定性的治疗需要开胸及手术治疗。

4. 手术切除出血病灶后，如果术前出血多，术毕宜更换单腔气管导管，应用粗管径的纤维支气管镜吸净气道残余凝血块，以促进患者恢复。

十、支气管胸膜瘘

支气管胸膜瘘指支气管与胸膜腔之间发生异常交通的情况，可由肺脓肿、肺大疱破裂引起，更多见于肺切除术后吻合口漏。一般表现为呼吸困难，皮下气肿，持续漏气及胸腔引流管引流物的化脓性改变。

（一）注意事项

1. 小瘘管可自行闭合，持续性漏气表明较大支气管受累。

2. 继发败血症的治疗包括应用抗生素和放置胸腔引

流管。

（二）麻醉要点

1. 由于吸入气体可经瘘口排出，因此有形成张力性气胸的可能，术前应行胸腔闭式引流。

2. 麻醉必须采用单肺通气。

3. 通常采用保留自主呼吸的吸入诱导，并通过之气管内插管实现肺隔离，尽可能的缩短瘘管处的同期时间。

十一、食管手术的麻醉

食管起自颈部环状软骨水平，终止于 T_{11} 或 T_{12}。大部分食管手术操作复杂。食管疾患常伴吞咽困难与胃食管反流，因而气道保护是食管手术麻醉应考虑的重点。

（一）麻醉前评估

1. 反流误吸对反流的患者麻醉时应进行气道保护。麻醉诱导时采用半坐位，快速诱导时压迫环状软骨或清醒插管。

2. 肺功能恶性食管疾患的患者常有长期吸烟史，应行胸部 X 线、肺功能与血气分析了解肺功能状况。术前应积极治疗，改善肺功能。

3. 营养状况食管疾患因吞咽困难导致摄入减少，加上恶性疾患的消耗，患者有不同程度的营养不良。术前应改善患者的营养状况。

（二）术前用药

由于反流误吸的可能增加，术前镇静药的用量应酌减。由于手术刺激造成分泌的增加，抗胆碱药、抗酸药与胃动力药的使用非常必要。

（三）监测

手术需要的监测水平主要根据患者病情、手术范围、手术方式以及手术中发生意外的可能性大小确定。常规监测包括心电图、血压（含有创动脉压）、脉搏血氧饱和度、呼气末二氧化碳、体温和中心静脉压。

（四）内镜食管手术的麻醉

大部分食管手术术前需要接受胃镜检查明确病变的

位置与范围。

电子胃镜诊断性检查多在表面麻醉下进行。对于需要"无胃痛镜"检查的患者，可采用监测下的镇痛管理技术（MAC），应用丙泊酚静脉麻醉。

（五）开胸食管手术的麻醉

食管手术采用的手术入路较多，腹段食管手术仅通过腹部正中切口即可，麻醉原则与腹部手术麻醉相同。大部分食管手术为胸段食管手术，需要开胸，部分手术甚至需要颈胸腹部联合切口。

开胸食管手术的麻醉一般采用全身麻醉。应根据手术范围与患者病情选择使用麻醉药。范围大的手术还可考虑胸部硬膜外麻醉辅助全身麻醉及用于术后镇痛。

麻醉诱导应充分考虑误吸的可能，做好预防措施。为方便手术操作，开胸手术应尽量使用隔离通气技术。

手术操作可能导致双腔管或支气管堵塞囊套位置改变影响通气，对纵隔的牵拉与压迫可导致循环功能的剧烈变化，麻醉医师应及时提醒外科医师，双方协作尽快解决问题。手术近结束时应留置胃管，胃管通过食管吻合口时应轻柔，位置确定后应妥善固定，避免移动造成吻合口创伤。

（六）麻醉恢复

拔管应在患者吞咽、咳嗽反射恢复，完全清醒时进行。因此，拔管前应拮抗肌肉松弛药，有良好的术后镇痛。

拔管时机的选择需考虑患者病情与手术范围。术前一般情况好，接受内镜检查、憩室切除等短小手术的患者多在术后早期拔管。气管食管瘘手术后气道需要一段时间的支持，因此拔管较晚。对于不能短时间内拔管的患者应考虑将双腔管换为单腔管。

（七）术后并发症

食管手术后并发症主要来自三方面：

1. 术前疾病影响导致的并发症：术前因反流误吸造成肺部感染、继发性哮喘使肺功能降低的患者术后拔管困难。营养不良的患者肌力恢复慢易造成术后脱机困难。

2. 麻醉相关的并发症：主要为麻醉诱导与拔管后的误吸。应掌握严格的拔管指征。拔管时患者应清醒，能排除分泌物，有良好的镇痛。拔管时采用半坐位利于引流，可减少误吸的发生。术后疼痛影响分泌物排除造成局部肺不张、肺炎时可能需要再次插管进行呼吸支持。

3. 手术相关并发症与手术方式有关。术后吻合口瘘和瘢痕形成可导致食管狭窄，可采用扩张治疗。胃镜检查可能导致食管穿孔，食管穿孔引起纵隔炎可能危及患者生命，应禁食禁水并静脉注射抗生素治疗，必要时行食管部分修补术。

（吕 蒙 王月兰）

第二十二章

血管手术的麻醉

一、术前评估与处理

术前评估应根据拟行手术和术后过程来判断并发症的影响程度，目的在于预测患者术中及术后可能出现的问题，优化特殊治疗，降低术后并发症。

1. 心血管系统　血管疾病患者常为老年人，常伴有高血压、缺血性心脏病（心绞痛、心肌梗死）、充血性心力衰竭、心脏瓣膜病和心律失常等。对于择期行主动脉手术患者和有心脏病症状或新发心脏病患者，需进行超声心动图检查，对有基础 ECG 异常或有心脏病症状患者，建议做运动心电图或心脏应激超声检查。

2. 呼吸系统　50% 的血管疾病患者伴有长期的吸烟史，而患有中重度肺部疾病的患者术后并发症发生率和病死率升高。术前应对患者进行胸部 X 线、动脉血气分析及肺功能检查。

3. 泌尿系统　由于动脉粥样硬化、高血压、糖尿病、容量不足和血管造影剂引起的急性肾小管坏死，此类患者多伴有肾功能不全。残余肾功能最好根据肌酐清除率评估，术中避免使用加重肾脏损害的药物。

4. 中枢神经系统　检查颈动脉有无杂音，并询问有无一过性缺血性发作（TIA）或脑血管意外（CVA）病史。如果有这些情况存在，大血管手术前，需进一步评估。

5. **内分泌系统**　糖尿病患者患缺血性心脏病的几率比正常人高 3 倍。长期患有糖尿病的患者可患有自主神经疾病、糖尿病性肾病，抗感染能力下降。术前应优化胰岛素治疗方案并完善相应的治疗。

6. **血液系统**　血管手术患者常应用抗凝药（普通肝素或低分子肝素、华法林、双嘧达莫、氯吡格雷或阿司匹林）。询问病史应注意了解患者是否容易出现皮下出血或出现瘀点或瘀斑等。术前检查凝血酶原时间、部分凝血活酶时间和血小板计数。既往有血栓形成的患者应评估其高凝状态；既往使用过肝素的患者应检查其肝素抗体的含量。凝血功能紊乱对麻醉方法的选择和术中失血均有影响。

7. **感染**　术前只要患者有感染迹象，术前就应给予相应的抗生素治疗；应用异种移植物的患者应推迟手术。

二、术前用药

1. **心血管系统用药**　术前通常继续使用治疗心脏疾病的药物至术晨，但应除外血管紧张素转化酶抑制剂（因为会有持续的扩血管作用）、缓释或长效药物及利尿药物。

（1）β 受体阻滞剂：可降低围手术期心肌缺血和心肌梗死的风险，接受 β 受体阻滞剂的患者应持续应用。对于高风险手术的患者，如果没有禁忌证（如充血性心力衰竭或支气管痉挛），围手术期可考虑应用 β 受体阻滞剂以降低发生心脏疾患的风险。

（2）可乐定：术前应用小剂量可乐定可能有心肌保护作用。

（3）他汀类药物：对行血管手术患者围手术期应用他汀类药物可降低术后死亡率。

2. **抗凝药**：长期接受抗凝治疗的患者，华法林至少应在术前 3d 停用；如有必要，可开始肝素治疗。如计划采用区域麻醉，可与手术者协商，于术前 4h 停用肝素。

低分子肝素应在区域麻醉实施前 24h 停用。氯吡格雷在术前 1 周停用，噻氯匹定则需停用 10 ~ 14d。

3. 镇静药：术前应用镇静药的目的和方案与用于其他大手术的老年患者相同。

三、颈动脉内膜切除术

对于有症状（如短暂性脑缺血）、颈动脉狭窄 70% 以上的患者，颈动脉内膜切除术可降低脑卒中的发生率。

1. 术前评估

（1）该类手术患者多为老年患者，常伴有严重的心血管疾病，多数合并高血压及血管粥样硬化（特别是冠状血管）。颈动脉内膜切除术后 50% 以上的死亡源自心血管原因，术前控制目标血压是 160/90mmHg。

（2）明确已存在的神经系统功能不全，以便术后确定新出现的功能损害。

（3）对颈部过伸运动可出现神经症状者，术中应小心安置体位。

（4）从病房记录确定血压正常范围。

2. 监测

（1）静脉通道及动脉通道需放置在手术对侧外展的上肢。

（2）监测项目包括五导联 ECG、有创动脉监测、SpO_2、$ETCO_2$。

（3）全麻患者需监测脑电图（EEG），以判断颈动脉阻断期间是否有足够的灌注，并可确定患者是否需要置放分流管以维护脑血流。

3. 麻醉方法

（1）区域麻醉：其优势在于术中患者保持清醒，能及时发现神经功能损害，并能通过放置颈动脉转流管或用药物升高血压而给予及时治疗。

1）区域麻醉可选择颈浅神经丛和颈深神经丛阻滞。

2）与患者充分沟通交流，告知其保持术中清醒的益处，争取患者合作。术中要求患者能在无菌单覆盖下耐受头部侧位，体位的安置和无菌单的铺放应利于麻醉医师随时能够观察到患者头部情况并控制呼吸道，此点对于保障患者术中安全非常重要。

3）术前确保患者排空膀胱。静脉输液仅用于补充失血。颈动脉阻断期间患者因膀胱胀满出现躁动将严重影响手术安全。

4）颈深丛阻滞可分3次在$C_{2,3,4}$各注射0.5%布比卡因5ml，或在C_3单次注射0.5%布比卡因15ml。沿胸锁乳突肌后缘注射0.5%布比卡因10ml（颈浅丛阻滞）以增强麻醉效果。呼吸功能不全的患者应避免完全阻滞颈深丛，因这类患者可能无法耐受单侧膈肌麻痹。沿下颌浸润麻醉有助于减轻下颌牵引引起的疼痛。

5）术中血压维持基础值20%的范围内。颈动脉阻断期间，保持血压高于或等于基础值。必要时应用血管活性药来达到这一目标（如单次使用间羟胺0.25～0.5mg），通过提高Willis环侧支循环压力梯度改善脑功能。

6）手术全程吸氧。在外科解剖分离期间小心给予镇静（如丙泊酚0.5～1μg/ml靶控输注）。一旦分离解剖完成，患者的不适明显减少。颈动脉阻断期间完全清醒才能进行神经功能评估。

7）术中约50%的患者仍需要手术医生辅助注射局部麻醉药以减轻不适，特别实在颈动脉鞘周围的部位，以及颈动脉分叉位置较高的情况下。

8）对清醒患者易于连续观测神经系统功能（语言、对侧运动功能及思维能力）。神经功能受损可表现为阻断时的意识丧失，意识混乱、语言含糊、回答问题延迟等。

9）阻断颈动脉时，如果患者出现神经功能损害，应立即放置转流管。放置转流管期间应保障气道通畅。一旦转流管到位患者应迅速恢复，否则改为全身麻醉。

10）不能耐受区域麻醉的患者应改为全身麻醉。

（2）全身麻醉：全麻可控制呼吸，利于氧合，并可降低代谢。全身麻醉期间可以通过颈动脉残端压力监测、脑电图变化、体感诱发电位、经颅多普勒超声、近红外线光谱仪等监测脑灌注。

1）血压应维持在患者的正常高限，必要时可应用血管收缩药。

2）小心缓慢进行麻醉诱导，以保障脑灌注并最大限度地减小血流动力学变化。诱导时可考虑给予利多卡因声门部喷雾以减少插管刺激。插管完成需妥善固定导管并仔细检查接口（术中难以靠近患者头部）。适当调节通气，防止低二氧化碳性脑血管收缩。

3）丙泊酚联合瑞芬太尼持续输注（或同时联合颈浅丛阻滞）可提供理想的手术条件，并可快速苏醒便于术后早期进行神经系统检查。

4）手术牵拉劲动脉窦，可强烈刺激迷走神经，导致低血压和心动过缓。应用局麻药行局部浸润可消除此反应，必要时可暂停手术和静注抗胆碱药。

5）颈动脉阻断前应行肝素化（肝素 5 000U 静注）。

6）全麻下当神经系统监测发生改变时，应放置转流管。

7）开放阻断钳时，可见反射性血管扩张及心动过缓，可给予血管收缩药，必要时沿用至术后。

8）术中低灌注或栓塞可致术后神经系统功能障碍。轻微的神经功能变化通常可缓解，但突发的严重变化需立即行探查。

9）术后处理：患者向麻醉后恢复室转送过程中亦应监测，至恢复室后继续观察 2～4h。

10）术后气道水肿是常见的并发症，在全身麻醉和区域麻醉后都可出现，可能与手术操作靠近气道有关。此外，5%～10%的患者会出现颈部血肿，血肿引发气道梗阻时需立即再次手术探查。

11）术后血流动力学不稳定也是常见的并发症。高灌注综合征是由于先前狭窄的颈动脉供血的大脑区域突然暴露于高血压之下，将引起患者头痛和出血性脑血管意外。因而术后须控制血压，如果收缩压 > 160mmHg，呼叫值班医生，考虑给予拉贝洛尔 5 ~ 10mg 单次静脉注射；如果收缩压 < 100mmHg，立即给予胶体 250ml 并呼叫值班医生。

12）新发神经症状和体征需联系外科医生。

四、外周血管手术

外周血管手术是指治疗血管阻塞性疾病或动脉瘤的架桥术，摘除栓子，修复假性动脉瘤或导管损伤的手术。这类手术占择期血管手术的很大部分，虽然外周血管手术对生理干扰不如主动脉手术大，但其危险相似。

1. 术前评估

（1）此类手术时间往往难以估计，超长手术并不少见。

（2）术前强调对患者心血管系统的评估，但不一定需要动态评估心脏功能，除非出现新发症状（如不稳定型心绞痛）。

（3）全身麻醉和区域麻醉都是可选方案。但长时间手术时，单纯区域麻醉较难实施。

2. 监测

（1）确保至少一条大的（14G 或 16G）静脉通道可以快速输液。

（2）一般状况较好施行较局限的手术者，采用常规监测即可。若血流动力学不稳定，失血过多，术前存在重要脏器功能不全的患者（如心肌缺血、肾功能不全），应行有创动脉监测，并常规留置导尿管。

3. 麻醉方法：全身麻醉和区域阻滞都是可选的方案。

（1）股-腘和下肢远端的分流术：较少引起血流动力学的显著变化，通常手术失血较少，但再次手术或手术困难的病例亦可能大量失血。

1）区域阻滞：通常采用腰硬联合麻醉，既可提供完善的麻醉，也可用于术后镇痛。如果手术保证可在预

22

定时间内完成，亦可采用单次腰麻。手术时间较长、硬膜外麻醉困难或效果不满意时，可应用连续腰麻的方法。手术限于一侧肢体时，可联合应用腰丛阻滞和坐骨神经阻滞。

长时间手术应用区域阻滞麻醉时，患者肩背部应使用软垫或啫喱垫；术中采用保温毯和其他的保暖设施避免患者出现寒战。手术全程可适当应用镇静药，以减轻患者焦虑，但应避免出现镇静过深而导致的呼吸抑制。

2）全身麻醉：术中维护血流动力学稳定。

（2）髂股血管和髂血管远端分流术：腰麻或硬膜外麻醉即可满足手术需要。由于切口较长及为显露髂动脉而牵拉腹膜，需较高的麻醉平面（T8平面）。

（3）外周血栓切除术和股动脉假性动脉瘤修复术：此类患者通常有不稳定的心血管疾病，有些患者正接受抗凝治疗或曾接受溶栓治疗，因此不宜采用区域麻醉。未接受上述治疗者，腰丛阻滞即可提供足够的麻醉范围。有时亦可采用局麻。

（4）腋-股动脉分流术：将动脉血流供给下肢。适用于有活动性腹部感染或主动脉移植物感染，或不适于内科治疗的腹主动脉手术者。除常规监测外，还需在非术侧的上肢行动脉插管。

（5）上肢的血管手术：通常为远端的血栓切除术和创伤修复术。虽然手术范围局限，但需要在血管修复远端切取静脉移植物。麻醉方法有局部阻滞、区域阻滞或全麻。

五、腹主动脉手术

1. 肾下型腹主动脉瘤切除人工血管置换术：95%的腹主动脉瘤位于肾动脉以下。腹主动脉瘤直径大于5cm、尤其有扩张倾向的患者，行择期切除术预后较好。扩张至5cm的动脉瘤，每年破裂的危险约4%。择期行腹主动脉瘤切除术的手术死亡率小于2%，而动脉瘤破裂的总病死率则高达70%～80%。

（1）术前评估

1）手术患者多为老年患者，常伴有多种疾病。

2）择期手术死亡率为5%～10%，主要原因是心肌梗死和多器官功能不全。

3）术前患者伴有心肌缺血、COPD及慢性肾功能不全，术后死亡率及并发症发生率大大增加，需仔细评估重要脏器的功能。

4）一般术前需要联系ICU，术后患者需转入继续观察治疗。

5）术前继续常规心脏药物治疗。考虑在术前药中增加β受体阻滞剂。

（2）监测：除常规监测外，还需监测ECG（Ⅱ和V5联）、中心静脉压、有创动脉压及尿量。所有监测导管（除导尿管外）均于诱导前置放，记录其基础值以指导麻醉处理。

（3）麻醉方法：多数患者采用全麻联合中胸段硬膜外麻醉的方法。虽然可以单独应用全身麻醉，但联合使用两种麻醉方法可以减少麻醉药用量，有利于术后立即拔除气管导管，并同时提供术后镇痛，减少术后心脏及呼吸系统的并发症。

1）术前准备好血管收缩药（间羟胺、去甲肾上腺素）及血管扩张药（硝酸甘油）和β受体阻滞剂。

2）开放两条14G或更粗的静脉通路。

3）准备静脉输液加温器。尤其对于复杂病例、再次手术或肾上型腹主动脉瘤的病例，液体加温设备非常有用。此类手术中可能会因为外科问题、酸中毒或低温等情况出现快速出血。

4）麻醉诱导前置入动脉导管和胸段（$T_6 \sim T_{11}$）硬膜外导管，硬膜外置管在以下情况下不能实施：①服用抗凝药且INR＞1.5的患者；②已知存在其他凝血疾病的患者；③患者在24小时内接受过溶栓治疗；④低分子肝素给药12小时内；⑤全身肝素化2小时内。

5）至少准备两个注射泵。主动脉阻断前做一个基

22

础血气分析。

6）如有严重的心血管系统或呼吸系统疾病，如射血分数 <25%、FVC<2L，考虑置入肺动脉导管。

7）在有创动脉压的监测下小心诱导。使用中/大剂量阿片类药物。如发生低血压用首先给予液体治疗，无效可小心给予血管收缩药。

8）术中使用保温毯保温，但注意应选择上肢保温毯，以避免主动脉阻断期间加重下肢缺血。

9）阻断主动脉前静脉给予肝素，通常剂量为3000～5000U。开放主动脉后可按每100U肝素给予0.5～1mg鱼精蛋白的比例缓慢静脉注射鱼精蛋白以逆转肝素作用。

10）主动脉阻断后由于体循环阻力突然升高、上腔静脉回流量增加及交感肾上腺反应，患者可出现近端高血压。可通过加深麻醉或注射 β 受体阻滞剂（拉贝洛尔5～10mg）和（或）注射硝酸甘油及硬膜外给予局麻药来处理。

11）主动脉阻断期间，下肢缺血将导致代谢性酸中毒。可调整患者呼吸频率形成呼吸性碱中毒，以减少主动脉开放后代谢性酸中毒对 pH 值的影响。此阶段要密切监测患者的动脉血气。

12）主动脉阻断期间应补充液体，使 CVP 中度升高（如使开放主动脉前的 CVP 较手术前增加5mmHg），这有助于维持开放后的循环稳定，减少开放后突发低血压。

13）肾下阻断主动脉后由于循环紊乱，对肾素-血管紧张素系统的作用，以及微血栓形成，可使肾皮质血流和尿量减少。给予足够的液体量及维持尿量非常重要。如果给予足够的液体后尿量仍减少，可应用甘露醇、呋塞米或小剂量多巴胺（100～200μg/min）。肌酐水平长期增高（>2mg/dl）者，血管手术后肾衰的发生率和病死率明显增高。

14）主动脉开放后的低血压是由于外周血管阻力突然下降、相对低血容量和来自下肢的酸性代谢产物造成心肌顿抑所致。处理方法包括加快静脉补液和（或）使用小剂量正性肌力药物。在术后一段时间内可能还需要正性肌力药物维持。

15）给予晶体液或胶体液补充不显性丢失、第三间隙丧失的液体。晶体液可用于补充容量，输注速度约为 $10 \sim 15ml/(kg \cdot h)$。胶体液仅用于严重的进行性失血患者和不能耐受大量晶体液的患者。血细胞比容应维持在 0.30 以上，血液丢失明显时考虑输血。失血超过2 000ml 时，应注意凝血问题，并适当补充血小板、凝血因子和钙。

16）尽可能采用自身输血方法。虽然自身输血可得到清洗红细胞，但缺乏血浆、凝血因子和血小板等成分。

17）术后必须进入 PACU 或 ICU 继续观察治疗。PACU 适合手术结束就可拔除气管导管的低危患者。如果患者体温正常、血流动力学稳定、呼吸恢复良好、硬膜外镇痛有效，可拔除气管导管。否则应在 ICU 缓慢苏醒拔管。无硬膜外患者应给予 PCA 或阿片类药物输注镇痛。术后继续监测有创动脉压、中心静脉压和尿量以保证血流动力学平稳。术后患者可能会出现大量液体转移，需给予液体补充。

2. 肾上型腹主动脉瘤切除人工血管置换术：手术修复可能需在肾动脉以上不同水平阻断主动脉。麻醉处理与肾下型腹主动脉手术相似，但需注意下列几点：

（1）应置入肺动脉导管。

（2）有大出血的可能。

（3）由于阻断时间长和可能发生胆固醇栓子，使得肾灌注受累的危险性更大。

（4）阻断水平高于腹腔动脉和肠系膜上动脉，引起内脏缺血和严重的酸中毒，故开放前应常规给予碳酸氢钠。

（5）为了最大限度减少缺血性肾损伤，阻断前可静脉给予甘露醇。

3. 腹主动脉瘤急诊修补术：腹主动脉瘤可能突然破

22

裂，除非破裂被包裹于后腹膜腔内，否则患者会很快死亡。腹主动脉瘤破裂的患者在入院前的死亡率达50%，即便入院行手术治疗后，死亡率依然高达50%～70%。腹主动脉瘤急诊修补术围手术期处理与择期手术相似，但需注意以下方面：

（1）建立多条静脉通路，且静脉导管内径要粗。

（2）由于术前时间限制和术后凝血障碍的发生，硬膜外镇痛不适合此类患者。

（3）迅速送血标本行交叉配血，并进行其他相关的实验室检查。迅速备好血液成分输血。还应备好一定量的胶体液。

（4）对濒死患者应立即行气管内插管。

（5）诱导必须在手术医生刷手完毕、手术准备完成、手术单铺好、血已送至手术室并核对后进行。对低血压患者应小心而迅速地诱导，只需用氧、东莨菪碱、依托咪酯和（或）笨二氮䓬类药，以及肌松药。

（6）一旦阻断主动脉控制了出血，即应持续进行复苏处理直至血流动力学稳定。可通过静脉加快输液及泵注血管活性药纠正低血压。根据患者耐受的情况，追加麻醉性镇痛药和麻醉药。

（7）此类手术往往需要大量输注血液制品（红细胞、新鲜冷冻血浆、冷沉淀和血小板）。应密切监测动脉血气分析，指导进一步的治疗。

（8）腹主动脉瘤修复术中常出现低温，并伴发酸中毒、凝血机制障碍以及心功能失常。应提高手术间温度，并准备输液加温装置和保温毯。

（9）为防止肾衰竭，通过补充液体、给予甘露醇、呋塞米及小剂量的多巴胺，以维持尿量。

（10）手术结束不要试图拔管。术后早期由于体液转移、低温、酸碱失衡、电解质紊乱和凝血机制异常等，患者病情非常复杂。因此术后在ICU机械通气一段时间对于纠正生化和血流动力学紊乱十分重要。

六、胸主动脉手术

胸主动脉疾病包括动脉粥样硬化、结缔组织退性变（Marfan 综合征和 Ehlers-Danlos 综合征，以及囊性坏死）、感染（梅毒）、先天性疾病（缩窄或先天性主动脉窦瘤）、外伤（穿透伤和减速伤）以及炎性疾病（Takayasu 主动脉炎）。胸部升主动脉瘤手术需正中开胸和体外循环。主动脉弓修补术常需深低温停循环。

1. 监测：除常规监测外，尚需下列监测：右侧桡动脉置管（高位阻断时可累及左锁骨下动脉血流）、肺动脉导管、8.5F 的深静脉导管、在 $T_{12} \sim L_1$ 水平置入 4F 的硬膜外导管，用于局部降温、在 $L_{2\sim3}$ 水平置入带有热敏电阻的 4F 蛛网膜下腔导管及留置 Foley 导尿管。

2. 麻醉方法

（1）诱导前应备好血管加压药（氯化钙、去氧肾上腺素和去甲肾上腺素）、扩血管药（硝酸甘油和硝普钠）以及利尿药（甘露醇、呋塞米和多巴胺）。

（2）术前置胸段硬膜外导管和腰段蛛网膜下腔导管，经硬膜外导管注入 2% 利多卡因达到所需的感觉平面。

（3）胸主动脉操作可能需要单肺通气，因此需要双腔管插管。支气管封堵管也是一种选择，封堵管可以插到任何一侧肺，用于萎陷肺的吸引和氧合，术后可将其拔除，术毕不需要换管。

（4）动脉瘤可使气道偏移或受压，特别是左主支气管，导致肺不张。动脉瘤长期压迫可使气道移位，致使插管或通气困难。

（5）主动脉阻断位置高，导致肾、肠系膜、肝脏、脊髓缺血。

（6）脊髓保护

1）类固醇、巴比妥类药、自由基清除剂、脑脊液（CSF）引流、鞘内注射罂粟碱、镁剂、纳洛酮、硫喷妥钠以及重建肋间血管吻合支等措施均曾试用，但尚无证据表明上述措施可降低截瘫的发生率。

2）低温具有保护作用，阻断前即开始脊髓局部降温，直至移植血管再灌注。

3）降低 CSF 压力有助于脊髓灌注，因此腰段留置 CSF 导管（19 号）以监测和控制 CSF 压。

4）避免应用含糖液体，因为实验表明，缺血时高糖血症有害，可影响神经功能的恢复。

（7）液体管理：诱导后输注的液体应限于胶体液、新鲜冷冻血浆、红细胞和血小板，以防止凝血功能障碍和过度水肿。使用自体血回收装置和血液加温器。

（8）阻断主动脉：阻断前按预定方案调整 CSF 压，并行脊髓局部降温。阻断主动脉近心端时血压通常都明显增高，可应用硬膜外麻醉、硝酸甘油（50mg/50ml 以 1～5ml/h 速度输注）和硝普钠治疗。

（9）近 25% 的患者发生肾衰竭，主要与阻断时间有关。监测尿量、阻断前给予甘露醇 25g，并由手术者在肾动脉开口处插入导管，经此处注入冰盐水以保护肾功能。

（10）开放主动脉钳时常导致血压下降。因此开放前及开放过程中应补充容量，缓慢开放主动脉钳。给予血管加压药，直至心肌功能和血管张力恢复正常方可停用。

（11）主动脉开放后通常都出现酸中毒，阻断期间输注碳酸氢钠有利于防止再灌注所致的严重酸中毒。

（12）术后患者需机械通气，直至酸中毒和低温纠正，肺充分膨胀。

（李 偲）

第二十三章

神经外科手术的麻醉

一、神经系统生理

(一) 脑的功能分区

1. 大脑的感觉皮层位于中央后回。

2. 大脑的运动中枢位于中央前回。

3. 视觉中枢和相关皮层位于枕叶。

4. 听觉中枢和听觉相关区域位于颞叶。

5. 大脑额叶同人格、各种精神、智力活动相关。

6. 边缘系统位于大脑的深面,包括下丘脑,杏仁核,海马等结构,这些结构同情绪,情感活动,学习和记忆相关。

7. 脑干包含网状激活系统,其同觉醒相关,循环和呼吸运动中枢同样位于脑干,它们对循环和呼吸等生命基本功能起调控作用。

8. 脊髓是脑和躯体间重要的信息交换通路。

(二) 脑和脊髓的代谢

1. 脑代谢的特点

(1) 脑是高氧耗的器官,虽然人脑仅占人体体重的2%,其氧耗却占人体的20%。高氧耗以及氧储备的不足使脑对缺血缺氧非常敏感。

(2) 脑的代谢率 (CMR) 可以用单位时间每100g脑组织的氧耗来衡量 (脑平均氧耗3.5ml/100g脑组织·

min），也可用单位时间每百克脑组织的葡萄糖消耗量来表示（脑平均葡萄糖消耗为 5.5mg/100g 脑组织·min）。

（3）脑的代谢包括对能量的生成和利用。

（4）脑细胞的绝大多数的耗能活动均有 ATP 的直接或间接参与。

2. 脑和脊髓的能量合成

（1）葡萄糖是脑和脊髓能量生成的重要底物。

（2）线粒体和氧对于葡萄糖生成 ATP 的过程至关重要，这一过程包括葡萄糖酵解，枸橼酸循环和氧化磷酸化。

（3）这一过程如果得以完成，一分子葡萄糖最多可产生 38 个 ATP（实际情况下，一般可产生 30～35 个 ATP 分子）。

（4）在缺氧的情况下，一分子葡萄糖只能产生 2 分子的 ATP。这远远不能满足大脑的能量需求。

3. 脑和脊髓的能量需求（能量的消耗）

（1）脑氧耗的大部分（60%）用于神经元的电活动。

（2）维持离子泵的功能消耗了神经元的绝大部分能量。

（3）一些小分子物质的跨膜转运同样需要消耗能量。

（4）蛋白质，脂肪和碳水化合物的合成、降解和修饰对维持细胞的结构和功能很重要，这些过程需要消耗能量。

（5）细胞内物质（如神经递质）的合成和转运同样需要能量。

（三）脑和脊髓的循环生理

1. 脑血流（CBF）

（1）成人的平均脑血流量为 50ml/100g 脑组织·min，灰质同白质的血流量存在差异。灰质约为 80ml/100g 脑组织·min，而白质为 20ml/100g 脑组织·min。

（2）脊髓的血流量同脑相似，在灰质和白质间同样存在差异。

（3）尽管有许多方法可以直接测量脑血流（如CT灌注扫描），但临床上常用的可床旁测量脑血流的方式多为间接性的方式，这些方式包括：经颅多普勒；近红外脑氧饱和度；脑组织血氧测定等。

2. 脑血流的调节

（1）脑血流量和脑代谢率密切相关，局部的脑血流量同该区域的脑代谢率存在耦联。

（2）当平均动脉压在 50～150mmHg 的范围内时，脑血流可保持相对的稳定，这依赖脑血管的自身调节机制而得以完成。

（3）血液的氧分压和二氧化碳分压也可对脑血流产生影响，其中血二氧化碳分压对脑血流的影响更大，在 20～80mmHg 的范围内，随着二氧化碳分压的上升，脑血流呈线性增加。而只有当血氧分压低于50mmHg 时，脑血流量才会增加。

（4）低温通过降低脑代谢率而降低脑血流。

（四）颅内容物，颅内容积（CBV）和颅内压（ICP）

1. 颅内容物由三部分组成：脑组织、脑脊液和颅内血容量，分别占颅内容积的80%；8% 和12%。

2. 颅内容物有一定的弹性，其中一种内容物容积的增加可通过降低其他 2 种内容物容积的方式得以代偿，从而使颅内压不出现明显增加；但这种代偿是有限度的，当到达一定的临界值时，容积的轻微增加即可引起颅内压的显著增加。

3. 正常颅内压低于 10mmHg，颅内压的增加会降低脑的灌注压（CPP），CPP = MAP - ICP。（MAP：平均动脉压；ICP：颅内压）。

4. Cushing's 反射是机体的代偿性反射，表现为血压的增加和心率减慢，其结果是代偿性增加了脑的灌注压，这种代偿同样有一定的限度，当颅内压持续增高，可导致脑疝，昏迷甚至死亡。

5. 动脉血二氧化碳分压（$PaCO_2$）每增加 1mmHg，脑血容量可增加 0.05ml/百克脑组织。

二、常用麻醉药物对神经系统生理的影响

不同的麻醉药物对神经生理有着不同的影响。总体而言，吸入麻醉药有扩张脑血管、增加脑血流的作用，但这种作用在围手术期易于被过度通气所对抗；静脉麻醉药（除氯胺酮）有收缩脑血管、降低脑血流的作用。

23

（一）吸入麻醉药

1. 对脑血流（CBF）的影响：

（1）吸入麻醉药从两方面对脑血流产生影响。一方面，它以剂量依赖性的方式降低脑代谢率，进而产生脑血管收缩效应；另一方面，它通过直接作用于血管平滑肌而扩张脑血管。

（2）常用的挥发性吸入麻醉药扩张脑血管的效力由强至弱为：氟烷 > 安氟烷 > 地氟烷 ≈ 异氟烷 > 七氟烷。

（3）N_2O 可导致 CBF 的增加。

2. 对脑代谢率（CMR）的影响：

（1）所有挥发性麻醉药均能导致 CMR 降低，其降低 CMR 的特点呈剂量依赖性。

（2）当达到抑制脑电图（脑电呈等电位）的剂量时（临床相关浓度 1.5～2.0MAC），其对脑代谢率的降低程度最大。

（3）N_2O 可导致 CMR 的增加。

3. 对脑血容量（CBV）的影响：

（1）CBF 和 CBV 之间虽然有直接关联，但并非严格的 1:1 对应关系。CBV 值的变化幅度明显小于脑血流量的变化。

（2）总的来说，挥发性麻醉药对颅内顺应性正常患者的脑血流动力学的影响很小，而对于颅内顺应性异常的患者，挥发性麻醉药具有增加 CBV 和 ICP 的潜在风险。

4. 对 CO_2 反应及脑血管自身调节的影响：

（1）在吸入所有的挥发性吸入麻醉药的过程中，脑血管对 CO_2 的反应仍然存在，但可使脑血管的自身调节机制受损。

（2）七氟烷与其他挥发性麻醉药相比，其对脑血管自动调节机制的影响最为轻微。

（二）静脉麻醉药物

1. 大多数静脉麻醉药可在降低脑代谢率（CMR）的同时引起继发性的脑血流量降低。氯胺酮是个例外，它可以引起 CBF 和 $CMRO_2$ 的增加。静脉麻醉药对脑生理的影响见表23-1。

23

2. 巴比妥类药物

（1）硫喷妥钠降低 CBF 和 CMR 的作用呈剂量依赖性，当脑电图呈等电位时，这种作用达到最大，脑代谢活动度为清醒时的50%。

（2）同挥发性麻醉药相比，巴比妥类药物可以更大程度地降低 CBV，其降低颅内压的效果也更确切。

（3）巴比妥类药物对局部缺血灶的神经保护作用已被广泛证明。

3. 丙泊酚

（1）丙泊酚降低 CBF 和 CMR 的作用与剂量相关，对 CMR 的降低幅度可达对照的40%~60%。

（2）其对 CBF 的降低作用强于它对 CMR 的降低作用。

（3）对于中线偏移小于10mm 的脑肿瘤患者，使用丙泊酚麻醉较使用异氟烷或七氟烷麻醉可获得更低的颅内压和更高的脑灌注压。

（4）暴发性抑制剂量的丙泊酚具有一定的脑保护作用。

4. 依托咪酯

（1）依托咪酯可降低 CMR、CBF 和 ICP。

（2）依托咪酯对心血管系统的抑制较弱，这一特性使它能在不降低脑灌注压的前提下有效地降低 ICP。

（3）对于依托咪酯是否具有脑神经保护作用，有待进一步的研究。

（4）依托咪酯的不良反应包括肾上腺皮质功能的抑制、肌震颤和癫痫发作。

23

表 23-1　麻醉药对脑生理的影响

麻醉药	脑代谢率	脑血流	脑脊液产生	脑脊液吸收	脑血流量	颅内压
巴比妥	↓↓↓↓	↓↓↓	±	↑	↓↓	↓↓
依托咪酯	↓↓↓	↓↓↓	±	↑	↓↓	↓
丙泊酚	↓↓↓	↓↓↓↓	?	?	↓↓	↓↓
苯二氮䓬	↓↓	↓	±	↑	↓	↓
氯胺酮	±	↑↑	±	↓	↑↑	↑↑

↑增加；↓减少；±无改变；?尚不明确

5. 苯二氮䓬类

（1）在颅脑创伤的患者，苯二氮䓬类可使 CBF 和 $CMRO_2$ 下降约 25%。

（2）苯二氮䓬类药物对脑缺氧缺血有一定的保护作用。

6. 氯胺酮

（1）氯胺酮可引起 CBF 和 CMR 的升高。

（2）氯胺酮可显著增加 ICP，因此，氯胺酮不是神经外科手术麻醉的首选。

（三）阿片类药物

1. 阿片受体是一类 G 蛋白耦联受体，包括 μ、δ、κ、σ 等受体，同镇痛相关的主要是 μ 和 κ 受体，围手术期常用的阿片类药物主要是 μ 受体激动剂。

2. 总的来说，大部分阿片类药物的在临床应用的剂量范围内对脑血流量和脑氧代谢率有轻到中度的抑制效应。

3. 临床剂量的阿片类药物对 ICP 的影响极小。

（四）肌肉松弛药

1. 肌肉松弛效应由于能够防止咳嗽和肌肉紧张，并且在减少颅内静脉流出阻力的同时降低中心静脉压，因此给予肌肉松弛药可能会降低 ICP。

2. 某些非去极化松弛药具有组胺释放的药理特性并因此可以对脑血管产生影响。

3. 泮库溴铵、维库溴铵和罗库溴铵没有组胺释放作用，因此对脑生理的影响很小。

4. 虽然琥珀胆碱可增加 ICP，但它仍是迄今为止起效最快的肌松药。在需要实现快速肌松的情况下（如饱胃的脑外伤患者），琥珀胆碱是恰当的选择。

三、神经电生理监测

（一）概述

神经电生理学包括一系列的诊断方法，但常用于围手术期神经电生理监测的内容主要包括脑电图（EEG）、诱发电位监测（EP）和肌电监测。术中神经电生理监测的目的主要是指导治疗和发现问题，前者的例子是脑电监测可用于癫痫患者的术中和术后指导，后者的典型例子为脑电监测和诱发电位监测可用于术中发现脑和脊髓的缺血。由于中枢神经系统是人体内对缺血缺氧耐受性最差的器官，预防脑和脊髓的缺血缺氧是神经麻醉和神经重症监护中非常重要的一部分，而神经电生理监测在其中发挥了重要的作用。

（二）脑电图

1. 简述

大脑皮层表面的大量锥体细胞同步放电是形成脑电信号的基础。通过容积传导，这种信号可以在头皮表面（脑电图）或大脑皮层表面（皮层脑电图）被记录。

2. 术中脑电监测的适应证

（1）皮层电活动异常需行手术治疗，如癫痫（图23-1）

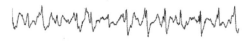

图 23-1　癫痫的棘波和尖波

（2）全脑缺血风险增加的情况，如心肺转流。

（3）局灶性脑缺血风险增加的情况，如大脑中动脉远端动脉瘤行载瘤动脉临时阻断（电极需放置于可能缺血的区域）。

（4）评估麻醉药物的效应，如使用代谢抑制法行脑保护，给予大剂量的丙泊酚使脑电图出现爆发抑制现象（图23-2），此时反映脑代谢率已降至足够低。

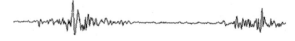

图 23-2　脑电爆发抑制

3. 脑电图的记录及相关技术问题

（1）国际标准的 10-20 系统（图 23-3）是脑电电极放置的统一参照标准，10-20 指的是：不同的头皮放置点占头部设定的总距离（如鼻根到枕外隆凸）的百分比（10% 或 20%）。在术中脑电监测中，通常使用 2 通道或 4 通道的记录方式。典型的 2 通道脑电监测记录了 2 个不同位置点（如 F3-C3）之间的电位差并通过波的形式表现出来。

23

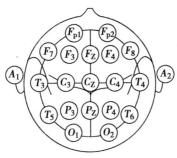

图 23-3　脑电图电极放置的国际 10-20 系统

（2）电极的种类包括杯状电极和针形电极，针形电极由于其使用方便的特点被广泛用于术中监测。

4. 脑电图波形的描述和解释

（1）脑电图是一种复杂而看似无序的波。对其描述可用频率（1 秒内包含的重复波的数量）、波幅（波峰到波谷的垂直距离）、对称性和特异波形（棘波，尖波，慢波）来表示。

（2）突然出现的频率减慢和波幅下降往往提示脑的缺血缺氧等病理事件。

（3）通过对比左右脑电波形的差异（对称性）有助于发现单侧的病变。

5. 影响因素

（1）临床常用的大多数静脉麻醉药和吸入麻醉药物均可对脑电产生影响，而这种影响在术中监测中可能同缺血缺氧导致的脑电变化相混淆，所幸的是麻醉药物导致的变化往往是全脑的广泛的改变，而缺血缺氧常产生局灶性的变化。

（2）低温也可引起脑电的改变，在30℃时可出现周期性的变化，于25℃可引起脑电爆发抑制，而在18℃脑电呈等电位。

（三）诱发电位（EP）监测

1. 概述

（1）诱发电位是神经系统对外来刺激的电反应，可在脑或脊髓脊柱手术中用以评估神经传导通路的完整性，从而帮助外科医师发现神经系统的可逆性改变（缺血，机械，温度的损伤），及时干预以防止永久性损害的发生。

（2）诱发电位根据其评估的神经通路可分为感觉诱发电位（躯体感觉诱发电位 SSEP，听觉诱发电位 BAEP，视觉诱发电位 VEP）和运动诱发电位（MEP）。

2. 躯体感觉诱发电位（SSEP）

（1）分为上肢和下肢体感诱发电位，刺激电极分别置于上肢（如正中神经或相应皮区）或下肢（如胫后神经或相应的皮区）的外周神经或其支配区域，通过在上述神经给予超强刺激，信号通过躯体感觉传导通路上传，最终到达大脑感觉皮层，信号被放置于头皮表面的记录电极所记录。

（2）由于体感诱发电位的皮层信号电压较低（微伏级），在记录上需要通过信号平均技术对一系列刺激进行叠加，最终才能获得可识别的波形。

（3）正常的上肢 SSEP 波形见图 23-4，反映大脑感觉皮层的特征性波位于刺激后 20ms 和 22ms 处（N20 和 P22，N 为向上的波，而 P 代表向下的波）。对于下肢的 SSEP 波形，反应大脑感觉皮层的特征性波位于刺激后 37ms（P37）。

（4）同基值值相比，波幅下降 50%，潜伏期延长 10% 被认为具有临床意义，往往提示缺血性或机械性损伤。

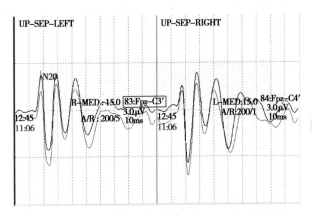

图 23-4　左右上肢的 SEP，图中标出的向上的波为 N_2O

3. 脑干听觉诱发电位

（1）通过耳机给予患者一定频率（8～20Hz），一定强度的声音刺激（通常是咔嗒声），在不同的部位（头皮 A-Cz；耳蜗旁；手术暴露的听神经乃至蜗神经核）可记录到听觉诱发电位。

（2）短潜伏期听觉诱发电位（时间窗为刺激后 15～20ms）被用做听觉传导通路的完整性监测，其典型的波形有 5 个波（图 23-5），分别代表听觉传导通路的不同部分。

（3）中潜伏期听觉诱发电位（时间窗扩展到刺激后 100ms），常被用于麻醉深度的监测。

（4）同 SSEP 一样，相对于对照值的波幅下降和潜伏期延长往往提示神经通路的受损可能。

4. 运动诱发电位

（1）通过在大脑运动皮层的相应区域给予刺激，信号通过运动传导通路下传，到达对应的肌肉，产生复合肌肉动作电位（Compound muscle action potential，CMAP）。

（2）对刺激的要求：高频（200～500Hz）；高电压（200～600V）；短时程（50ms）；多个波（4～7 个）。

（3）记录电极可放置于上肢的肱三头肌，肱二头肌，拇短展肌；下肢的胫前肌，腓肠肌或踇趾展肌。

（4）由于运动诱发电位波幅较大（图 23-6），不需要使用信号叠加技术。

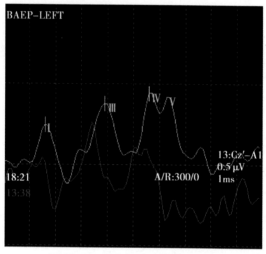

图 23-5 绿色的波为左侧的实时
BAEP，Ⅰ，Ⅲ，Ⅴ波已被标出

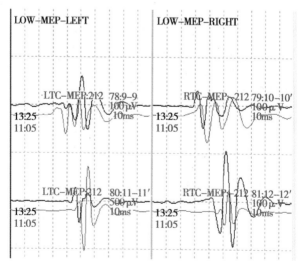

图 23-6 下肢 2 块肌肉上记录到的 MEP 复合波

（5）实施时应放置牙垫以防止舌损伤。

（6）监测时不应使用肌肉松弛药。

5. 术中诱发电位监测对麻醉的要求

（1）强效吸入麻醉剂可引起剂量依赖性的诱发电位波幅下降和潜伏期延长，应尽量避免使用。

（2）全凭静脉麻醉（丙泊酚＋阿片类药物）对诱发电位的影响较小，有助于获得较大的波幅和稳定的监测结果。

（3）平均动脉压低于 60mmHg，BIS 值低于 30 可对诱发电位监测产生明显的影响。

（四）肌电图

1. 记录及相关问题

（1）术中肌电图可用以评估肌纤维的电活动，可分为自发肌电和刺激肌电。

（2）通过插入目标肌肉的针形电极，肌纤维的电信号可以通过放大器被采集和记录。

（3）正常的肌肉组织无明显的电活动（无自发肌电），术中当支配被监测肌肉的运动神经受到牵拉时，监护仪可记录到肌电反应。

（4）也可通过给术野的神经以低强度电刺激，通过观察是否发生肌电反应来对该神经进行确认（刺激肌电）。

2. 肌电监测的术中应用

（1）肌电监测可在术中对脑神经，脊神经和外周运动神经进行监测，当这些神经存在被损伤的风险时，肌电监测可提醒外科医生，减少对神经的不必要损伤。

（2）所有含运动组分的脑神经均可被监测，在颅后窝手术中，最常被监测的是第七对脑神经（面神经）。

（3）在行术中肌电监测时，不能使用肌肉松弛药。

四、神经外科手术麻醉的一般原则

（一）概述

1. 气管插管全身麻醉是神经外科手术中被应用最多的麻醉方法。

2. 神经外科麻醉的目标包括:

(1) 保证患者的催眠、遗忘、无体动。

(2) 在保证良好的脑灌注和脑氧合的基础上最大限度降低围手术期 ICP 和减轻脑水肿，为手术提供理想的条件。

(3) 术后快速、平稳的苏醒以便早期行神经功能评估。

(二) 麻醉诱导和维持

1. 麻醉诱导要求做到迅速平稳，避免呛咳、缺氧及高二氧化碳血症。

2. 插管前静脉注射利多卡因或艾司洛尔有助于减轻插管引起的心血管反应和 ICP 升高。

3. 丙泊酚复合瑞芬太尼的静脉麻醉方案有助于维持更稳定的血流动力学和颅内压水平。

4. 靶控输注 (TCI) 通过调节靶位 (血浆或效应室) 的药物浓度来控制麻醉深度，在神经外科手术中逐渐得到更多地应用。

5. 手术中应根据不同手术步骤的刺激强度及时调节麻醉深度，在放置体位、上头架、开颅和关颅时适当加深麻醉。

(三) 脑松弛治疗

1. 颅内压增高的预防

(1) 术前适当镇静和抗焦虑。

(2) 维持正常的血容量，避免过度输液，使用等渗液体。

(3) 头高位，头部伸直，避免颈静脉受压。

(4) 维持更稳定的血流动力学。

(5) 应用糖皮质激素。

(6) 足够的通气，维持 $PaO_2 > 100mmHg$, $PaCO_2$ 35mmHg 左右，不使用 PEEP，尽量降低胸内压。

(7) 吸入麻醉药呼末浓度不超过 1MAC。

2. 颅内压增高的治疗

(1) 脑脊液引流 (经脑室穿刺或腰穿引流)。

（2）使用渗透性利尿剂和（或）祥利尿剂。

（3）过度通气，维持 $PaCO_2$ 于 30 ~ 35mmHg。

（4）使用肌松药，减少肌肉紧张。

（5）以全凭静脉麻醉替代吸入麻醉。

3. 脑松弛治疗的药物

（1）甘露醇降低颅内压的作用起效迅速，维持时间较久，其术中常用剂量为 0.25 ~ 1g/kg，于 15 ~ 20 分钟内输注完毕，输注后 10 ~ 15 分钟颅内压开始下降，30 ~ 45 分钟达到高峰，降颅压效应可维持 2 ~ 3 小时。

（2）高渗盐水或高渗盐水羟乙基淀粉混合溶液既能减少术中机体对液体的需求，又能有效降低颅内压，对顽固性颅内高压，尤其是伴有多发损伤的颅脑外伤患者具有较大优势。

（3）祥利尿剂通过抑制髓祥升支粗段对水分的重吸收而产生利尿作用，它可与渗透性利尿剂协同发挥作用。常用药物为呋塞米，常用剂量 10 ~ 20mg/次，静注 30 分钟后起效，作用持续 5 ~ 7 小时。

（4）类固醇激素可以减轻血管源性脑水肿，对于颅内肿瘤的患者有助于减少瘤周水肿。

（四）围手术期液体管理

1. 液体管理的目标

（1）维持正常的血容量。

（2）维持轻度的血浆高渗状态（血浆渗透压 305 ~ 320mmol/L）。

2. 容量治疗的监测

（1）通过监测中心静脉压结合对脉压变异率（pulse pressure variation，PPV）的评估可以较好地估计患者术中的容量状态。

（2）肺动脉导管（PAC）由于创伤较大，仅适用于重危患者。

（3）血浆中维持晶体渗透压的离子主要是钠离子，因此手术过程中应反复监测血浆钠的浓度。

3. 神经外科患者的补液选择

（1）晶体选择等渗无糖液，乳酸钠林格液为轻度低渗，生理盐水的渗透压为310mosm/L，但大量使用可导致高氯性代谢性酸中毒。Plasmalyte R 的渗透压同血浆相同且避免了高氯性酸中毒的不良反应。

（2）对于出血量较多或术中补液量较大的患者，联合使用晶体液和胶体液是合适的。

（五）输血治疗

血红蛋白在 10g/dl 以上，可以不输血；血红蛋白降到 8g/dl，应予输血；血红蛋白在 8～10g/dl 之间，则根据手术出血的速度和患者的年龄、心肺代偿功能及有无代谢率增高等因素决定。

（六）血糖控制

1. 高血糖可加重脑缺血后的神经损伤。

2. 术前应常规行血糖检查，对于血糖升高者，术前应使用胰岛素对其血糖水平进行控制。

3. 对于大多数神经外科手术患者，围手术期血糖控制在 180mg/ml 以下是合适的。

4. 术中低血糖的表现可以被麻醉所掩盖，对于那些围手术期采用胰岛素控制血糖的患者，应定时监测血糖水平。

（七）苏醒

1. 神经麻醉苏醒的目标：确保患者苏醒时安静、合作，便于神经外科医师对神经功能和手术效果进行早期评估。

2. 应避免可能影响脑血流和颅内压的因素如：咳嗽，呼吸机抵抗和高血压。

3. 可使用右美托咪定（0.4～1.0µg/kg）静脉缓慢滴注以降低呛咳和术后寒战的发生。

4. 气管内吸引和拔管前 90 秒静脉内给予利多卡因（1.5mg/kg）可减少刺激引发的呛咳。

5. 有一些情况并不适宜术后早期苏醒和拔管。

（1）术前存在意识不清和气道控制不良。

（2）术后脑水肿和颅内压增高可能较大的患者。

（3）长时间的手术，再次手术。

（4）操作部位邻近颅内生命中枢。

（5）脑缺血风险高的操作（如术中长时间血管阻断）。

五、特殊神经外科手术的麻醉

（一）颅脑外伤（Tramatic Brain Injury，TBI）的麻醉

1. 术前评估

（1）格拉斯哥昏迷评分（GCS 评分）从睁眼反应、言语对答和运动反应三方面评估患者的意识和神经系统状况。根据格拉斯哥评分，TBI 可分为：重度 GCS = 3 ~ 8 分，中度 GCS = 9 ~ 12 分，轻度 GCS = 13 ~ 14 分。

（2）术前评估应关注患者是否存在其他器官的损伤，以及是否存在脊柱的外伤。

（3）对可能引发继发性脑损伤的危险因素做出评估，这些因素包括：低血压、低氧血症、非正常的血二氧化碳水平、贫血、电解质紊乱、高血糖、酸中毒和体温增高。

2. 气道的建立和管理

（1）对颅脑外伤的患者而言，保证气道的通畅和有效的通气是急诊室紧急处理的首要任务。

（2）重型颅脑创伤患者紧急处理的气管插管指征如下：

- GCS≤8
- 由于躁动而有 ICP 升高的风险
- 不能控制、保护气道或保护性喉反射消失
- GCS 的运动反应部分下降 2 分或 2 分以上
- 为了提供最佳的氧合与通气
- 癫痫发作
- 口腔/气道出血
- 双侧下颌骨骨折

（3）所有的颅脑创伤患者均应视为饱胃并有误吸的风险，可使用快速序贯插管法以降低反流和误吸的风险。

（4）面部的骨折和软组织水肿会影响到声门的暴露，可使用纤维支气管镜、光棒或插管型喉罩进行插管，严重者可能需行气管切开。

3. 术中麻醉管理

（1）术前维持患者收缩压以确保足够的脑灌注压（CPP）十分重要，围手术期 CPP 的整体目标值需维持在 50~70mmHg。

（2）除充足的氧供、通气、液体治疗外，持续输注血管活性药物来谨慎地升高血压有时非常必要。

（3）当脑部减压后，随着 ICP 的下降，交感神经张力和全身血管阻力也随之下降，患者可表现为显著的血管内容量不足和低血压。

（4）严重颅内高压时，会引起高血压和心动过缓，称为 Cushing 三联症，此时过度降低血压会使 CPP 降低，加重脑缺血。

（5）目前的重型颅脑创伤管理指南建议避免在脑创伤后的最初 24 小时内进行预防性过度通气，如使用过度通气以临时控制 ICP 时，应行颈静脉球部氧饱和度或脑组织氧分压（$PbrO_2$）监测。

（6）对那些术前就存在意识障碍、术中出现脑肿胀或预计术后可能发生脑组织肿胀的患者，术后应保留气管导管。

4. 术后镇静和镇痛

（1）颅脑外伤术后常用的镇静药物包括丙泊酚、咪达唑仑及右美托咪定。

（2）术后镇痛的药物选择可以是阿片类药物或非甾体抗炎药。

（3）当使用阿片类药物时要关注其呼吸抑制的副作用，非甾体类抗炎药有引起血小板功能障碍、出血时间延长并增加术后出血的风险。

（二）颅后窝手术的麻醉

1. 体位

（1）由于颅后窝在解剖上的特殊性，使得众多的体位在颅后窝手术中得到运用。

（2）在颅后窝手术中常用的体位包括俯卧位、侧卧位、park bench 体位以及坐位。

（3）坐位的优点包括：有效地改善手术野的暴露；有助于减少静脉出血；患者的肺活量得以增高；更有利于膈肌的运动从而有效地降低机械通气时的气道压力。

23

（4）坐位同样会增加围手术期一些严重并发症的发生，如：静脉空气栓塞、低血压、气颅、舌和喉的损伤以及罕见的四肢麻痹/截瘫（中段颈髓屈曲脊髓病）。

（5）由于坐位可由其他体位来替代，对于拟在坐位下完成手术的患者，应在术前就其风险和效益做出评估。

2. 静脉空气栓塞

（1）颅后窝手术中静脉空气栓塞（venous air embolism，VAE）的发生率为 25% ~ 60%，严重的 VAE 主要发生在脑的大静脉窦，尤其是横窦和矢状窦后半部。

（2）VAE 的监测手段有：呼气末 CO_2 分压，胸前区多普勒和经食管超声心动图（transesophageal echocardiography，TEE）。

（3）呼气末 CO_2 分压监测在临床上被普遍应用，其突然降低往往提示 VAE 的发生。

（4）VAE 的治疗包括：立即通知手术医师，用生理盐水充满手术野；在颅骨边缘涂抹骨蜡直至找到静脉破口；循环和呼吸支持；立即停用 N_2O（如果使用）并给予 100% 氧气吸入。

3. 脑干刺激

（1）脑桥下部、延髓、颈髓上段和第 V 对脑神经的外轴部受刺激可导致一系列心血管紊乱事件。

（2）心血管反应可以表现为：心动过缓和低血压、心动过速和高血压、心动过缓和高血压，同时可伴或不伴心律失常。

（3）对这些部位手术时，麻醉医师必须认真观察心电图及直接动脉压的变化，当邻近的脑神经核和循环呼吸中枢有受损危险时应立即提醒神经外科医师。

4. 神经电生理监测

（1）在颅后窝手术中，有时需采用电生理监测来最大限度地减少某些神经结构的损伤。

（2）常用的神经电生理监测有脑干听觉诱发电位（BAEP）、面神经肌电监测等。（具体见神经电生理监测部分）。

5. 术后恢复

（1）第Ⅸ、Ⅹ和Ⅻ对脑神经功能障碍可引起上呼吸道的控制能力减弱甚至丧失，脑干水肿可导致脑神经功能和呼吸驱动力受损。

（2）对于此类患者，麻醉医师和神经外科医师应就术毕是否拔除气管导管进行协商。

（三）脑血管手术的麻醉

1. 颅内动脉瘤

（1）颅内动脉瘤患者术前评估的重点是评估并纠正蛛网膜下腔出血（SAH）对患者机体尤其是心血管系统造成的影响。

（2）大多数 SAH 患者存在低血容量，低血容量可能加重脑血管痉挛进而同脑缺血、脑梗死相关。术前应对患者的低血容量状态予以纠正。

（3）蛛网膜下腔出血的患者可出现心电图的异常，大多是由于去甲肾上腺素水平急剧增高引起的交感神经系统亢进所致，而有些患者则可伴有器质性的心脏病变（如心肌梗死），因此对疑似心肌梗死的病例应行心肌酶谱和超声心动图检查，谨慎地做出判断而不能仅凭心电图做出诊断。

（4）动脉瘤手术患者的麻醉诱导力求降低跨壁压（Transmural pressure，TMP）以减少动脉瘤破裂的危险，但过度降低脑灌注压可增加缺血性脑损伤的风险。

（5）临时阻断动脉瘤近端供血动脉的方法可减少动脉瘤破裂的风险并降低动脉瘤的张力，在阻断期间应增高患者的血压至正常上限以增加侧支循环的血流。

（6）现在控制性降压技术仅用于动脉瘤术中破裂时

的出血控制。

2. 颅内动静脉畸形（AVM）

（1）颅内 AVM 会对脑血流造成直接的影响，分流可引起分流通路上的动脉压降低进而缩小动脉的灌注范围，使病变周围的脑组织得不到灌注。

（2）一旦 AVM 被切除，病变周围的脑灌注压可出现大幅增高，导致"脑过度灌注"，表现为脑的水肿和广泛出血，这一现象称之为正常灌注压突破。

（3）麻醉医师在术中应力求维持正常的血容量和最佳的脑灌注压。

（4）AVM 切除后良好的血压控制对于预防和治疗正常灌注压突破十分重要，可以通过持续输注降压药物的方法来控制血压于正常低限。

（四）神经介入治疗的麻醉

1. 神经介入治疗的麻醉对麻醉医师提出了更高的要求，介入治疗室远离手术室，麻醉医疗风险加大；由于放射线的原因，麻醉医师不能近距离地对患者进行监护和处理，容易延误对患者的最佳处理时机。

2. 一部分神经外科介入性治疗操作可在患者清醒镇静的情况下完成；而那些复杂的、长时间的操作（如动脉瘤和一些高流量动静脉畸形的栓塞）则通常在气管插管全身麻醉下完成。

3. 术前评估

（1）对于预计在镇静下完成手术的患者，术前气道评估的重点在于排除鼾症病史。

（2）术前应询问患者既往有无造影剂过敏史。对于过敏体质的患者，术前一天给予糖皮质激素，手术当天给予抗组胺类药物，并备好应对过敏性休克所需的抢救药物。

4. 血流动力学控制

（1）大多数神经介入治疗术需行有创血压的实时监测。

（2）术中可能需行控制性低血压或控制性高血压，

应备好相应的心血管活性药物。

5. 神经系统突发事件的处理

（1）脑血管内操作的并发症多为突发的灾难性事件，麻醉医师应同神经外科医师及时交流并判断并发症的性质为出血性还是阻塞性。

23

（2）一般来说，若为出血性问题，应立即停用肝素并注射鱼精蛋白以中和肝素，同时降低血压。若为阻塞性并发症，则需要升高血压来增加阻塞部位远端的灌注。

（五）脊髓和脊柱手术的麻醉

1. 气道管理

（1）对存在颈椎病变的患者采用普通喉镜进行气管插管，插管困难的发生率可高达 20%，在伴有颅枕畸形、寰枕关节和寰枢关节病变的患者中，这一比例可能更高。

（2）术前的气道评估应关注颈部的活动度和由于疼痛和神经症状导致的颈部活动受限。

（3）一些新型的插管工具（如 Glidescope 可视喉镜）使麻醉医生得以在较少地移动患者颈椎的基础上完成插管。

（4）如果不得不选择直接喉镜气管插管，推荐在插管时使用轴线稳定手法（manual in-line stabilization, MILS）以保持颈椎在插管过程中的稳定。

（5）颈前路手术术后血肿形成可导致气道阻塞，而长时间俯卧位手术（>5 小时）或高位颈髓手术后的组织水肿是术后气道阻塞的常见原因。

2. 围手术期循环和呼吸管理

（1）急性脊髓损伤、脊髓占位特别是高位颈髓病变患者术前已存在循环功能紊乱，术中麻醉、体位等因素可加重原有的循环紊乱。

（2）多节段受累的脊柱和脊髓病变在术中可能伴有较大量的出血，术中采用自体血回输技术可减少异体血的输注。

（3）对于神经损伤高危患者的血压应维持在较高水

平以保证足够的脊髓灌注，平均动脉压应维持在 85mmHg 以上。

（4）颈髓病变患者常因膈肌和肋间肌受累而导致通气功能受损，术中的呼吸管理尤为重要。

3. 体位及相关问题

（1）术中仔细放置患者体位有利于减少围手术期神经损伤。

（2）坐位手术应避免颈部过度屈曲，以免造成脊髓缺血。

（3）放置俯卧位时应避免腹部受压，腹部受压可导致术野静脉压增加、失血量增多以及限制性通气功能障碍。

（4）术后失明（post-operative visual loss，POVL）是脊柱手术后少见但严重的并发症，一旦发生，预后较差且无确切的治疗方法，麻醉医师围手术期所能做的是：保护眼球，更多地关注眼内压和优化血液的携氧能力。

4. 脊髓电生理监测

（1）术中进行连续的神经功能监测可指导手术进程、最大限度地切除病变及减少脊髓损伤的风险。

（2）吸入性麻醉药对 SSEP 和 MEP 均有一定的影响，在需要行神经电生理监测的脊髓手术中推荐采用丙泊酚和瑞芬太尼全凭静脉麻醉，对于行 MEP 监测的患者术中不使用肌松剂。

5. 术后疼痛管理

（1）脊柱脊髓手术创伤较大，术后患者可能出现较严重的疼痛。

（2）可采用多模式镇痛的方法以缓解患者的疼痛。

（车薛华　王英伟）

第二十四章
头颈部手术的麻醉

头颈部手术种类繁多，患者涉及所有年龄段，相应的麻醉实施与管理特点各异。

第一节　眼科手术麻醉

一、眼科手术麻醉关注要点

（一）维持眼内压（IOP）稳定

1. IOP 正常值为 1.33 ~ 2.8kPa（10 ~ 21mmHg），高于 22mmHg 视为异常。术中 IOP 急剧升高将影响眼内血供，严重者导致永久性视力丧失。

2. 增加 IOP 的因素　咳嗽、屏气、呕吐、血压升高、高碳酸血症、低通气、呼吸道操作（喉镜暴露、气管插管、拔管、气道内吸引等）。

3. 降低 IOP 因素　过度通气、低温。

4. 大多数全麻药、镇静药、麻醉性镇痛药、非去极化肌松药、神经安定药等均有不同程度的降低正常眼和青光眼患者 IOP 作用，氯胺酮和琥珀胆碱则被认为有升高 IOP 的作用。

（二）预防眼心反射（OCR）

1. OCR 最常见的表现为窦性心动过缓，一般认为心率下降20%以上为典型的 OCR。也可出现其他多种的心律失常。

2. **诱发因素**　牵拉眼外肌、压迫眼球、眶内加压、眼球局部阻滞操作。儿童 OCR 的发生率较高，特别是小儿斜视手术。

3. 全身麻醉更易发生 OCR。麻醉过浅、缺氧、高碳酸血症以及应用拟胆碱药增加迷走神经张力时，容易持续发生或反复出现 OCR。

4. 肌内注射阿托品和格隆溴铵对预防 OCR 效果不确定，手术 30 分钟内静脉给予阿托品可降低 OCR 的发生率。术中维持有效通气量、保持正常血碳酸浓度、轻轻按摩眼外肌、轻柔地牵拉眼外肌的等有助于降低 OCR 的发生率和严重程度。

5. 出现 OCR 时应首先暂停手术操作，通常可自行恢复。如 OCR 引起严重的心律失常或持续存在，应静脉给予阿托品。

（三）提供完善的镇痛，并确保术中眼球固定静止。

（四）有效预防和处理术后恶心呕吐（PONV）。

二、眼科手术麻醉实施与管理原则

（一）麻醉前评估与准备

1. 了解评估患者可能伴发的全身并发症。

老年人易患高血压、糖尿病及心脑血管疾病。一般情况下不中断患者的常规用药。小儿眼部疾病可能是一些遗传代谢疾病在眼部的表现，如半乳糖血症、黏多糖病、高胱氨酸尿症、Hallermann-Streiff 综合征等，需评估是否合并低血糖、肝功能受损、困难气道、心脏增大、出血倾向等。

2. 关注眼科用药可能引发的不良反应，见表 24-1。

3. 眼外伤患者需判断是否合并颅脑损伤、颜面部骨折、胸肺损伤、潜在的气道损伤、其他脏器外伤等。了解拟采取的手术方式及预估的手术时间，同时判断是否为饱胃患者。

4. 评估患者的依从性，做好患者的心理疏导。

表 24-1 眼科治疗用药及其不良反应

药品名称	临床应用	不良反应
毛果芸香碱	缩瞳药治疗青光眼	促进唾液腺和汗腺分泌作用较强，可引起恶心、呕吐，腹泻、记忆力障碍等全身反应。
乙酰胆碱	眼内应用产生缩瞳作用	可能导致心动过缓、唾液和支气管分泌物增加，甚至支气管痉挛。长期服用可引起低钾血症、低钠血症和代谢性酸中毒。
肾上腺素	降低开角型青光眼的眼内压	较少发生全身吸收反应，但对伴有冠心病、高血压患者还需慎用。
去氧肾上腺素	用于散瞳	滴眼吸收后可出现升高血压、心悸、紧张、头疼、恶心呕吐。
噻吗洛尔	β肾上腺素能受体阻断药用于控制眼压	全身吸收可致心动过缓，阿托品难以纠正。
乙酰唑胺	用于降低青光眼患者的眼压	可引起低钠、低钾和代谢性酸中毒。
碘依可酯	长效抗胆碱类缩瞳药，用于其他药物难治的青光眼以及一些儿童的调节性内斜视	停药4~6周后胆碱酯酶活性才能恢复。经局部吸收入体内可以延长琥珀胆碱、米库氯铵的恢复时间。

续表

药品名称	临床应用	不良反应
甘露醇	高渗性利尿作用可降低眼压	大量快速输注时，心、肾功能不良者应警惕发生高血压或低血压、充血性心衰、肺水肿、肾衰和电解质紊乱。

24

5. 尽量避免术前通过肌内注射方式给予术前用药，必要时可于诱导前静脉给阿托品。

（二）麻醉方法

1. 局部麻醉

（1）适用于成人简单、手术刺激较小且手术时间不长的手术，如白内障手术、部分青光眼手术、角膜移植手术、前房灌洗术等。配合度较高的儿童斜视矫正术也可选择局部麻醉，以方便术中评估矫正效果。

（2）伴有精神障碍、听力障碍、言语障碍、过度紧张焦虑、不能耐受术中平卧且保持头部固定的患者，及其他情况引起的患者不配合则不适合局部麻醉。

（3）眼科常用局部麻醉用药见表24-2。

（4）眼部常用的局部麻醉方法包括：表面麻醉、局部浸润麻醉、球后神经阻滞、球旁阻滞、球周阻滞、眶上/下神经阻滞、鼻睫状神经阻滞、球筋膜下阻滞等。

（5）球后阻滞最常见的并发症是球后出血和眼心反射。球周阻滞避免了球后阻滞的副作用，对内眼手术安全、有效，并发症少。

2. 监测下麻醉管理技术（monitored anesthesia care, MAC）

MAC是由麻醉科医师提供的镇静，同时监护控制患者的生命体征。常用药物为丙泊酚、咪达唑仑、右美托咪啶。丙泊酚首剂量0.25～1mg/kg静脉注射，10～50μg/（kg·min）静脉注射维持，可复合芬太尼或舒芬太尼，

24

表 24-2 眼科常用局部麻醉用药

局部麻醉药	用法	常用浓度	备注
普鲁卡因	局部浸润麻醉	0.5% ~ 1.0%	可加入 1:200 000 肾上腺素
	神经阻滞	1.5% ~ 2%	
丁卡因	表面麻醉	1%	1 ~ 3 分钟内生效，显效时间为 10 ~ 20 分钟，可持续 1 ~ 2 小时。
利多卡因	局部浸润麻醉	0.5% ~ 1.0%	可加入 1:200 000 肾上腺素常与布比卡因合用
	神经阻滞	1% ~ 2%	
布比卡因	局部浸润、神经阻滞	0.25% ~ 0.75%	
爱尔卡因（丙美卡因）	表面麻醉	0.5%	20 秒起效，作用可持续 15 分钟
罗哌卡因	局部浸润、神经阻滞	0.375%	常与利多卡因混合应用

维持镇静于 OAA/S3-4 级；咪达唑仑首次量 25～60µg/kg 静脉注射，0.25～1.0µg/(kg·min) 静脉注射维持；右美托咪定起效时间 5～10 分钟，达峰时间 25～30 分钟。首次量 0.6～0.8µg/kg，缓慢静注（超过 10 分钟）以避免造成一过性高血压和心动过缓。维持量 0.3～0.4µg/(kg·h)。实施 MAC 的前提就是要保证局部麻醉的有效，且 MAC 给药要在眼局部麻醉操作前实施。术中不断评估患者的镇静水平，避免镇静过深。MAC 的管理与监测标准应和全麻患者相同。

3. 全身麻醉

（1）氯胺酮静脉全麻：氯胺酮起效快、镇痛完善、可保留自主呼吸，适用于小儿短小手术。首次剂量 1～2mg/kg，5 分钟左右追加首剂量的半量，重复 2-3 次后逐渐减量。氯胺酮麻醉时患儿常有眼球不固定、肢体活动、呼吸浅快、分泌物增多等表现，需与麻醉转浅鉴别。追加给药时应根据患儿体征、前次给药剂量、手术进展情况给药。氯胺酮与咪达唑仑、利多卡因，或丙泊酚合用，可以减少氯胺酮的不良反应。术中密切监测通气，确保呼吸道通畅。分泌物过多时可用吸痰管小心清理，不可频繁做呼吸道清理操作。手术结束后将患儿置于患眼在上侧卧位，直到清醒。

（2）吸入麻醉：吸入麻醉诱导适合于外周静脉穿刺困难的婴幼儿，一般选择七氟烷。七氟烷诱导后插入喉罩或气管插管，并以吸入或静脉维持麻醉。操作时间短效者（5～10 分钟）可面罩持续吸入七氟烷维持麻醉。

（3）静脉吸入复合麻醉：麻醉诱导药物选择起效迅速的静脉麻醉药、强效止痛药和肌肉松弛剂。常用丙泊酚进行诱导，其降低 IOP 效果较好，特别是对于 IOP 已经升高的患者。肌松药首选中短效的非去极化肌松剂和阿片类药物，术中维持使用安氟烷、异氟烷及七氟烷均可，即能满足麻醉需求，也有降低眼内压作用。

（4）全静脉麻醉：麻醉全过程均采用静脉麻醉维持，可间断也可持续静脉输注。

与吸入麻醉相比，全凭静脉麻醉诱导迅速、舒适，苏醒平稳、完全，术后恶心呕吐少见。丙泊酚与瑞芬太尼及中短效非去极化肌松剂联合应用，配合气管插管或喉罩通气是较好的选择。

4. 喉罩在眼科麻醉中的应用　眼科手术对眼球静止的要求高，但对肌肉松弛的需求较低。喉罩操作简单，浅麻醉下患者对喉罩的耐受性好，自主呼吸、辅助或控制呼吸均能经喉罩施行。眼科手术应首选可弯曲喉罩（LMA FlexibeTM），其通气管可以固定在口周任一位置，避免对眼科操作的影响。置入可弯曲喉罩后需测试最大漏气压，以保证最大漏气压在 20cmH$_2$O 以上为宜，同时持续监测 PETCO$_2$、SPO$_2$。手术结束后，患者可在自主呼吸恢复且清醒状态下耐受喉罩，并能按指令张口以便拔除喉罩。

三、常见眼科手术麻醉

（一）斜视矫正术麻醉

1. 特点　①多为小儿患者；②手术时间一般较短（1h内）；③OCR 发生率高；④易发生眼胃反射；⑤警惕恶性高热。先天性斜视患儿术前评估时应询问家族史，以评估是否为恶性高热易感患者。

2. 麻醉实施与管理

（1）学龄儿童且简单的斜视手术可首选局部麻醉。

（2）全身麻醉：静吸复合全麻或全凭静脉麻醉复合气管插管或喉罩通气均可。在呼吸道管理有保障的情况下，可选用氯胺酮静脉麻醉。

（3）手术中重点关注 OCR，特别是内直肌、下斜肌受到牵拉时。

（二）白内障摘除术麻醉

1. 白内障手术特点是微创、时间短（通常 10 分钟左右）。

2. 成年人选择表面麻醉，也可辅助结膜下、巩膜上腔局部麻醉。老年人或有全身并发症者需给予术中监测。

3. 儿童需选择全身麻醉，通常使用短效的麻醉药物，如选择喉罩通气，则术中可保留自主呼吸。

（三）青光眼手术麻醉

1. 成人简单青光眼手术通常在局部麻醉下实施，难以配合的成年人及小儿均应在全麻下手术。

2. 术中需防止任何引起急性 IOP 升高的因素。诱导时避免发生屏气、呛咳和呕吐动作。

（四）眼外伤手术麻醉

1. 成人简单的眼外伤手术选择局部麻醉即可，表面麻醉、结膜下浸润、球后麻醉、球周麻醉较常用。复杂的眼外伤手术刺激强，可在局麻完善的基础上复合 MAC 技术。伴有多发复合伤的患者，以及小儿均选择全身麻醉。

2. 开放性眼外伤手术麻醉

（1）合并颈椎损伤者须注意麻醉中进行保护，特别是气管插管时。

（2）一般为急诊手术，应注意饱胃问题。

（3）麻醉中控制 IOP，避免眼内压突然升高导致眼内容物丢失。

（4）无论麻醉诱导还是维持期均需足够的麻醉深度，避免出现屏气和呛咳。

3. 小儿眼外伤麻醉处理

（1）小儿合并上呼吸道感染发生率非常高。客观判断呼吸道感染的程度，评估可能带来的风险，并综合眼局部和全身的情况决定麻醉时机。

（2）麻醉前应使用足量阿托品（0.02mg/kg）。

（3）麻醉诱导力求平顺，避免患儿哭闹。

（4）首选喉罩通气，吸入或静脉诱导，术中吸入维持，保留自主呼吸，术后苏醒迅速。

（五）眼底手术麻醉

1. 眼底手术麻醉特点：①手术在显微镜下操作，要求绝对制动；②手术时间较长，通常需 1~3 小时；③玻璃体内注射惰性气体影响氧化亚氮的使用；④部分手术需术毕即刻清醒以满足俯卧位的需求。

2. 成年人一般选择局部麻醉联合 MAC 技术即可，复杂的视网膜脱离及玻切手术则需气管插管全身麻醉。

3. 术中需使用气管插管或喉罩通气模式。

4. 多选择非去极化肌松药以确保术中患者制动。

5. 术中牵拉眼外肌转动眼球的操作，可引起眼-心或眼胃反射，应进行持续心电监测。

6. 网膜复位手术中常采用玻璃体内注入六氟化硫 (SF6) 或其他惰性气体，利用气泡的稳定容积持续地使视网膜固定在正确位置上。在注气前 15~20 分钟应停吸 N_2O 以避免眼内气泡体积的改变。注空气 5 天内以及注六氟化硫 10 天内再次手术不能使用 N_2O。

7. 选择硅油代替惰性气体注入，可避免使用 N_2O 的顾虑，但要求术后即刻改成俯卧位，以提高复位的成功率。清醒镇静技术加局麻常可达到此要求。

（六）角膜移植手术麻醉

1. 局部麻醉用于合作患者。过度紧张、难以持续仰卧位或因频繁咳嗽等无法保证术中头部固定等，均建议采取全身麻醉。

2. 全麻可采用喉罩通气，麻醉维持选择吸入或全屏静脉麻醉，可加用或不用肌松剂。

3. 角膜移植手术要求保持眼球的良好制动和 IOP 的稳定，尤其是全层角膜移植手术。

第二节 耳鼻咽喉外科 (ENT) 手术麻醉

一、ENT 麻醉常用技术和手段

ENT 手术麻醉特点：①咽喉部手术操作与麻醉中的呼吸管理相互影响，为一类特殊困难气道，其特殊性贯穿整个围手术期；②狭小腔隙内的操作需提供满意的术野清晰度；③开口器和支撑喉镜的固定可能引起剧烈血流动力学波动；④全身麻醉清醒期气道控制对 ENT 手术至关重要。常用的针对性手段如下。

（一）控制性降压技术在 ENT 麻醉中的应用

应用控制性降压主要目的是改善术野，为手术操作提供良好的条件。控制性降压技术应在麻醉深度调整平稳的基础上实施，降压的程度应较正常偏低即可，且持续降压时间不可过长。任何时候均应以保证重要脏器的有效灌注为前提。

（二）喉罩通气

可弯曲喉罩是专门为头颈部手术设计的专用喉罩，其通气管细长且带有钢丝支架。患者可在清醒下耐受喉罩，并可按指令张口，在安静状态下拔出喉罩。非常适合 ENT 手术需要术毕平稳快速清醒的要求。

（三）喷射通气技术

直径小的气管导管结合喷射通气技术可提供更多的手术操作空间，同时可在气道"开放"的情况下提供可靠的，持续的通气。

二、常见 ENT 手术麻醉

（一）支撑喉镜下喉激光手术麻醉

1. 均应在全身麻醉下完成。

2. 选择快速诱导，插入较细的气管导管。有条件者可选择抗激光气管导管。

3. 选择短效药物。诱导用药可选择咪达唑仑、异丙酚、琥珀胆碱或中短效非去极化肌松剂、芬太尼、瑞芬太尼。麻醉维持为静脉复合麻醉或静脉吸入复合麻醉。

4. 固定支撑喉镜时可能引起血流动力学波动，需足够麻醉深度，丙泊酚复合瑞芬太尼能够较好地控制。

5. 通常将气管导管固定在一侧嘴角，以减少导管被挤压。

6. 严密观察气道压力变化，维持血流动力学稳定。

7. 警惕激光操作引发的燃爆。发生燃爆意外应立即停用激光刀、停止通气供氧、终止麻醉。拔除气管导管，仔细检查烧伤范围，采用冷生理盐水冲洗咽部。支气管镜清理灼伤创面，摘除残留异物，冲洗气管，再用纤维支气管镜摘除小支气管内异物并加以冲洗。口咽通气道及麻醉面罩吸入纯氧，然后再小心插入较细的气管导管以维持通气。根据灼伤程度决定是否行气管切开术。如发现肺有热力及烟雾损伤，应保留气管插管并施行机械通气。取头高体位，以减轻水肿。局部喷含激素及消旋肾上腺素的混合气雾剂，有利于减轻喉水肿。使用抗生素和激素等药物治疗呼吸道水肿及肺部感染。术后空气消毒隔离，分泌物作细菌培养，检查灼伤程度，每隔3～5日作X线胸部检查等。

（二）扁桃体、腺样体切除术麻醉

1. 手术麻醉特点　①手术刺激强，需足够的麻醉深度；②术中注意开口器挤压气管导管；③术毕要求迅速清醒；④警惕术后扁桃体创面出血。

2. 术前除常规检查外，凝血功能的评估很重要。注意是否伴发阻塞性睡眠呼吸暂停。

3. 术中开口器等操作可能损伤牙齿，处于换牙期的儿童应记录牙的活动及缺失情况，并向家长说明。

4. 诱导用药通常为丙泊酚、阿片类药物和非去极化肌松剂。小儿开放静脉有困难者，可行七氟烷吸入诱导，然后开放静脉（有严重阻塞性睡眠呼吸暂停的患者除外）。

5. 最好使用口腔异型导管-RAE管，导管固定在下颌，以利于放置开口器，并提供更好的口腔术野。

6. 术中可采取丙泊酚持续泵入或复合七氟烷吸入维持麻醉，通常诱导时给予的肌松剂即可满足手术需求，手术时间较长者，可追加肌松剂。

7. 术中严密监测血压、心电图、脉搏血氧饱和度和呼末二氧化碳监，心前区听诊器应常规使用。特别注意气道压力的变化，以及时发现气管导管受压、移位，或导管接头的脱落。

8. 手术结束后终止麻醉用药。尽量避免用常规的吸引管盲目经口或经鼻吸引,最好用专用的扁桃体吸引器头吸引。待患者恢复满意的自主呼吸且完全清醒时拔除气管导管。拔管前需进行双肺听诊。

9. 小儿拔管后可置于侧卧位,以防止血流进咽部。

10. 扁桃体术后出血二次手术麻醉

(1) 术后仔细观察患者,特别是术后第一个 24 小时,重点是观察有无活动性出血。

(2) 客观评估出血量及低血容量状态,在手术干预前就应进行容量复苏治疗。

(3) 开放足够通畅的静脉通路。

(4) 麻醉诱导应按饱胃处理,采取快速诱导加环甲膜压迫的方法气管插管,之后用胃管吸净胃内容物。诱导和气管插管时应有耳鼻咽喉科医生在场。

(5) 术后患者完全清醒、气道反射完全恢复后再拔管。

(三) 小儿支气管异物取出术的麻醉

小儿气管异物常见于 5 岁以下幼儿,男性多于女性。异物进入右支气管较左支气管多。硬支气管镜下取异物仍是目前最常用的手术方法。尽管经纤维支气管镜钳取气道异物也取得了满意的成功率,但强调必须备有硬支气管镜以及有经验的人员。对于稳定的异物位于一侧支气管内、无明显呼吸困难的患者,将手术推迟到工作时间进行并不会增加不良事件的发生率。

1. 术前评估及准备:首先快速评估患者有无窒息、呼吸窘迫、发绀、意识不清等需要紧急处置的危急状况。

(1) 判断有无气道异物以及异物位置、大小、种类、存留时间

(2) 评估是否存在上呼吸道感染、肺炎、哮喘、肺气肿、肺不张等。如果肺气肿明显,可考虑采用保留自主呼吸的麻醉方案以避免正压通气造成气压伤。

(3) 与手术医生沟通异物取出方式,预估手术时间。

(4) 制定麻醉方法和通气管理策略。

（5）备好麻醉机、喷射呼吸机等相关设备。

2. 成人支气管异物取出术麻醉

（1）充分预给氧。

（2）麻醉诱导：芬太尼或瑞芬太尼（1～2μg/kg）或舒芬太尼（0.2～0.3μg/kg）、丙泊酚（2mg/kg）、琥珀胆碱（1～2mg/kg）或米库氯铵（0.2mg）或罗库溴铵（0.6mg/kg）。

（3）诱导后插入较细的加强气管导管（ID5.0mm）连接麻醉机行控制通气，或插入喷射通气导管连接手动喷射通气装置行手动喷射通气。

（4）术中静脉输注丙泊酚［100～200μg/（kg·min）］维持，必要时追加肌松药。当支气管镜通过气管导管的套囊时，抽出套囊内空气，加大新鲜气体流量行辅助通气。

（5）异物取出、退出支气管镜以后再将套囊充气继续行控制通气直至患者苏醒拔管。

3. 小儿支气管异物取出术麻醉

（1）使用肌松剂可以提供更好的手术条件，但只有在确保能够有效通气的情况下才能使用。

（2）控制通气方式有两种：经支气管镜侧孔行控制通气以及经喷射通气导管行手动喷射通气。

（3）不合作的小儿以七氟烷吸入诱导以后开放静脉，合作的小儿直接开放静脉，充分预给氧后以芬太尼（2g/kg）、丙泊酚（3～5mg/kg）、琥珀胆碱（1～2mg/kg）或米库氯铵（0.2mg/kg）诱导，以纯氧通气2分钟。

（4）置入支气管镜后将支气管镜的侧孔连接麻醉机，增加氧流量，手控辅助呼吸，以胸廓起伏来判断通气量是否足够。

（5）术中以丙泊酚［200μg/（kg·min）］持续输注，必要时追加肌松药。如果支气管镜进入患侧时间较长引起低氧血症时，将支气管镜退至总气道，待通气改善、氧饱和度上升后再行手术。

（6）手术结束退出支气管镜以后插入气管插管/喉

罩，将小儿置于侧卧位，停止输注丙泊酚；也可面罩通气至自主呼吸恢复。

（7）待自主呼吸恢复，潮气量、呼吸频率、呼末二氧化碳等指标达到理想值时拔出喉罩，继续观察至苏醒。

（四）耳科手术麻醉

1. 时间短暂简单的耳部手术多在局麻下完成。中耳及内耳手术手术时间较长，要求绝对制动，应在全麻下施行。

2. 术中头部被无菌巾覆盖，麻醉者远离患者头部，应重视气道及呼吸管理。

3. 气道控制可以选择气管内插管或喉罩。

4. 麻醉维持可选择静脉或吸入麻醉。全静脉麻醉以丙泊酚和瑞芬太尼为主。

5. 鼓室成形术时，在放置移植物过程中及之后，要避免用 N_2O。

6. 术者常局部使用肾上腺素，应注意其全身作用。

（五）鼻科手术麻醉

简单的鼻腔及鼻窦手术可在局麻下完成，但会给患者带来紧张、焦虑和恐惧。如有条件应以全身麻醉为首选。

1. 全麻辅以控制性降压可减少术中出血，保持术野清晰。

2. 为减少术野渗血，可取头高位 $10 \sim 20°$。

3. 术中常用肾上腺素棉片止血，肾上腺素应控制在 $2 \sim 5\mu g$，应注意对心血管系统的影响。

4. 可弯曲喉罩辅以全静脉麻醉是目前推荐的最优选择。该麻醉方式使术中血压较容易控制，保证术野清晰，而且术后无呛咳，苏醒平顺。

（六）鼾症手术（UPPP）麻醉

1. 麻醉前评估

（1）对气道进行评估。

（2）全面了解和正确估计循环与呼吸代偿能力。

2. 麻醉诱导

（1）选择经口或经鼻气管插管均可，经鼻气管插管更利于术中操作和术后气道控制。

（2）预计气管插管困难者宜选择清醒镇静和表面麻醉下慢诱导气管插管。

（3）镇静剂不可过量。通常咪达唑仑 2～3mg 静脉分次注射即可，或静注芬太尼 2ug/kg 和咪达唑仑 0.03mk/kg。

（4）清醒镇静经鼻插管时，鼻腔填塞含血管收缩剂和丁卡因的纱条，同时，在麻醉咽喉镜的暴露下行口咽、会厌处局喷表麻，声门下气管内则可采取环甲膜穿刺注射丁卡因进行表麻。在表麻、镇静的基础上，实施经鼻腔盲探气管插管。

3. 麻醉管理

（1）术中可采取全静脉麻醉或静脉吸入复合麻醉。

（2）维持足够的麻醉深度。

（3）监测血流动力学变化，控制血压平稳，必要时可采取控制性降压。

（4）手术操作可使导管扭曲打折，应密切观察气道压力变化。

（5）术中应及时吸除残血，术毕止血要完善。

（6）手术创面大或多种术式联合实施者，宜采取延迟拔管方法。即在镇静和控制/辅助通气下保留气管导管，经过数小时或十几小时恢复后，患者完全清醒时拔管。

（7）术毕应给予地塞米松 10mg，并常规应用肌松拮抗剂（无禁忌证者）。

（8）此类患者术后均应进入恢复室或 ICU 观察。监测重点在于呼吸道的通畅情况、氧合情况、是否有大量创面出血及循环功能状况。

（9）术后 48 小时内患者镇痛的需求较高。一般可静脉持续泵入曲马多或阿片类制剂。镇痛剂量要控制，否则会引起头晕，甚至过度镇静引起呼吸困难。

（七）全喉或部分喉切除术的麻醉

1. 术前接受颈部放疗者，颈部活动受限，可能诱导时出现声门暴露困难，而肿瘤造成的组织水肿也可能影响面罩通气及气管插管。

2. 全麻前先于局麻下气管造口，经造口气管插管。也可先全麻气管插管，再行气管造口，经造口置换气管导管

3. 对预计插管困难者不宜快速诱导。

4. 术中麻醉维持可选择全静脉麻醉或静吸复合全麻。

5. 冗长的手术可能会大量出血，除加强监测外，应做好输血准备。

6. 血压增高会加重出血，术中应严密监测血压，必要时辅助控制性降压。

7. 颈清扫操作时，空气进入颈部开放的静脉可有静脉气栓的潜在危险。

8. 做带蒂皮瓣重建术，应避免使用血管收缩剂，并保持足够的循环血容量以维持植皮区域的血供。

9. 术毕需更换用于气管造口的专用导管，更换前呼吸功能应恢复完全，必要时拮抗残余肌松作用。

第三节　头颈部手术麻醉

一、甲状腺手术麻醉

（一）术前评估

1. 特别关注甲状腺功能的评估及甲状腺肿瘤的位置和大小。

2. 未控制好的甲状腺功能亢进患者接受急诊手术时，必须做好处理甲状腺危象的应急准备。

3. 认真做好气道评估，判断是否存在甲状腺增大合并喉移位，喉水肿，气管压迫和血管前部的颈部肿物。特别关注胸骨后甲状腺肿和气管压迫或上腔静脉综合征

的患者。

（二）麻醉实施与管理

1. 通常选择全身麻醉，单一较小的甲状腺肿物可选择颈丛神经阻滞。

2. 注意颈丛神经阻滞的并发症。

3. 全麻时，双侧颈浅丛阻滞可以降低阿片类药物的用量，但非必须。

4. 客观评估气道。颈部肿物导致严重困难气管插管时，应选择清醒慢诱导方式。

5. 最好选择带钢丝支架的气管导管。

6. 患者术后恶心呕吐发生率较高，可适当地联合应用 5-HT$_3$ 受体拮抗剂和地塞米松。

7. 在麻醉清醒阶段要尽量减小气道操作和头颈部移位以避免痉挛。咽部吸引唾液应在深麻醉下进行。

8. 完全清醒下拔除气管导管。

9. 警惕甲状腺手术并发症，如颈部血肿、甲状腺危象、甲状腺切除术后气管软化、喉返神经麻痹。

二、口腔颌面肿瘤手术麻醉

一般均在全身麻醉下实施肿瘤切除术。静脉麻醉或吸入麻醉均可选择，术中通过气管插管控制呼吸。

（一）麻醉诱导管理要点

1. 评估诱导期气道风险，特别是面罩通气困难、张口困难，以及口咽部的巨大肿瘤对声门显露的影响。

2. 明显面罩通气或气管插管困难下，应保留自主呼吸进行慢诱导。当经口插管困难时，可选择经鼻气管插管。

（二）术中管理要点

1. 确保有效通气和氧合，维持循环稳定。

2. 动态观察总出血量和单位时间内出血量，必要时补充血液制品；

3. 创面大、手术时间较长手术需注意保温，特别是小儿和老年人。

（三）麻醉恢复期管理

1. 麻醉恢复期需特别关注气道管理。

2. 当预测拔管后发生紧急气道风险较大时，应考虑延迟拔管，或保留气管导管进入 ICU 恢复。

3. 采取术毕拔管时，需确保患者意识恢复、自主呼吸能够维持满意的通气和氧合、没有活动出血后方可拔管。

三、口腔颌面外伤手术麻醉

24

（一）术前评估

1. 快速判断是否伴发危及生命的紧急外伤情况，了解是否伴发颅脑损伤和脊椎损伤。特别注意是否存在气道或潜在的气道和肺损伤。

2. 了解伤时意识状况，是否出现恶心呕吐等。

3. 询问受伤前后进食水经历，判断是否存在饱胃情况。

4. 判断有无活动性出血，评估有效循环血容量。

5. 预测颌面部外伤是否增加气管插管难度。判断是否有颅底骨折。

6. 除简单的颌面外伤外，均应选择全身麻醉。

（二）麻醉诱导

1. 原则上均应选择气管插管全身麻醉。

2. 如经口插管困难，或气管导管干扰口腔内手术操作，则选择经鼻气管插管（有颅底骨折者不可经鼻插管）；

3. 经口/鼻插管困难者且情况紧急时，选择气管切开置管。

4. 托下颌和口面罩吸氧时注意保护好颌面部的伤口。

5. 插管时注意保护颈椎。

（三）麻醉管理

1. 监测脉搏血氧饱和度、呼气末二氧化碳分压、气道压力，间断听诊双肺，及时发现气管导管移位、受压和阻塞。

2. 监测心脏及循环功能，补充有效循环血容量。

3. 注意体温维护和内环境稳定。

4. 手术结束后，除非患者意识完全清醒，气道通畅且氧合良好，自主呼吸满意、无活动性出血，否则应保留气管导管送监护病房恢复。

四、唇腭裂手术麻醉

接受唇腭裂手术的患儿一般在 5 岁以下，唇裂修复术在 3~6 个月实施，腭裂修复术在 12~18 个月进行。

（一）术前评估

1. 先天性唇腭裂患儿可能伴发各种畸形，特别注意呼吸道畸形和心脏的改变；腭裂有可能导致气管插管或通气困难，而其合并的某些综合征也可能与通气困难或气管插管困难有关

2. 患儿常有不同程度的营养不良、贫血、发育较同龄小儿差，相应的麻醉耐受性及对出血和缺氧的耐受性差；

3. 患儿易发生气管及肺部的慢性炎症。

（二）麻醉实施与管理

1. 均采用气管内插管全麻，静脉复合和静脉-吸入复合麻醉均可。

2. 通常选择静脉快速诱导。常用丙泊酚和芬太尼，肌松剂可选择琥珀胆碱或中效非去极化肌松剂。对于开放静脉困难的患儿，可选择七氟烷吸入诱导。

3. 麻醉维持可选择丙泊酚持续静脉输注，间断给予芬太尼，必要时小量追加肌松剂；也可采用丙泊酚复合异氟烷或七氟烷麻醉。

4. 气管导管应选择特殊设计的 RAE 导管，以方便术者操作。

5. 术中确保有效通气和氧合，监测气道压力变化，及时发现开口器对气管导管的挤压。

6. 术中不断进行双肺听诊，及时发现气管导管的移

位或血液流入下呼吸道。

7. 控制容量，必要时给予输血，同时注意保温，较早应用激素以预防呼吸道水肿。

8. 术毕终止麻醉后避免在较浅麻醉状态下进行呼吸道吸引刺激。慎重选择拔管时机，避免呛咳和躁动。

9. 通常待患儿自主呼吸和潮气量足够、脉搏血氧饱和度维持稳定、咳嗽和吞咽反射恢复、四肢肌张力较强、有哭闹动作时拔管较为安全。

（李天佐）

24

第二十五章

泌尿外科手术的麻醉

泌尿外科手术主要包括肾上腺、肾脏、输尿管、尿道、前列腺及男性外生殖器手术等。手术人群中，老年患者占一定比例，且多合并有系统疾病，对麻醉医生的工作有一定挑战。

一、特殊泌尿外科手术的麻醉

（一）肾上腺肿瘤的麻醉

1）肾上腺是人体重要的腺体之一，其分泌的皮质激素和儿茶酚胺对维护多项生理功能有重要作用。肾上腺的占位以腺瘤为主，部分腺瘤有激素分泌功能。

2）有分泌功能的肾上腺腺瘤手术一般需要进行有创动脉监测，以及时发现血压变化，并便于抽取血样进行血气分析。

3）大多数肾上腺手术都能在腹腔镜下完成，该种手术方式可提高术野显露，减少手术创伤及失血，利于患者术后康复。

4）泌尿系统器官多位于腹膜后，手术中建立人工气腹后，气体可沿腹膜后间隙向胸部、颈部扩散，造成皮下气肿，严重时可影响患者呼吸。

5）长时间的腹腔镜手术可导致 CO_2 吸收入血，加之特殊体位对肺顺应性的影响，患者常发生高碳酸血症，可通过过度通气适当纠正。故该类手术以全身麻醉为宜。

6）肾上腺手术均在侧卧位下完成。泌尿外科手术常采用头低、脚低、腰部垫高的"折刀式"侧卧位。此种体位下，患者颅内压及眼内压均会增高。侧卧位还对肺通气-血流比有一定影响，但通常在代偿范围内，不会发生缺氧。体位摆放不当可能导致患者臂丛神经损伤，需注意预防。

1. 嗜铬细胞瘤切除术

1）嗜铬细胞瘤来源于肾上腺髓质嗜铬细胞，分泌儿茶酚胺。其发生率较低，多位于肾上腺髓质，位于肾上腺外的嗜铬细胞瘤常被称作"副神经节瘤"

2）目前认为，血液或尿液中的儿茶酚胺代谢产物——游离甲氧基肾上腺素浓度测定是诊断嗜铬细胞瘤的敏感性和特异性均较高的方法。

3）患者常有阵发性心悸、头痛、出汗等症状，其他症状包括一过性苍白、恶心、惊恐发作等，少数不典型症状包括潮红、恶心、便秘、体重下降、胸痛等。常伴有血压升高。

4）术前需控制患者血压，常用的降压药包括：长效非选择性 α 受体阻滞剂（酚苄明等）、短效 α_1 受体阻滞剂（哌唑嗪、多沙唑嗪、特拉唑嗪等），钙通道阻滞剂（硝苯地平缓释片、地尔硫䓬等）。

5）合并心动过速可给予 β 受体阻滞剂如美托洛尔、比索洛尔等。发生高血压危象时可以短效 α 受体阻滞剂酚妥拉明，或硝酸甘油、硝普钠、硫酸镁等迅速控制血压。

6）肿瘤释放的儿茶酚胺对患者心血管系统有重要影响，并可导致心肌病。术前需充分评估患者心血管功能，密切监测血压，完善超声心动图等相关心脏检查。

7）术前需准备好以下药品：血管扩张剂（硝酸甘油、硝普钠、尼卡地平、乌拉地尔等），短效 β 受体阻滞剂（艾司洛尔），短效 α 受体阻滞剂（酚妥拉明）儿茶酚胺类药物（肾上腺素、去甲肾上腺素、多巴胺等），其他血管活性药物（血管加压素等）。

25

8）手术应在全身麻醉下进行。除常规监测外，一般需要在麻醉诱导前开始持续有创血压监测。开放中心静脉及外周大血管，便于及时输血、补液及使用血管活性药物。

9）儿茶酚胺的大量释放可导致血压急剧升高，引起心律失常、脑血管意外等，还可诱发冠心病患者心肌缺血。因此在麻醉诱导、插管、腹膜切开、肿瘤探查、游离、结扎肿瘤血管等重要步骤时，需密切关注患者情况，及时处理，防止循环剧烈波动。

25

10）苯二氮䓬类、异丙酚、依托咪酯等均可安全地用于该类患者，一些可间接导致儿茶酚胺释放的药物如：氯胺酮、吗啡、哌替啶、氟哌利多、麻黄碱等均应避免使用。

11）组胺导致儿茶酚胺释放，应慎用有组胺释放效应的肌松剂如：阿曲库铵，顺阿曲库铵，筒箭毒碱，箭毒等。氯琥珀胆碱所致的肌颤可对肿瘤形成直接的机械刺激，引起儿茶酚胺的释放，应禁用。

12）目前常用的吸入麻醉剂均可安全地用于此类患者。

13）肿瘤切除后，因外周血管阻力骤然减小，患者可能出现低血容量性低血压。可通过补液及使用缩血管药物维持血压。术前使用酚苄明等长效 α 受体阻滞剂可能导致血管对外源性儿茶酚胺不敏感，此时可考虑使用血管加压素。

14）患者术后可能因高胰岛素血症发生低血糖，需密切监测血糖水平并予以及时纠正。

2. 肾上腺皮质醛固酮腺瘤切除术

1）醛固酮是肾上腺皮质分泌的盐皮质激素，原发于肾上腺皮质的醛固酮腺瘤又称 Conn's syndrome，是原发性醛固酮增多症最常见的一种类型，常需手术治疗。

2）原发性醛固酮增多症的主要表现为：高血压，低钾血症及代谢性碱中毒。

3）此类患者术前需控制血压、并使用保钾利尿剂减轻水钠潴留。

4）术中注意维持水、电解质及酸碱平衡。

5）因患者常合并代谢性碱中毒，需防止过度通气造成呼吸性碱中毒

3. Cushing 综合征患者的麻醉

1）原发于肾上腺皮质的分泌糖皮质激素的腺瘤可导致 Cushing 综合征。患者有向心性肥胖（满月脸，水牛背），皮下紫纹、骨质疏松、高血压、高血糖、代谢性碱中毒、低钾血症。女性患者还合并不孕不育、月经紊乱及闭经、性欲减退等临床表现。

2）该类患者有困难气道风险（可能同时合并通气困难及插管困难），术前需认真进行气道评估，并按困难气道做插管准备。

3）搬动患者时，需防止骨折及软组织损伤。

4）术中注意维持水、电解质、内环境稳定。

5）腺瘤切除后，常需要补充糖皮质激素。

（二）根治性手术的麻醉

1）泌尿系统的大部分恶性肿瘤需要根治性手术，此类手术创伤大，出血多。一般需要持续有创血压监测，并备好足够大的静脉通道，必要的血管活性药物、血液及血液制品等。

2）可采用全身麻醉、椎管内麻醉或全身麻醉复合椎管内麻醉的方法。椎管内麻醉对术后镇痛及肠道功能早期恢复有积极作用。

1. 根治性肾切除术

1）肾细胞癌为最常见的肾脏恶性肿瘤，通常需要根治性肾切除术。

2）部分患者（5%～10%）的肿瘤可生长至肾静脉，并继续进入下腔静脉甚至右心房，导致静脉回流受阻，影响血容量，严重可致循环衰竭。

3）静脉内癌栓脱落可导致肺栓塞。

4）对该类患者需仔细术前评估，依据肿瘤生长情

况决定是否需要同时进行下腔静脉或心房内手术，是否需要专科医师（血管外科、心脏外科等）协助，必要时手术需在体外循环辅助下进行。

2. 膀胱全切术常用于膀胱恶性肿瘤，神经性膀胱功能障碍等患者。手术常有较多出血。可采用全身麻醉或全麻复合椎管内麻醉的方式。

3. 根治性前列腺切除术

1）主要用于前列腺癌的手术治疗。

25

2）该类手术在耻骨平面高于头部的极度头低位（steep Trendelenburg position，steep head-down tilt）下进行，有发生气栓的潜在风险。且可能有较大量出血。

3）机器人辅助根治性前列腺切除术（robotic assisted radical prostatectomy，RARP）是外科手术的新进展之一，医生通过操作机器臂，可以达到更好的外科显露，更佳的组织分离，能有效减少出血。

4）RARP体位仍为极度头低位，且术中需要建立人工气腹。两种因素共同作用，使患者肺顺应性降低，气道压增高，功能残气量减少，易发生高碳酸血症。极度头低位还可增加颅内压及眼内压。

4. 肾移植手术的麻醉

1）肾移植手术是治疗终末期肾病的有效手段，终末期肾病患者有肾衰竭、高血压、肾性贫血、高钾血症等复杂情况。

2）肾移植手术需进行连续有创血压监测，同时准备大液体通道，必要时可经中心静脉建立液体通道。

3）该类患者常有透析用的动静脉瘘，在进行动静脉穿刺时应注意避开。

4）避免使用主要经肾代谢的药物及肾毒性药物。

5）术中维持水、电解质及酸碱平衡。

6）密切监测血容量，移植肾需要一定的容量维持必要的灌注压。肾动脉开放后，通过补液，必要时适当加用血管活性药物等方法积极维持血压。

7）密切观察尿量情况，通常在移植肾开放后需要使用适量袢利尿剂（呋塞米）促进尿液排出。

（三）经尿道前列腺电切术的麻醉

1）经尿道前列腺电切术（transurethral resection of the prostate，TURP）是治疗前列腺肥大的常用手术方式。经尿道置入电切镜，切除肥大的前列腺腺体。前列腺血供丰富，术中静脉窦开放。因手术需要持续尿道冲洗，冲洗液可经开放的静脉窦进入血液循环。

2）理想TURP冲洗液需满足等张、不导电、无毒、透明、无菌及廉价等条件。目前使用的冲洗液均无法完全满足上述条件。

3）蒸馏水是常用的冲洗液之一，为低渗液冲洗。若大量蒸馏水经前列腺开放的静脉窦进入循环，可引起TURP综合征，严重者可发生急性溶血。

4）临床常用的接近等渗的冲洗液包括：甘氨酸溶液，甘露醇，糖水，山梨醇等。甘氨酸有心脏及视网膜毒性，甘露醇可能导致循环容量急剧增加，糖水则可能导致高血糖，对糖尿病患者不利。

5）若冲洗液大量入血，可导致TURP综合征。表现为：低渗液大量入血所致低渗、低钠血症，引起脑水肿，甘氨酸引起高氯血症/高血氨对中枢神经系统的毒性作用等。患者可出现意识障碍甚至昏迷。循环系统方面，大量冲洗液入血可致容量负荷过重，引起高血压，心动过缓，肺水肿，甚至心搏骤停。

6）TURP综合征发生后，应予以限液，并给予袢利尿剂（呋塞米）减轻容量负荷等措施，使血渗透压逐步恢复正常。高钠溶液（3%氯化钠）仅在患者发生有症状的严重低钠血症时使用，低钠血症纠正过快可导致脑水肿及神经细胞脱髓鞘反应。

7）TURP可在全身麻醉或区域阻滞（特别是椎管内麻醉）下手术完成。

8）椎管内麻醉时，将麻醉平面控制在 T_{10} 以下，既可满足手术要求，又不影响患者感知到意外的伤害性刺激，如膀胱穿孔导致的疼痛。若患者发生TURP综合征，

25

其意识状态变化也可被早期发现，利于尽早治疗。有研究表明，区域阻滞下，TURP 患者出血量及深静脉血栓发生率均较全身麻醉少。

9）TURP 采用的为轻度头低的截石位，该体位可导致膈肌上移，减少肺功能残气量，影响患者潮气量及肺通气量。同时增加心脏前负荷。不当的体位可能导致股神经、坐骨神经、腓总神经的损伤。

10）接受手术的患者多为老年男性，常合并有系统疾病，应根据患者具体病情制定相应的麻醉方案。

二、碎石手术

泌尿系统结石的常用的碎石方法有激光碎石、体外震波碎石等。

1. 激光碎石

1）适用于输尿管下段结石。

2）经尿道镜置入导线，发射波长为 504nm 的激光束碎石。

3）操作有导致输尿管穿孔、黏膜损伤的风险。

4）碎石过程要求患者制动，一般需在全身麻醉下进行。选择椎管内麻醉，则需使麻醉平面需达到 T8 水平。

5）一些患者可能出现血尿。

6）为避免激光灼伤，外科医生、麻醉医生、手术室护士和患者均需佩戴护目镜。

2. 体外震波碎石（extracorporeal shock wave lithotripsy, ESWL）

1）主要针对肾内及输尿管上段的结石。

2）碎石机产生冲击波，以能量很小衰减的方式到达结石部位，释放出能量进行碎石。

3）冲击波可导致组织损伤，常见的有治疗部位软组织损伤、血肿等。

4）发生血尿后予补液治疗，防止凝血块阻塞输尿管。

5）冲击波可刺激心脏传导系统导致心律失常，一般在碎石机停止工作后消失。

6）肺组织易受冲击波影响，治疗过程中需注意保护。

7）麻醉方式包括全身麻醉、椎管内麻醉及镇静麻醉等。

（朱　涛　喻　洁）

25

第二十六章

老年患者的麻醉

老年患者随着年龄的增长，全身多器官会出现功能减退和组织、细胞的退行性改变。患者面临的麻醉风险通常会有所增加，对老年患者应依照病史、体格检查及辅助检查对全身情况和各脏器功能做出系统性详尽评估，尤其是并存疾病的完善评估。

一、老年人的生理学改变

（一）呼吸系统

1. 呼吸储备和气体交换功能下降。

2. 对高二氧化碳和低氧的通气反应降低，表现为潮气量增加不足和呼吸频率维持原水平不变。

3. 最大呼气流速下降，1 秒用力呼气量下降，残气量、闭合气量、功能残气量增加，肺活量降低。

4. 进行性通气/血流比例失调。

5. 胸壁僵硬，呼吸做功增加，不能有效咳嗽。

6. 保护性反射下降，易发生反流、误吸。

7. 易导致低氧血症、高二氧化碳血症、酸中毒及呼吸衰竭。

8. 正常老年人氧分压：$PaO_2 = 104.2 - 0.27 \times 年龄$（mmHg）。

（二）心血管系统

1. 动脉管壁增厚、硬化，外周阻力增加。

2. 静脉血管容积缩小，用于缓冲失血的"血管容量储备"功能降低。

3. 收缩压、脉压增加，舒张压轻度下降。

4. 心功能降低，心室舒张功能降低，心输出量减少30%～50%。

5. 左心室顺应性降低，血管内容量对维持循环平稳更加重要。

6. 最大心率反应降低，慢性房室传导阻滞常见。

（三）神经系统

1. 神经系统发生退行性改变，对麻醉药敏感性增加，围手术期谵妄和认知功能障碍风险升高。

2. 脑萎缩，脑脊液代偿性增加。

3. 脑血流减少，脑血管阻力增加。

4. 对低氧的反应性降低，低氧血症不能使脑血流量明显增加。

5. 感觉减退，各种感觉阈值增高。

6. 自主神经反射速度减慢、强度减弱，自主调控能力差。

7. 应激状态下心血管反应启动较慢，反应幅度小，循环易发生大的波动。

（四）消化系统及肝脏

1. 胃肠道血流减少。

2. 唾液、胃液分泌减少，胃内 pH 值升高。

3. 胃排空时间延长，肠蠕动减弱。

4. 肝细胞数量减少，肝血流降低。

5. 肝脏合成蛋白质能力降低，血浆蛋白减少，白蛋白/球蛋白比值降低。

6. 年龄增长不引起肝细胞内酶系统改变，但很多在肝脏进行生物转化的药物，其血浆清除率降低。

（五）肾脏及水、电解质、酸碱平衡

1. 肾组织萎缩，肾单位总数量下降。

2. 肾血流进行性减少。

3. 肾小球滤过率、肌酐清除率下降，但由于肌酐生

26

成减少，体内肌酐含量仍可正常。

4. 肾功能储备降低，肾素-血管紧张素-醛固酮系统反应减退，易出现低钠血症、高钾血症。

5. 抗利尿激素反应降低。

6. 经肾脏清除的药物及其代谢产物消除半衰期延长。

（六）血液系统及免疫系统

1. 贫血时红细胞生成反应减弱。

2. 胸腺退化，T 细胞功能改变，免疫反应受抑制，易受到感染。

（七）内分泌系统及代谢

1. 激素分泌率及代谢率降低。

2. 下丘脑对垂体的负反馈降低。

3. 糖耐量降低。

（八）其他

1. 骨骼肌萎缩，体液减少，脂肪增加，基础代谢率降低。

2. 体温中枢敏感性降低，肌肉减少导致产热减少，易发生低体温。

3. 解剖学上的改变，如骨质疏松、牙齿脱落和韧带钙化等，也会对麻醉产生影响。

二、老年人的药理学改变

1. 药物的分布、消除速率减慢，药物消除半衰期延长。

2. 吗啡、哌替啶、芬太尼、舒芬太尼、氯胺酮、依托咪酯、丙泊酚以及苯二氮䓬类等药物清除率降低，作用时间延长。

3. 血浆蛋白尤其是白蛋白降低，导致游离型药物浓度增加，增强药效或出现不良反应。

4. 老年人对麻醉药物的耐受性和需要量均降低。

5. 老年人对不同药物的个体差异性很大。

三、麻醉考虑

（一）术前访视与风险评估

老年患者应根据术前病史、查体、辅助检查等进行详细评估，既往疾病病史、ASA（American Society of Anesthesiologists，美国麻醉医师协会）分级、是否可疑困难气道、心肺等器官功能、精神认知状况、用药情况等具有重要意义，必要时多科室专家共同探讨手术时机及方案。总体而言以下三种情况会增加老年患者围手术期的风险：①合并疾患（如心肺疾患，肾疾患等）严重限制该器官功能状态或影响机体对应激的反应性；②器官功能进行性衰退或失代偿；③围手术期对药物、麻醉、手术出现非预知性的不良事件。ASA 分级及患者年龄可以初步预测围手术期死亡率（表 26-1）。大于 80 岁的患者接受大中型非心脏手术时，年龄每增加 1 岁，围手术期死亡率增加 5%。

26

表 26-1　ASA 分级与围手术期死亡率之间的关系

ASA 分级	I	II	III	IV	V
围手术期死亡率	0.06% ~ 0.08%	0.27% ~ 0.40%	1.82% ~ 4.30%	7.8% ~ 23.0%	9.4% ~ 50.7%

1. **外科手术类型与创伤程度**　手术过程本身可显著影响围手术期风险，包括外科手术类型、创伤程度、出血以及对重要脏器功能的影响。重要器官手术、急诊手术、失血量大的手术、对生理干扰大的手术及新开展的复杂手术风险较高。同类手术中，急诊手术的不良预后比择期手术高 3~6 倍。

2. **心脏疾病与心功能**　心脏疾病类型与心功能情况具有重要临床意义。不稳定型冠脉综合征（包括不稳定心绞痛和近期心肌梗死）、心力衰竭失代偿、严重心律失常、严重瓣膜疾病、MET（Metablic equivalent，代谢当量）< 4、低心排（EF［Ejection Fractions，射血分

数]<50%)明显影响心脏不良事件发生率。老年患者心血管功能除受衰老进程的影响外,还常受到各种疾病的损害,对疑有心血管疾病的患者酌情进行心脏超声、冠状动脉造影、心导管或核素等检查。特别是低心排(EF<50%)的患者,术前建议行冠状动脉造影筛查,以明确诊断并评估心功能。Goldman心脏风险指数和改良心脏风险指数(Revised Cardiac Risk Index,RCRI)可用来对老年患者心脏情况进行评估。其中RCRI在老年患者术后重大心血管事件的预测中具有重要作用,其内容包括:①高风险手术;②心力衰竭病史;③缺血性心脏病病史;④脑血管疾病史;⑤需要胰岛素治疗的糖尿病;⑥血清肌酐浓度>2.0mg/dL。如果达到或超过3项指标,围手术期严重心脏并发症将显著增高。可以结合Goldman心脏风险指数以及患者全身总体状态进行评估。

3. **肺功能与呼吸系统** 术前合并慢性阻塞性肺疾病(Chronic Obstructive Pulmonary Disease,COPD)或哮喘的患者应仔细询问疾病类型、持续时间、治疗情况等。急性呼吸道感染可增加围手术期气道反应性,易出现呼吸系统并发症,故择期手术应推迟至治愈后1~2周。术前戒烟至少4周可有效减少术后肺部并发症。老年患者由于生理及解剖结构的改变,围手术期易发生低氧血症、高二氧化碳血症、酸中毒及反流误吸性肺炎。对于合并肺部疾患的患者,术前肺功能及血气分析检查对判断患者病情具有重要意义。若FEV1(Forced Expiration Volume in one second,一秒用力呼气容积)≤600ml、FEV1%≤50%、FRV1(Functional Residual Volume,功能残气量)≤27%正常值、VC(Vial Capacity,肺活量)≤1700ml、FEV1/VC比率≤32~58%、PaO_2≤60mmHg或呼气高峰流量(Peak Expiratory Flow Rate,PEFR)≤82L/min,则提示患者存在术后通气不足或咳痰困难可能,易发生术后坠积性肺炎、肺不张,可能出现呼吸衰竭。

4. 脑功能及神经系统 老年人神经系统呈退行性改变，对麻醉药品敏感性增加，围手术期谵妄和术后认知功能障碍的风险升高。自主神经反射减慢，反应减弱，对椎管内和外周神经阻滞更加敏感。合并可疑中枢神经系统疾病患者需要行头部 CT、磁共振、脑电图等检查，以下情况需术前咨询专科医师：为明确术前神经系统征象，如头痛、阵发性短暂无力、运动障碍、神志异常或慢性局灶症状等的诊断；对存在的慢性疾病进行术前评估，如无法控制的癫痫、重症肌无力、帕金森病、阿尔茨海默病、多发性硬化症、肌营养失调、症状性颈动脉病等。高龄、教育水平、水电解质异常、吸烟、苯二氮䓬类药物、抗胆碱药物、术前脑功能状态差以及重大手术等是围手术期谵妄的危险因素。

5. 肝肾功能 老年患者肝细胞数量减少，肝血流降低，肝脏合成蛋白质的能力降低，代谢药物的能力也有不同程度的减弱。慢性肝病患者手术中的最大问题之一是凝血功能异常，与其合并胃肠道功能异常和维生素 K 吸收不全导致肝脏合成 Ⅱ、Ⅶ、Ⅸ、Ⅹ 因子不足有关，术前必须予以重视。从临床实践看：①轻度肝功能不全的患者对麻醉和手术的耐受力影响不大；②中度肝功能不全或濒于失代偿时，麻醉和手术耐受力显著减退，术后容易出现腹水、黄疸、出血、切口裂开、无尿，甚至昏迷等严重并发症。因此，手术前需要经过较长时间的准备，方可施行择期手术；③重度肝功能不全如晚期肝硬化，常并存严重营养不良、消瘦、贫血、低蛋白血症、大量腹水、凝血机制障碍、全身出血或肝性脑病前期脑病等征象，手术危险性极高。术前肝功能严重受损的患者应纠正低蛋白血症，以降低围手术期并发症的发生。肝功能损害程度采用 Child-Pugh 分级标准（表 26-2），A 级 5～6 分，手术危险度小，预后好；B 级 7～9 分，手术危险度中等；C 级 10～15 分，手术危险度大，预后最差。

表 26-2　Child-Pugh 分级标准

临床生化指标	1分	2分	3分
肝性脑病（级）	无	1~2	3~4
腹水	无	轻度	中、重度
总胆红素（μmol/L）	<34	34~51	>51
白蛋白（g/L）	>35	28~35	<28
凝血酶原时间延长（秒）	<4	4~6	>6

26

老年患者肾组织萎缩，保留水的能力下降，导致需经肾脏清除的麻醉药及其代谢产物的消除半衰期延长。随着人工肾透析治疗技术的发展，慢性肾衰竭已不再是手术禁忌证，但此类患者对麻醉和手术的耐受力仍较差。

6. 胃肠功能　老年人胃肠道血流降低、胃酸低，胃排空时间延长。胃内容物反流误吸是麻醉期间最危险的并发症之一。麻醉前应明确评估患者是否存在反流误吸风险。老年患者接受中大型手术围手术期易并发应激性溃疡，应询问既往消化道溃疡病史及可能引起相关问题的药物服用史。

7. 凝血功能　老年患者停用抗栓药物易导致围手术期血栓性疾病发生，停用抗栓药须谨慎，需要权衡血栓栓塞和出血两方面的风险。术前凝血功能检查有助于评估凝血功能状态，指导药物使用。深部神经阻滞，尤其是椎管内阻滞麻醉，操作前需要评估凝血功能。

8. 内分泌功能　老年人糖耐量降低，应引起重视。部分老年患者合并隐性糖尿病，术前应常规查血糖水平，并注意是否合并心血管疾病或外周神经病变。合并糖尿病的老年患者应当注意评估其血糖控制是否稳定、对降糖药物的敏感性、是否合并心血管疾病、周围神经病变程度。某些疾病导致内源性激素缺乏（比如甲状腺功能减低、肾上腺皮质功能抑制等），需补充相关外源性激素。

9. 既往用药　对老年患者术前用药的询问包括用药的种类、剂量、疗效等。抗胆碱能药物，尤其是东莨菪碱和长托宁，可能影响术后认知功能。术前使用β-受体阻滞剂的患者应当继续服药，但须严密监测血压、心率；既往未使用此类药物的患者不建议术前临时加用。使用血管紧张素转换酶抑制剂（Angiotensin Converting Enzyme Inhibitors，ACEI）类药物的患者术前应停药10小时以上。择期手术，氯吡格雷应停用5~7天，阿司匹林是否停用要根据患者的实际情况进行评估，对于高危患者可改用短效抗血小板药物（如替罗非班）或肝素类药物桥接治疗。低分子肝素预防给药需要停药12小时，治疗剂量给药需要停药24小时后方可实施椎管内阻滞。

（二）术中管理

1. 术中监测常规监测包括心电图（ECG）、心率/心律、无创血压、有创动脉压、脉搏血氧饱和度、体温、尿量、体温等。全身麻醉中还需监测吸入氧浓度、呼末二氧化碳分压、气道压力、潮气量等，如有条件还应监测镇静深度与肌松状态。对于术前合并急/慢性脑卒中病史、短暂脑缺血发作、中重度颅脑血管狭窄、阿尔茨海默病、帕金森病等患者，红外光谱脑氧饱和度监测（rSO_2）或经颅多普勒（Transcranial Doppler，TCD）有助于早期发现脑功能的变化。氧合指数（PaO_2/FiO_2）监测，是对肺通气功能以及心肺交互效应的综合评定，正常值应该至少大于300mmHg，如果术前正常，术中出现低于300mmHg的状况，应该进行病因诊断与处理，早期发现以及处理对于患者苏醒期拔管或者术后早期脱机至关重要。心血管系统监测指标众多，每搏变异度（Stroke Volume Variation，SVV）、脉压变异度（Pulse Pressure Variation，PPV）等可以反映机械通气患者的心脏前负荷。病情危重的患者可放置Swan-Ganz导管测量心输出量（Cardiac Output，CO）、每搏量（Stroke Volume，SV）等指标以评估心血管功能。经食管超声

（Transesophageal Echocardiography，TEE）可以对心脏形态、结构以及功能进行很好的评估。

2. 麻醉选择在能够满足外科麻醉水平的条件下，优先选用神经阻滞技术，包括椎管内麻醉、外周神经阻滞等技术，有利于保护老年患者的脑、肺等器官功能。若选择全身麻醉，麻醉药物应从小剂量开始逐渐滴定给予。

3. 药物选择老年患者术前应减少使用影响神经递质的药物，如抗胆碱能药（东莨菪碱、长托宁等）和苯二氮䓬类药物；全身麻醉中选择对循环抑制较轻、作用时间较短的药物，如依托咪酯，丙泊酚应小量、分次给予；肌松药首选经肝肾代谢少的药物如顺阿曲库铵；神经阻滞技术局麻药优选罗哌卡因；非全麻辅助镇静镇痛首选 α 受体激动剂右美托咪定；阿片类药物选择对呼吸影响小的药物，如舒芬太尼，从小剂量开始应用（原则上舒芬太尼不超过 0.1 ~ 0.2μg/kg，芬太尼不超过 1 ~ 2μg/kg）并高度警惕呼吸抑制的可能；非甾体抗炎药物，如氟比洛芬酯、帕瑞昔布钠等药物能辅助镇痛，可以降低阿片类药物的呼吸抑制作用；另外弱阿片类药物如曲马多、地佐辛也可用于术中辅助镇痛，但同样应注意其对呼吸中枢抑制效应的监测。如果给予的镇痛药物已经出现呼吸抑制仍然不能满足外科麻醉的需要，建议将区域神经阻滞麻醉改为复合全身麻醉。

4. 液体治疗乳酸林格液或醋酸林格液是老年患者围手术期液体治疗的首选。高危肾功能损伤的患者应慎用人工胶体液。以 SVV 或 PPV 为参考指标的目标导向液体管理有利于机械通气患者的长期预后，非机械通气患者可采用液体冲击实验判断：在 5 ~ 10 分钟内，给予患者输注 3ml/kg（标准体重）[男性标准体重 = 身高（cm）－ 105，女性 = 身高（cm）－ 110]晶体液或者胶体液，观察 SV 的增加率是否超过 10%，如果 SV 超过 10% 视为液体冲击试验阳性，需要进行第二次液体冲击试验直至 SV 小于 10%，维持期间给予小容量液体输注。出血较多时，原则上在维持全身氧供需平衡的前提下，应尽量限制异体血的输注，并采用加温输血。

5. 术中循环管理在没有肺功能障碍及大量失血的情况下，老年患者的氧供主要取决于心输出量，而影响心输出量的主要因素是心肌收缩力和前负荷，即有效循环血量。对于合并冠心病、心功能较差的老年患者，应维持较慢的心率及适当的心肌灌注压力（适当血压及心室前负荷）。术中出现心肌缺血时应分析原因，未明确原因即给予扩冠药物可能使心脏氧供需平衡恶化。合并脑卒中及 TIA 病史的患者需要维持血压在静息状态的基线水平 ~ +20% 范围，以防止围手术期脑缺血的发生。晚期肝硬化肝功能严重受损患者，全身血管张力下降，麻醉中易出现顽固性低血压，应给予缩血管药物（如去氧肾上腺素、甲氧明或去甲肾上腺素）以维持组织器官的灌注。

6. 术中呼吸管理与肺保护策略 老年患者常用的肺保护策略包括：①对于术前伴有哮喘病史、近期上呼吸道感染（2~3 周内）等高气道反应性患者，麻醉诱导前经静脉滴注甲泼尼龙 1~2mg/kg，或琥珀酸氢化可的松 100~200mg 预防术中支气管痉挛；②机械通气患者实施低潮气量（6~8ml/kg）加中度 PEEP（5~8cmH$_2$O），每小时给予连续 3~5 次的手控膨肺（压力不超过 30cmH$_2$O）有助于防止术后肺不张的发生；③FiO$_2$ 不超过 60%，以防止吸收性肺不张；④吸呼比例 1:2.0~2.5；⑤术中实施目标导向或者限制性液体管理方案；⑥患者苏醒期防止镇静、镇痛以及肌松药物残余；⑦存在术中外科相关急性炎性反应状态的患者，应该积极给予抗感染治疗；⑧术前合并严重左心室舒张功能障碍的患者，术中需维持较慢心率（参照术前平静状态下心率值）；⑨术前合并严重心肌收缩功能障碍（EF <50%）的患者，术中监测每搏量（SV）以及心输出量（CO）并维持其正常，以避免肺静脉淤血，甚至急性心源性肺水肿，严重损害肺通气/血流比值，导致肺氧合恶化；⑩老年肥胖患者控制腹内压低于 20cmH$_2$O 有助于避

免急性冠脉综合征的发生。

7. 体温监测与维护　老年患者体温调节功能减退，应常规监测体温，并通过热风机、保温毯、加温输液等设备维持体温不低于36℃。

8. 术中麻醉深度监测　加强麻醉镇静深度监测有助于避免过度镇静或镇静不足导致术中知晓，减少术后认知功能障碍、谵妄等情况的发生率。

（三）苏醒期管理

1. 在手术结束前10~20分钟，应逐渐降低麻醉镇静与镇痛药物的输注速率，同时给予适当镇痛药物，如芬太尼1~2μg/kg，舒芬太尼0.1~0.2μg/kg，可复合给予曲马多50mg，或者氟比洛芬酯50mg，或者帕瑞昔布钠40mg。肺功能较差或者高龄（>75岁）患者应降低阿片类药物剂量以避免其对呼吸的抑制作用。另外，外科伤口局部浸润0.5~1%罗哌卡因10~20ml对于减轻患者苏醒期疼痛也十分有效。老年患者苏醒期多模式镇痛有助于提升拔管的成功率。

2. 气管插管或喉罩的拔除：

（1）镇静、肌松药残余作用消除。拔管前二氧化碳波形可以帮助判断，呼吸节律规律、频率足够，呼末二氧化碳33~45mmHg可拔除气管导管。

（2）拔管前充分吸痰，充分进行肺复张。

（3）如果拔管前氧合指数难以达到300mmHg，应考虑有无通气功能异常、麻醉相关肺不张以及心肌缺血、心律失常等心源性因素。

3. 苏醒延迟可能的原因

（1）镇静过度。

（2）低体温。

（3）潜在脑损伤或急性脑卒中。

（4）苯二氮䓬类引起的苏醒延迟。

（5）苏醒期循环剧烈波动，特别是低血压。

（6）代谢及内分泌疾病引起的苏醒延迟。

（7）内镜手术二氧化碳潴留。

4. 术后谵妄

（1）短暂认知和意识障碍，表现为焦虑、嗜睡、精神错乱。

（2）危险因素包括高龄、老年痴呆、服用精神药物、围手术期缺氧、高碳酸血症、脓毒血症等。

（3）常见诱发因素包括精神类药物（抗胆碱能、苯二氮䓬类、巴比妥类药物）、感染、脑卒中、心肌梗死、电解质紊乱、尿潴留等。

（4）治疗重点在于治疗原发基础疾病，鼓励沟通，鼓励正常睡眠周期。氟哌啶醇可用于急性焦虑症治疗。

（四）术后急性疼痛治疗

1. 评估常用的评估方式如视觉模拟评分（Visual Analogue Scal，VAS）评分均可用于老年患者，完全无法交流的患者以面部表情、肢体动作作为参考。

2. 镇痛方式和药物选择

（1）全身给药非甾体类抗炎药（Nonsteroidal Antiinflammatory Drugs，NSAIDs）、曲马多、阿片类药物均可用于老年患者术后镇痛，应注意加强监护，避免呼吸抑制、恶心呕吐等不良反应。

（2）局部给药局部浸润、外周神经阻滞和硬膜外腔阻滞均适用，局麻药酌情减量。

（3）多模式联合镇痛不同作用机制的镇痛药物或镇痛方法联合使用，可降低药物副作用，达到最大的效应/不良反应比。

（五）PACU 管理

1. PACU　Postanesthesia care unit，即麻醉恢复室，是为麻醉后恢复期患者提供进一步评估、监测和治疗的区域，评估监测内容包括呼吸功能、心血管功能、神经肌肉功能、精神状态、体温、疼痛及并发症等。

2. 转入 PACU　原则上所有麻醉后老年患者均应在 PACU 观察，手术结束后由实施麻醉的医生携带便携式监护设备和生命支持设备将患者转运至 PACU。病情危重者应转入 ICU（intensive care unit，重症监护室）。

26

3. **转出 PACU** 根据改良 Aldrete 评分对患者呼吸、意识、循环、氧合、活动等方面进行评估，总评分 ≥9 分并且无低体温、重度疼痛、明显不良事件（恶心呕吐），距末次给予镇痛药物 ≥15 分钟可转回病房

表 26-3 麻醉后恢复评分（改良 Aldrete 评分）

意识	
完全清醒，定向力好（姓名、地点、日期）	2
呼叫可唤醒	1
无反应	0
循环	
血压为麻醉前水平的 ±20%	2
血压为麻醉前水平的 ±20%~49%	1
血压超过麻醉前水平的 ±50%	0
活动	
自主或指令下活动四肢	2
自主或指令下活动两肢	1
不能活动肢体	0
氧饱和度	
呼吸空气 SpO_2 >92%	2
吸氧时 SpO_2 >90%	1
吸氧时 SpO_2 <90%	0
呼吸	
可自由深呼吸和咳嗽	2
呼吸困难，呼吸受限或呼吸急促	1
呼吸暂停或机械通气	0
最高分	10

四、并存老年性疾病的麻醉管理

(一) 近期 (<3 月) 脑卒中患者的麻醉管理

1. 围手术期死亡率高达 25%，充分评估麻醉风险并告知外科医生及家属。

2. 围手术期维持患者血压在基础值至 +20% 范围。

3. 调整呼吸参数，维持呼末二氧化碳分压在 40 ~ 45mmHg。

4. 麻醉深度监测，防止术后谵妄。

5. 条件允许推荐使用近红外光谱脑氧饱和度监测。

6. 稳定循环，加强心功能监测。

7. 确保适当血氧饱和度和血红蛋白浓度。

8. 应用抗炎药物防止血-脑屏障进一步损害。

9. 注意保温，避免低体温。

10. 术后尽量拔除气管导管，回 PACU 或 ICU 继续观察。

11. 提供有效术后镇痛。

(二) 近期急性心肌梗死患者的麻醉管理

1. 心肌梗死后 4 ~ 6 周不宜进行择期手术，在此期间严重心脏并发症风险明显升高，术前充分评估并向家属交代。

2. 加强心功能监测，采用功能性血流动力学检测设备，有条件实施 TEE 监测。

3. 如有条件可实施连续上腔静脉血氧饱和度监测，以了解组织氧供需平衡情况。

4. 限制性或目标导向液体管理。

5. 外科最好采用微创操作。

(三) 合并哮喘或近期急性上呼吸道感染患者的麻醉管理

1. 此类患者为高气道反应性患者，围手术期易发生严重呼吸系统不良事件，术前充分评估并向患者家属交代风险。

2. 避免使用能诱发过敏性介质释放的药物：如吗

26

啡、阿曲库铵等；避免使用增加迷走神经张力的药物，如硫喷妥钠等；尽量减少血制品及异体血的使用。

3. 麻醉诱导前给予糖皮质激素，甲泼尼龙 1～2mg/kg 或琥珀酸氢化可的松 100～200mg。

4. 麻醉监测应包括气道压力、呼末二氧化碳波形等，术中肺部听诊非常重要。

5. 麻醉方式依据手术方式和支气管痉挛的发生风险程度决定。

6. 如出现支气管痉挛，可推注肾上腺素 5～10μg，必要时重复或连续输注并追加糖皮质激素。

7. 优化肌松药的使用，避免新斯的明拮抗。

8. 术后应尽早拔除气管导管，送 PACU 或 ICU 进一步观察。

（四）帕金森病患者的麻醉管理

1. 治疗药物左旋多巴半衰期短，围手术期应持续服用。

2. 吩噻嗪、丁酰苯、甲氧氯普胺具有抗多巴胺作用，禁用于帕金森病患者。

3. 症状急性加重时可选用抗胆碱能药物和抗组胺药物。

4. 可伴有咽喉部肌张力障碍，气道梗阻、喉痉挛、反流误吸风险高。

5. 对去极化和非去极化肌松药反应无异常。

6. 长期服用左旋多巴的患者在麻醉诱导期可能出现血流动力学的剧烈波动，应进行有创动脉压的监测。

7. 心律失常风险增加，慎用氯胺酮，局麻药中加用肾上腺素要谨慎。

（郭向阳）

第二十七章

新生儿急症手术的麻醉

在过去的 30 多年里,由于新生儿重症监护学和产科学的发展,越来越多患有严重先天性疾病的新生儿以及重度早产儿存活率的提高,使得新生儿(早产儿)在出生后几天或几周内行急诊手术的情况已日益增多。与年长儿相比,新生儿围手术期的手术和麻醉的相关并发症更高。因此,新生儿的麻醉管理需要掌握更多有关其本身的生理、药理特点甚至新生儿外科疾病的病理生理学知识。

一、新生儿总体的生理发育特点

新生儿期系指从出生到满 28 天的一段时间,此期间婴儿称新生儿。新生儿的生理发育特点包括:高代谢率,有限的肺容量,有限的心功能储备,有限的体温调节能力,以及不成熟的肾功能。

(一)肺生理

1. 足月新生儿在出生时,呼吸系统仍未发育成熟。

2. 新生儿的肺泡通气量 [$100 \sim 150$ml/(kg·min)] 约是成人肺泡通气量 [60ml/(kg·min)] 的两倍。

3. 在新生儿,增加呼吸频率是主要提高肺泡通气量的方式。

4. 在改变吸入麻醉气体浓度时,新生儿的反应更快。

5. 高氧耗和低 FRC 使得新生儿在呼吸暂停和通气不

足时快速出现明显的去饱和。

6. 新生儿肺血管内皮细胞对于由于氧过多和（或）炎症引起的氧化损伤特别敏感，使得严重慢性肺疾病的发病率和死亡率大大提高。

7. 由于气道狭窄，即使是少量的分泌物或轻微的炎症，在新生儿都能产生严重的呼吸窘迫。

（二）心血管生理

1. 新生儿处于胎儿循环到子宫外循环模式的转变阶段。

2. 血液循环的模式很容易逆转为胎儿循环模式。

3. 持续的肺高压可见于膈疝、胎粪误吸、感染和红细胞增多症的新生儿。

4. 新生儿心肌含有不成熟的收缩成分，其心输出量增加依赖于心率的增加。

5. 虽然出生时，肾上腺素能受体已发育成熟，但交感神经支配功能尚不完善。

6. 为满足高代谢率的需求，新生儿的心输出量，如果按照体重来计算，是成人的 2 倍。

7. 新生儿的循环特点是血容量相对中心化分布，（高外周血管阻力使得心输出量主要分布于重要脏器），类似于成人休克的代偿期。

8. 心血管储备功能明显不足，10% 血容量的丢失会使 MAP 下降 15% ~30%。

（三）中枢神经系统

1. 脑室内出血可发生于 40% ~50% 的早产儿，是新生儿发病率和死亡率的一个重要组成部分。

2. 脑室内出血的发病因素包括：脑血流动力学的突然改变、颅内压的突然改变、渗透压平衡的破坏以及凝血异常。

3. 呼吸过度、缺氧、动脉血压波动会引起脑室内出血。

4. 早产儿容易发生早产儿视网膜病（ROP），虽然早产程度是 ROP 发生发展的主要病原学因素，但是高氧、低碳酸血症、维生素 E 缺乏以及酸血症也被认为是促发因素。

（四）体温调节

1. 全麻中更易发生低体温。

2. 热量丢失可能与以下因素相关：体温调节阈值下降、较低的环境温度（20～22℃）、冷的消毒液、输注未加热的液体、与麻醉相关的血管扩张以及吸入未湿化处理的麻醉气体。

3. 预防热量丢失：手术室内温度 25～30℃，辐射热灯，四肢以棉布包裹，消毒液加热，加温血液和补液，加热和湿化麻醉气体。

（五）液体，电解质和肾脏生理学

1. 体液总量大，细胞外液增多，水更新率高，较低的肾小球滤过率。

2. 新生儿肾小管重吸收钠离子、碳酸氢根、葡萄糖、氨基酸、磷酸根的能力不足。

3. 新生儿易丢失钠，故需要补充钠离子。

4. 更易发生补液过多、脱水、代谢性酸中毒、低钠血症。

5. 手术中连续血糖测量能指导葡萄糖用量。

6. 新生儿心血管储备能力处于边缘状态以及胎儿血红蛋白解离左移，因此推荐新生儿的血细胞比容维持在 30% 或更高。

二、早产儿、低出生体重儿的生理发育特点及常见相关问题

早产儿系指胎龄未满 37 周的新生儿，其中胎龄在 31～36 周的为中度早产，而胎龄 24～30 周为重度早产。低出生体重儿（Low birth weight，LBW）系指出生 1 小时内体重 <2500g 者，低出生体重儿一般为早产儿和小于胎龄儿。其中出生体重 <1500g 者定义为极低出生体重儿（very low birth weight，VLBW），出生体重 <1000g 者定义为超低出生体重儿（extremely low birth weight,

ELBW)。

这些早产儿的大多数重要脏器仍处于发育和成熟的过程中，表现出独特的生理、解剖、病理特点，比如：肺表面活性物质的产生不足，视网膜血管对氧毒性的敏感性，容易发生脑出血和脑缺血的脑损害等。因而需要特殊的围手术期管理和麻醉管理来解决这些特殊的问题。

（一）肺部疾病

1. 出生时胎龄小于 32 周的早产儿有发生呼吸窘迫综合征（RDS）的风险。且其发生率、严重程度和胎龄呈负相关。

2. RDS 是由于肺泡表面活性物质生成不足而引起的肺不张，肺泡萎陷，功能残气量（FRC）减少，肺内分流，肺透明膜形成，肺间质水肿以及肺顺应性下降，最终需要氧疗和正压机械通气辅助。

3. 支气管肺发育不良（BPD）是继发于不成熟肺接受氧疗和正压通气后导致的肺泡组织和间质改变。

4. 麻醉医师在对这类患儿提供氧疗和机械通气时，应注意尽可能采用较低的吸入氧浓度和吸气峰压。

（二）呼吸暂停

1. 呼吸暂停是指呼吸气流停止达 15 秒或以上。

2. 在全身麻醉恢复阶段，早产儿和曾经有早产儿史的小婴儿发生呼吸暂停的比例大约是 25%。

3. 中枢性呼吸暂停占 70%，梗阻性呼吸暂停 10%，混合型呼吸暂停 20%。

4. 呼吸暂停的风险因素有：胎龄越小，呼吸暂停发生的风险越高；低体温；低血糖；贫血（HCT < 30%）。

5. 全身麻醉恢复期间，由于上呼吸道肌肉张力的下降，易发生上呼吸道梗阻引起的呼吸暂停。

（三）脑室内出血（IVH）和脑室周围白质软化（PVL）

1. 脑室内出血、脑室周围白质软化和出血后脑积水是早产儿常见的脑部相关疾病。

2. 高碳酸血症、低血糖和贫血会增加脑血流，促使 IVH 的发生，而镇静和阿片类药物能降低 IVH 的发生和

IVH 的严重程度。

3. PVL 是因为大脑白质缺少血液供应而造成的脑损害。因此严重低血压、低碳酸血症和脑血管自身调节功能受损是 PVL 的危险因素。

4. 在整个围手术期，麻醉医生都应尽量避免和控制上述风险因素的发生。

（四）早产儿视网膜病（ROP）

1. 病理生理：视网膜动脉收缩引起视网膜的缺血，最终大量的视网膜新生血管生成。

2. ROP 的发生、严重程度与新生儿的出生体重和胎龄呈负相关，其中在 ELBW 中，ROP 的发生率高达 50%。

3. 动脉血氧饱和度的波动、暴露于明亮光线的环境中似乎在早产儿 ROP 的发生中起到重要作用。

4. 麻醉过程中，应尽量以最低吸入氧浓度、维持动脉血氧饱和度在 92%~96%，并同时避免动脉氧饱和度的大幅波动。

（五）坏死性小肠结肠炎（NEC）

1. 在超低出生体重儿（ELBW）中，NEC 的发生率大约在 5%，而出生体重 <1000g 是 NEC 的最主要危险因素。

2. NEC 的病因是多方面的，包括：低氧、低血压引起的肠道低血流灌注，肠道喂养，不成熟肠壁细胞的细菌移位导致的感染，机械通气，PDA 等。

3. 这类患儿术前可存在血小板减少，并需要输注胶体液和血制品。

（六）体温调节

1. 新生儿体温调节功能差，产热主要依赖棕色脂肪且需耗氧。

2. 早产儿棕色脂肪少且体表面积大，因此早产儿和 ELBW 非常容易发生术中低体温。

3. 吸入麻醉药物是棕色脂肪产热的强效抑制剂。

4. 低体温会增加机体代谢、氧耗，导致临床上出现低氧、代谢性酸中毒、周期性呼吸、呼吸暂停、呼吸窘迫、心动过缓、高血糖、胃内容物误吸入肺。

5. 术前、术中和运送患儿过程中，保温很重要，尤其是对头部的覆盖，因为头部是热量散失的最大面积部位。

（七）动脉导管未闭（PDA）

1. 在早产儿，动脉导管未闭很常见。

2. 较大的 PDA 持续开放，会引起大量的左向右分流，最终可导致肺高压和发绀。

3. 因 PDA 患儿常接受利尿剂治疗，即术前低血容量可能。这类患儿在麻醉诱导后可发生低血压，可给予 5% 白蛋白 10ml/kg 来预防低血压的发生。

（八）感染

1. 由于免疫系统发育不成熟，因此肺炎、败血症、脑膜炎是早产儿和 ELBW 最常见的感染。

2. 高热或低体温，嗜睡，呼吸暂停，高血糖都可能是感染的临床表现。

3. 白细胞计数增加 15% 提示机体发生感染。

（九）贫血

1. 足月新生儿在出生时、血细胞比容（Hct）偏高，为 45% ~55%，在 2~3 月龄时降至 24% ~30% 左右。

2. 早产儿在出生后 1~2 个月龄时，Hct 降至 21% ~27%。

3. 70% 的早产儿可伴有血小板减少。早产儿在手术前应确保血红蛋白浓度在 10g/dl 以上，并检测血小板数量和活度。

（十）高胆红素血症

1. 几乎所有胎龄 <35 周的早产儿都会有血清总胆红素水平的升高。

2. 当循环中的胆红素通过血-脑屏障、与脑组织结合后，就会引起脑组织的病理性损坏，又称核黄疸。

3. 而当合并有酸中毒和低氧血症时，上述神经系统损害更易发生。

4. 高胆红素血症的早产儿在术前应以 2 倍血容量来

行交换输血。

（十一）电解质紊乱

1. 早产儿相对更多的体液含量和细胞外液。

2. 较低的肾血流和肾小球滤过率。

3. 早产儿难以耐受补充过多的液体和电解质。

4. 早产儿易发生低钾、高氯和低钙，而过度通气会进一步降低血钾和血钙水平。

（十二）低血糖

1. 早产儿和低出生体重儿（LBW）由于不成熟的糖异生和糖原分解酶系统，易发生低血糖。

2. 尤其当能量需求增高的情况下更易发生，如：围生期窒息，新生儿败血症，寒冷环境。

3. 血浆葡萄糖浓度 <25mg/kg 为低血糖。术中可输注含糖溶液，维持葡萄糖的输注速度在 6 ~ 8mg/（kg·min），同时监测血糖水平。

27

三、术前评估

（一）病史回顾

如出生前或出生时有窒息史，那么右心功能不全、凝血障碍等可能仍存在。

（二）系统回顾和体检

1. 颜面、唇、口腔内是否有畸形：腭裂、小下颌等可独立存在或是综合征的组成部分。

2. 呼吸系统，考虑以下问题：

（1）是否有肺出血：如有，是否出血已停止。

（2）是否有肺炎：湿啰音通常表明有肺水肿或感染，干啰音则提示肺不张，粉红色或带血分泌物提示肺水肿或肺出血。

（3）新生儿、早产儿呼吸频率30 ~ 60 次/分，当伴有肺部疾病时，呼吸往往非常浅快，甚至可达150 次/分。

（4）了解术前动脉血气分析数据，尤其是动脉氧分压和氧饱和度情况：出生 7 ~ 10 天内的新生儿，动脉氧分压通常较低，在 50 ~ 80mmHg，因此较小的 PaO_2 变化

就可引起较大的 SaO_2 改变。

（5）是否有呼吸暂停：如有，则术后可有呼吸暂停并需要机械通气支持。

3. 心血管系统，考虑以下问题：

（1）是否有 PDA，低血压，休克表现。

（2）早产儿发生充血性心力衰竭时，心率仍可在相对正常范围 120~160 次/分。

（3）充血性心力衰竭和右心功能不全时，肝脾肿大是一个很好的体征指标，在心功能好转后又迅速回复到正常位置。

4. 腹部：

（1）腹水过多，影响通气时，应在麻醉诱导前抽去部分腹水。

（2）腹膜炎时，腹部僵硬。

（3）任何器械（包括肛温探头）都不应插入直肠 > 0.5cm，以避免损伤肠道，造成肠穿孔。

5. 中枢神经系统：

（1）早产和窒息史可增加中枢神经系统损害的发生。

（2）以下症状提示 CNS 损害：肌无力，肌张力增高或减退、上、下肢肌张力不一致、右肢体肌张力不同，深部腱反射和拥抱反射消失。

（三）术前必须了解是否存在循环血容量不足

1. 易体液丢失：体表面积大，皮肤薄，呼吸频率快，相对大的分钟通气量，远红外加热器。

2. 液体更易进入第三间隙：毛细血管通透性增加，血浆蛋白水平低，血浆胶体渗透压低。

3. PDA 患儿常给予利尿剂。

4. 在败血症和休克患儿，大量液体移出血管进入腹腔，造成循环血容量不足，而体重却可增加 20%~50%。

5. 常术前、术中需补充 5% 白蛋白。

（四）实验室检查

1. 血液系统：如伴有心肺疾病，血红蛋白至少在 9~10g/dl，方可确保足够的运输氧气的能力。

2. 电解质：早产儿更易发生高氯性酸中毒。

3. 凝血功能：

（1）新生儿的凝血因子水平为成人的 50%，但临床并无出血倾向。

（2）虽然血小板计数类似于成人，但血小板的功能不足。

（3）出生时有窒息史的新生儿，其凝血因子 V，Ⅶ，Ⅷ水平下降且在 3~4 天后恢复正常；但如果有较长时间的低氧，则上述凝血因子的恢复需要 1 周或更长时间。

（4）低氧血症还会降低血小板计数，但一般不会有自发性出血；但术前应纠正血小板数量在 $50000/mm^3$ 以上。

（5）如出生时未接受维生素 K_1 注射，且同时禁食、应用抗生素治疗者，尤其是早产儿，则术前可补充 0.3mg/kg 的维生素 K_1（肌内注射或缓慢静滴）。

（6）如术前已有 DIC，则必须予以新鲜冰冻血浆、冷沉淀或凝血因子Ⅶa纠治；如果患儿凝血因子和血小板都不足，最好给予新鲜全血。

四、新生儿麻醉药理学

越来越多的证据表明，新生儿对疼痛等伤害性刺激的生理反应和成人是类似的。伤害性刺激同样激活新生儿的交感神经系统，导致心动过速和高血压，这种变化在新生儿、尤其低出生体重儿，后者由于可能存在的脑血流自动调节功能异常，更易发生脑室内出血和肺动脉高压。因此新生儿麻醉的目的在于：提供镇痛，避免由于疼痛刺激所引起的心血管和中枢神经系统不良后果。

这需要我们麻醉医师做到：了解新生儿麻醉药理学，小心谨慎地微调麻醉药物剂量，避免麻醉药物引起的循环衰竭，维持内环境、酸碱平衡稳定，消除知晓和疼痛。

（一）药代药效学特点

1. 新生儿机体较高的含水量和较低的脂肪含量，细胞外液大于细胞内液，使得药物的分布容积增大，因此需要较高的药物负荷量。

27

2. 白蛋白（主要与酸性药物结合）、α1-酸糖蛋白（主要与碱性药物结合）不仅含量水平低，而且与药物的结合能力也低，因此与年长儿和成人相比、药物更多的是以游离状态存在于血液中。

3. 肝酶系统尚未成熟，药物的生物转化减慢。

4. 低肾血流、低肾小球滤过率和低肾小管分泌功能，使得药物及其代谢产物自肾脏的排泄减慢。

（二）吸入麻醉药物

1. 新生儿和早产儿在吸入麻醉诱导期间，循环不稳定事件发生率高。

2. 新生儿吸入麻醉诱导的速度快于年长儿和成人。

3. 同样浓度的吸入麻醉药物，在新生儿心脏、脑内的浓度高于成人。

4. 右向左分流的情况下，吸入诱导速度减慢。

5. 血气分配系数在新生儿和小婴儿均低于成人。

6. 吸入麻醉药在新生儿的 MAC 值是小婴儿（2~6个月龄）的 75%。

（三）静脉麻醉药和镇痛药

1. 血-脑屏障的不成熟，使得静脉麻醉药物和阿片类药物在脑内浓度更高、更快地上升，即更敏感、作用时间更长。

2. 新生儿和小婴儿对巴比妥类和吗啡的敏感性增高，作用时间延长。

3. 芬太尼在新生儿的清除率有很大的变异度，推荐以滴定法来决定药物用量。

4. 瑞芬太尼是由血浆和组织中的酯酶降解，终末消除半衰期不随年龄而改变，无体内蓄积，对新生儿可能是一个理想的镇痛药物。

5. 丙泊酚的清除依赖于肝血流和肝内代谢，因此随年龄上升，其代谢清除加快。

6. 咪达唑仑的清除率，早产儿＜足月儿＜婴幼儿＜儿童。

（四）肌肉松弛药

1. 在出生时，神经肌肉的突触传递较慢。

2. 对大多数的非去极化肌松药具有高度敏感性（较低的 ED_{50} 和 ED_{95}），因此所需剂量较小，如：罗库溴铵 $0.45 \sim 0.6mg/kg$。

3. 较大的分布容积伴随较长的药物半衰期，因此维持肌松所需追加的肌松药量应减少、且间隔时间延长。

五、术中监测

（一）一般观察

皮肤颜色（发绀、苍白），胸廓运动是否对称，胸壁顺应性，皮肤温度，脉搏，外周灌注。

（二）循环监测

1. 心前区听诊心音强度减弱提示血压下降、心输出量下降。

2. 持续心电图监测，无创血压测量每隔 $3 \sim 4$ 分钟。

3. 出生后 $4 \sim 7$ 天，可通过脐动脉测血压。

4. 为预防 ROP，在早产儿尤其是 VLBW，调节吸入氧浓度并维持 SpO_2 在 90% ~95% 即可。

5. 如有 PDA 且右向左分流，应同时测量右上肢和下肢的脉搏血氧饱和度，以了解分流量大小。

6. 如果建立了有创血压监测，需应用浓度为 $0.1 \sim 1units/mL$ 的淡肝素、以 $0.5 \sim 1ml/h$ 的速度冲洗管道。

7. 心肺功能不稳定的新生儿，可建立术中中心静脉压监测。

（三）通气监测

气道峰压、平均压、潮气量、呼气末二氧化碳。

（四）肌松监测

新生儿尤其是 VLBW，因肌肉含量少，无法获得准确肌松监测。且新生儿、早产儿手术往往不会要求术后即刻拔除气管插管。因此肌松监测在新生儿意义不大。

（五）尿量监测

尿量维持在 $0.5 \sim 2ml/(kg \cdot h)$ 为宜。

27

六、麻醉管理

新生儿和早产儿的麻醉以气管插管、全身麻醉为主，可辅以区域麻醉和神经阻滞。

（一）手术室环境准备

1. 手术室环境温度至少在23～25℃以上。

2. 麻醉吸入气体需要加热和湿化。

3. 输液加温装置（38～41℃）。

4. 电热毯或吹热风毯。

5. 减少新生儿身体直接暴露于环境中。

6. PDA开放的患儿，最好右上肢和下肢的脉搏血氧饱和度同时监测。

7. 虽然有儿科麻醉医师提出应用无重复吸入环路于新生儿患者，但是实际目前紧闭回路的麻醉机广泛应用于新生儿。

8. 备好面罩、口咽通气道、喉罩、吸痰管、气管导管、导引钢丝和喉镜片。

（二）麻醉诱导

1. 静脉推注阿托品0.1mg/kg预防心动过缓。

2. 通常都是采用吸入七氟烷（2%～3%）诱导，在保留自主呼吸的情况下、对气道的可控性做评估后，可追加肌松药、芬太尼1～2μg/kg完成气管内插管。

3. 也可以采用静脉推注丙泊酚1～2mg/kg或者缓慢推注芬太尼10μg/kg，待睫毛反射消失后，即完成气管内插管。该过程中也需纯氧辅助通气。

4. 吸入诱导过程中常可发生低血压，可通过适当补液和血管活性药物（如多巴胺）维持血压稳定。

5. 肌松药首选泮库溴铵0.1mg/kg，因其解迷走神经作用，增快心率、维持心输出量。也可选用罗库溴铵0.3～1.0mg/kg。

（三）麻醉维持

1. 无明确数据表明新生儿具体的麻醉需要量。

2. 经验提示，新生儿和早产儿较年长儿需要较少的麻醉用量。

3. 在新生儿，吸入麻醉药物很容易导致低血压；因此可采用芬太尼维持麻醉，根据手术创伤大小，给予芬太尼 10～30μg/kg；在血容量正常的情况下，芬太尼很少导致低血压，在提供镇痛、镇静的同时维持心率、血压稳定。

4. 通过补充容量（5% 白蛋白）和适量的血管活性药物来维持血压、循环的稳定。

5. 氧化亚氮和其他吸入麻醉药物一样，也会导致低血压，且在血容量不足的情况下导致心搏骤停。

6. 避免过高的气道峰压和不必要的过高吸入氧浓度。

7. 新生儿、早产儿的血容量约为 85～100ml/kg，可根据术中动脉或静脉血气分析结果、积极补充容量和血制品。

8. 术中液体补充量更大程度取决于手术创面的情况和大小。通常腹部或胸部手术需要的术中补液量超过其他外周部位手术的液体需要量，可达 8～12ml/（kg·h），甚至更多。

9. 术中补液可用乳酸林格液。如需输注葡萄糖，可剂量开始于 5～7mg/（kg·min），血糖需要监测，应维持在 50～90mg/dl。

10. 术中不可应用静脉高营养液来补充液体损失，因为会导致高血糖和可能的中枢神经系统损害；但可以按照术前的输注速度在术中持续输注。

11. 可根据中心静脉压（CVP）、平均动脉压（MAP）和尿量来补充容量。通常 CVP＜3cmH$_2$O 提示低血容量；尿量应维持在 0.75ml/（kg·h）以上。

12. 术中体温应维持在 36～37℃。

（四）麻醉后恢复和拔除气管导管时机

1. 从麻醉状态中恢复清醒并立即拔除气管导管和麻醉诱导一样的具有风险。

2. 新生儿、早产儿血-脑屏障发育不完善，阿片类药物更容易进入脑脊液；同时不成熟的呼吸中枢对阿片类药物的呼吸抑制作用十分敏感。因此应用较大剂量芬太尼维持麻醉的患儿术后不能立即拔除气管导管，仍需继续机械通气辅助一段时间。

3. 在拔除气管导管前，必须拮抗残余肌松作用、且患儿有足够有力、规律和稳定的自主呼吸。

4. PCA（妊娠周数＋出生后周数）<44 周的早产儿，术后易发生呼吸暂停；通常需要术后持续监测 12～24 小时；如不具备良好的监护条件，建议延迟拔除气管导管。

5. 如患儿存在低体温、低血糖、低钙或其他生化指标的异常，则不建议术后立即拔除气管导管，仍需要呼吸机辅助通气。

27

总结

　　注意吸入氧浓度、避免高氧血症，因为后者是早产儿 ROP 发生的重要原因；维持血流动力学稳定，可避免脑室内出血和脑缺血的发生；预防低体温和低血糖的发生；阿片类药物应通过滴定法给予合适剂量；足够的麻醉和镇痛对新生儿、早产儿的预后是有利的。

（邓　萌　王英伟）

第二十八章

儿科麻醉

一、解剖学与生理学

（一）呼吸系统

1. 婴儿舌体大，面罩通气时需注意合适手法，避免通气不畅。

2. 新生儿和婴儿声门位置较高，气管插管减少颈部过伸或取平卧甚至轻度前屈位，必要时可采用直型喉镜片。

3. 7～10岁以下小儿喉部最狭窄处在环状软骨水平，一般不需用带套囊的气管导管。

（二）心血管系统

1. 小儿心率较快，心动过缓往往提示缺氧，必须引起重视。

2. 血压：新生儿约（67±3）/（42±4）mmHg，1岁（96±30）/（66±25）mmHg，16岁时达成人水平。

（三）体温调节

1. 新生儿体表面积大且缺乏皮下脂肪，易丢失体温。

2. 早产儿室温34℃，新生儿32℃，热量丢失及能量消耗减少。

3. 不足3个月的婴儿依赖于棕色脂肪代谢产生热量，全身麻醉可能影响这种代谢而导致术中体温降低。

二、麻醉前访视

（一）了解母体妊娠期的健康状况及婴儿分娩情况，是否为早产儿及分娩时有否缺氧史。

（二）了解有无变态反应、先天性心脏病、出血倾向、呼吸困难等疾病。

（三）体格检查需注意有无先天畸形，牙齿松动以及局部皮肤破损感染等。

（四）1 周内有无上呼吸道感染。如有需加强管理或延期手术。

三、麻醉前检查与禁食指南

（一）麻醉前检查

常规检查包括血常规、凝血常规、胸片、心电图等，如有特殊情况，需作相应的进一步检查。

（二）禁示指南

小儿应尽量减少禁食时间。儿童禁食时间见表 28-1。

表 28-1　禁食时间参考（h）

	固体食物、牛奶	清饮料
<6 个月	4	2
6~36 个月	6	3
>36 个月	8	3

四、手术室内术前准备

（一）器械准备

1. 合适的面罩和储气囊。储气囊应与患儿的肺活量相当，新生儿 500ml，1~3 岁 750ml，3~6 岁 1000ml，6~10 岁 1500ml，10 岁以上 2000ml。

2. 咽喉镜　根据患儿的大小和体重选择合适的镜片。对于新生儿，选用直型叶片更为合适。

3. 气管导管 适当的导管口径是以能通过声门及声门下区为准。加压呼吸时,允许导管周围有轻度的漏气。

4. 麻醉呼吸回路 每次麻醉诱导前均需认真检查呼吸回路有无漏气。

(二) 麻醉药物准备

1. 吸入麻醉药 由于血药浓度迅速升高,可能导致动脉血压及心输出量显著性降低。七氟烷诱导快且平稳,对呼吸道无刺激性。

2. 静脉麻醉药 包括氯胺酮、咪达唑仑、依托咪酯、丙泊酚、阿片类镇痛药、肌肉松弛药。

五、诱导方法

(一) 静脉诱导

1. 咪达唑仑 1mg/kg,丙泊酚 2mg/kg,复合非去极化肌松剂及芬太尼 2μg/kg 行快速诱导。

2. 肌松药的选择

(1) 中时效:阿曲库铵和维库溴铵单次静注剂量分别为 0.5mg/kg 和 0.1mg/kg,维持剂量分别为 0.4mg/(kg·h) 和 50~70μg/(kg·h)。

(2) 短时效:罗库溴铵静注后 1 分钟起效,单次静注 0.6~0.9mg/kg,维持时间 20 分钟,维持剂量 0.4mg/(kg·h)。

3. 静脉麻醉选用阿托品 0.01mg/kg 加氯胺酮,首剂 2mg/kg,追加剂量 1mg/kg。

(二) 吸入诱导

常以七氟烷做麻醉诱导。

1. 合作小儿入室后面罩吸氧 (1~2L/min) 加浓度逐步增加的七氟烷 (最大浓度为 8%) 直至睫毛反射消失,维持浓度在 4% 以下。

2. 不合作患儿开始即吸入高浓度的麻醉药 (氧气 6~8L/min +8% 的七氟烷)。

3. 在诱导期间应注意保持呼吸道通畅并预防反流误吸。

六、气管内插管

（一）气管导管的选择

1. 导管口径　7~10 岁以下小儿选用不带套囊的导管，大小按 4.5 + 年龄（岁）× 0.2 计算。

2. 导管深度　导管插入深度（从中切牙至气管中段距离，cm）= 年龄（岁）/2 + 12。小儿气管导管的选择及插入深度见表 28-2。

表 28-2　小儿气管导管的选择及插入深度

年龄	内径 (ID，mm)	插入深度（cm）	
		经口	经鼻
早产儿	2~2.5	8~10	10~12
足月儿	2.5~3	10	12
1~6 个月	3.5	12	14
6~12 个月	4	12	14
2 岁	4.5	13	15
4 岁	5	15	17
6 岁	5.5	16	18
8 岁	6	17	19
10 岁	6.5	18	20
12 岁	7	20	22
14 岁	7.5	22	24

（二）困难气道的处理

1. 术前已知存在困难气道，在保留自主呼吸的状态下采用各种插管技术。

2. 预先未知的插管困难，在面罩通气保证气体交换的前提下，选择各种气管插管技术。

3. 极端气道困难的患儿采用紧急的应急措施，如喉

28

罩、经气管喷射通气、环甲膜或气管切开术等。

4. 困难气道患儿的术后管理：强调预防为主，严格掌握拔管指征。拔管指征包括：

（1）患儿已完全清醒，呼之能应。

（2）咽喉反射、吞咽咳嗽反射已完全恢复。

（3）潮气量和分钟通气量恢复正常。

（4）必要时让患儿呼吸空气20分钟后测定血气指标达正常值。

（5）估计拔管后无引起呼吸道梗阻的因素存在。

七、喉罩

（一）喉罩的类型

1. 普通型一次性喉罩。

2. 气管插管型喉罩。

3. 可弯曲喉罩。

4. 气道食管加强型喉罩。

5. 可视喉罩。

（二）喉罩的选择

目前喉罩选择以体重为参考（表28-3）。

表28-3　喉罩型号选择

型号	适用对象	标准注气量（ml）
1	<5kg 婴儿	4
1.5	5~10kg 婴幼儿	7
2	10~20kg 幼儿	10
2.5	20~30kg 儿童	14
3	30kg 体型小成人	20
4	50~70kg 成人	30

（三）喉罩在麻醉手术中的应用

1. 喉罩易于插入，可行自主或机械通气。

2. 术前已预计为困难气道的患儿，避免反复多次插管造成的损伤及气道并发症。

3. 颌面部严重发育不全的患儿作为临时通气道，保证充足氧供后直接喉镜下插管。

4. 上呼吸道感染的患儿中，与气管内插管相比，可避免支气管痉挛和氧饱和度下降。

5. 在紧急意外困难气道中，喉罩建立呼吸道和吸入麻醉药，然后用纤支镜引导气管导管。

6. 喉罩的放置对体位要求低。

（四）喉罩在小儿应用中的局限与注意

1. 气道梗阻的发生率高于成人近两倍，特别在小于1岁的婴儿中。

2. 偶有报道胃胀气和气道漏气。

3. 存在潜在反流、误吸的危险。

4. 喉罩是一个声门上的通气装置，对于张口困难、声门和声门上梗阻（咽喉部肿瘤、脓肿等）的患儿应用是有局限的。

八、镇痛

（一）小儿术后疼痛治疗的一般原则

1. 基本原则　简单、安全、有效和适当监测。

2. 术后镇痛应在手术前即开始计划，在麻醉复苏室就开始。

3. 在全身麻醉期间，应给予有效的镇痛药物，包括阿片类药物、局麻药和其他药物。

4. 患儿疼痛在术后 24 ~ 72 小时内最严重，术后早期定时给药，后期根据疼痛评估按需给药。

5. 没有特殊禁忌，术后采用多模式镇痛，不要超过各药物推荐的最大剂量。

（二）小儿镇痛方法

1. 表皮局麻：丙胺卡因与利多卡因组成复方皮肤表面麻醉药膏适用各种中小型手术。

2. 持续静注阿片类镇痛药：是小儿术后镇痛的主要方法。

（1）吗啡 10 ~ 30μg/（kg·h），新生儿降至 5μg/（kg·h），如出现呼吸抑制，停止用药至副作用消除再重新调整剂量为原来的一半。

（2）芬太尼是控制小儿短时疼痛的良好镇痛药，持续输注剂量为 0.5 ~ 2.5μg/（kg·h）。

3. 年龄大于 7 岁儿童采用患儿自控镇痛技术，小于 7 岁及不能合作的小儿，采取护士或家长控制镇痛的方法，常用推荐剂量见表 28-4。

表 28-4　患儿静脉自控镇痛的推荐方案

药物	负荷剂量（μg/kg）	单次冲击剂量（μg/kg）	锁定时间（min）	持续背景输注（μg·kg^{-1}·h^{-1}）
吗啡	50	10 ~ 20	5 ~ 15	0.4
芬太尼	0.5	0.1 ~ 0.2	5 ~ 10	0.3 ~ 0.8
舒芬太尼	0.05	0.01 ~ 0.02	5 ~ 10	0.02 ~ 0.05
曲马多	500	100 ~ 200	5 ~ 10	100 ~ 400

28

4. 区域阻滞镇痛

（1）外周神经阻滞：适用于四肢术后镇痛。

（2）骶管阻滞：适用于儿童下肢和下腹部手术，单次骶管硬膜外注射 0.125% ~ 0.25% 布比卡因或 0.2% 罗哌卡因。局麻药用量计算方法：0.5ml/kg 阻滞腰骶椎；1.0ml/kg 阻滞达腰及下胸椎水平；1.25ml/kg 阻滞达中胸椎水平。布比卡因和罗哌卡因的最大推荐剂量为 3.0mg/kg。年长儿注入最大容量不超过 20ml（不论浓度）。

（3）硬膜外镇痛：患儿硬膜外自控镇痛（PCEA）的推荐剂量见表 28-5。

5. 非甾体抗炎药　包括对乙酰氨基酚、酮洛酸，布洛芬，合用时可以减少阿片类药物的用量，加快撤药过程。

表 28-5 患儿硬膜外自控镇痛（PCEA）的
局麻药和阿片药物配方

局麻药/ 阿片药	罗哌卡因 0.0625% ~ 0.12%	舒芬太尼 0.5μg/ml
	布比卡因 0.0625% ~ 0.1%	芬太尼 2μg/ml
	左旋布比卡因 0.0625% ~ 0.2%	吗啡 10μg/ml
	氯普鲁卡因 0.8% ~ 1.4%	
PCEA	首次剂量 0.1 ~ 0.3ml/kg	
	维持剂量 0.1 ~ 0.3ml/kg	
	冲击剂量 0.1 ~ 0.3ml/kg	
	锁定时间 20 ~ 30 分钟	

28

6. 多模式镇痛 即不同药理类型的镇痛药物联合应用，并通过不同部位给药。

（三）非药物疗法

包括蔗糖溶液、哺乳和非营养性吸吮和心理干预。

九、输液管理

（一）术中液体治疗

可分为维持液和补充液两部分。

1. 维持液的需要量 即每小时维持量（4/2/1 原则）和日维持量（表 28-6）。

表 28-6 根据小儿体重计算的每小时维持量
（4/2/1 原则）和日维持量

体重	每小时液体需要量	每日液体需要量
<10kg	4ml/kg	100ml/kg
10 ~ 20kg	40ml + 2ml/kg	1000ml + 50ml/kg
>20kg	60ml + 1ml/kg	1500ml + 25ml/kg

2. 补充液的需要量

（1）术前禁食所致的液体缺失量或术前累计缺失量：每小时维持量×禁饮小时数。此量的50%在第1小时补充，剩余50%在第2、3小时内补充。

（2）第三间隙缺失量：取决于手术操作范围，小手术 1ml/（kg·h）（如腹股沟斜疝），腹部大手术 15～20ml/（kg·h），未成熟儿的坏死性小肠结肠炎可达50ml/（kg·h），还要依据患儿的反应做适当调整。

（3）麻醉导致的血管扩张：全麻时一般为 5～7ml/kg。

（4）术中失血量：根据术中失血进行针对性的处理。

（二）液体的选择

1. 避免高/低血糖的原则

（1）>4～5 岁的患儿术中常规使用无糖等张液。

（2）婴幼儿输入含有1%～2%葡萄糖的乳酸林格液。

（3）新生儿和早产儿至少应输入5%葡萄糖液。

（4）母亲患糖尿病的新生儿应接受10%葡萄糖液。

2. 选择溶液的原则

（1）晶体液：用乳酸林格液补充细胞外液的丢失，而生理盐水可能导致高氯性酸中毒。

（2）胶体液：包括明胶溶液、羟乙基淀粉和白蛋白。白蛋白是新生儿和小婴儿扩容治疗时的主要胶体液。

3. 晶体液与胶体液的并用 小儿术中的液体治疗首选晶体液。输注总量 30～50ml/kg 的晶体液后应使用胶体液（白蛋白或合成胶体）。

（三）术后液体治疗

1. 迅速纠正低血容量。

2. 液体选择应考虑到患儿对钠和能量的需求以及溶液的渗透压。

3. 对于急症患儿每日至少检测 1 次血钠和血糖浓度。

4. 应考虑到隐性液体的输入，如稀释抗生素或镇痛药的液体。用生理盐水稀释药品，任何时候都应避免输入大量的无电解质液，尤其是婴儿。

十、麻醉苏醒期和术后管理

在小儿麻醉苏醒期，并发症的发生率比较高。

（一）呕吐、反流和误吸

1. 择期手术严格遵循禁食时间原则，饱胃患儿、腹胀明显者行有效胃肠减压。

2. 一旦发生呕吐或反流，立即将患儿头偏向一侧，置于头低位，充分吸引。

3. 严重误吸者迅速行气管内插管控制呼吸道，并立即冲洗气管内。

4. 适当应用抗生素预防和治疗误吸后的肺部感染。

（二）喉痉挛

1. 双手托下颌，纯氧面罩加压通气。

2. 若喉痉挛持续不缓解，给予阿托品 $20\mu g/kg$ 和丙泊酚 $1 \sim 2mg/kg$。

3. 完全性喉痉挛，迅速给予肌松药行气管插管。

（三）低氧血症

1. 迅速检查有无导管脱出或支气管痉挛等问题。

2. 查看有无肺不张引起的右向左分流。

3. 对于肺不张，可以单次手动肺膨胀至 $30cmH_2O$ 左右保持 30 秒。

（四）术后体温异常

婴幼儿易出现术后体温过低或过高，应及时查看妥善处理。

（五）术后呼吸暂停

1. 呼吸暂停的类型：中枢性、梗阻性和混合性。

2. 发生率与孕龄和孕后龄（孕后龄＝孕龄＋出生后年龄）有较强的反比关系。

3. 预防：高危患儿必须在麻醉后观察 24 小时并监测心肺功能。

（六）苏醒期躁动

1. 麻醉相关因素

（1）快速苏醒。

28

（2）麻醉药物本身：七氟醚、地氟醚，也见于异氟烷，较少见于氟烷。

（3）疼痛。

（4）年龄：七氟醚麻醉 3 ~ 5 岁的学龄前儿童较学龄儿童更易发生苏醒期躁动。

（5）术前焦虑。

2. 预防和治疗

以镇痛和镇静药进行预防和处理。常用的药物剂量为：芬太尼 1 ~ 2μg/kg 或丙泊酚 0.5 ~ 1mg/kg 或咪达唑仑 0.02 ~ 0.1mg/kg，或右美托咪定 0.5μg/kg 静注。

十一、儿科麻醉的特殊问题

（一）勿将小儿认为是成人的缩影。

（二）必要的专业器械设备是成功实施小儿麻醉的重要因素。

28

（三）必须明确按体重计小儿药物剂量大于成人，但每次所用的绝对量较成人为小。

（四）某些操作（例如经肌间沟臂丛神经阻滞）必须以患儿能明确主诉为基本条件。

（五）早产儿、新生儿麻醉期间，必须以各种方法保持患儿的体温。

（六）在婴幼儿气管内麻醉期间严格限制使用麻醉机快速供气阀，防止发生意外气胸。

十二、区域阻滞

（一）蛛网膜下腔阻滞

1. 适应证

（1）大部分手术时间较短的婴幼儿下腹部和下肢手术。

（2）容易引起术后呼吸系统并发症的高危婴幼儿，包括早产儿、低体重儿等。

（3）上呼吸道感染期间的急诊患儿。

（4）饱胃患儿。

（5）有明显肺部疾患和神经肌肉疾病的患儿，避免恶性高热等并发症。

（6）害怕失去知觉的大龄患儿。

（7）对大多数不发达国家的儿童，是一种相对安全经济的选择。

2. 禁忌证

（1）穿刺部位感染、脊髓病变疾病、颅内压增高、严重凝血紊乱和低容量血症的患儿。

（2）有妨碍无菌备皮的皮肤病、败血症、菌血症以及对局麻药物过敏。

（3）相对禁忌证包括脊柱变形和凝血异常。

3. 常用的局麻药物和比重

临床常用丁卡因和布比卡因，左旋布比卡因和罗哌卡因有较好的应用前景。剂量选择（表28-7）。

表28-7 根据体重小儿局麻药剂量的选择

药物	体重（kg）	剂量（mg/kg）	预期麻醉持续时间（min）
布比卡因	<10	0.4~0.5	75
	11~19	0.3~0.4	80
	>20	0.25~0.3	85
丁卡因	<10	0.4~0.5	75
	11~19	0.3~0.4	80
	>20	0.25~0.3	85
丁卡因（加肾上腺素）	<10	0.4~0.5	120
	11~19	0.3~0.4	120
	>20	0.25~0.3	120

局麻药溶液常用注射用水、生理盐水和葡萄糖配方制成低比重、等比重或高比重液体。

4. 阻滞过程

（1）穿刺点在脊柱腰段，取坐位或侧卧位，头部始终处于伸展位。

（2）50mm 的 25G 脊髓穿刺针用于幼儿，90mm 的 27G 穿刺针用于学龄儿童和青少年。

（3）7 岁以下布比卡因 0.3～0.4mg/kg，7 岁以上 0.25～0.3mg/kg，使 T_3～T_5 椎体水平阻滞，持续时间 75～85 分钟。高比重和等比重的布比卡因都可以应用。

（4）儿童平面测定较困难，常用检测方法包括：切皮反应、冷刺激法、针刺法等。

（5）合并镇静治疗常出现氧饱和度下降或低血压和心动过缓，应进行适当监测。

5. 不良反应和并发症

（1）持续时间短。

（2）伤害性感受在麻醉后不久就开始恢复。

（3）术中移动患儿双腿可导致重比重局麻药向头端扩散，继而呼吸抑制。

（4）腰穿后头痛与年龄无关，在儿童通常症状比较轻而持续时间短。

（二）硬膜外阻滞

1. 适应证

（1）一般情况良好，循环功能稳定。

（2）无椎管畸形及中枢感染。

（3）胸部手术不单独行硬膜外阻滞。

2. 药物及剂量：0.1%～0.2%丁卡因 1.5mg/kg，0.75%～1.5%利多卡因 8mg/kg，0.25%～0.5%布比卡因 2.5mg/kg。

3. 特点

（1）阻滞平面较成人易扩散。

（2）是术后镇痛用药的有效途径。

（3）穿刺时对已实施基础麻醉的小儿不准采取曲颈弓背体位。

（三）骶管阻滞

骶管阻滞是小儿尤其是婴幼儿最常用的硬膜外麻醉方式。

1. 适应证和禁忌证

（1）一般情况良好。

（2）局部无畸形。

（3）手术部位：下腹部以下（年长儿）、下腹部（<6岁）、上腹部（新生儿）。

（4）联合镇痛药行术后镇痛。

（5）禁忌证主要有骶骨畸形、脊膜突出和脑脊髓膜炎。

2. 阻滞过程

（1）忌俯卧位穿刺，通常取左侧卧位。

（2）从骶尾联合沿脊柱向上扪及两侧骶角，三者构成一个三角形，靠近顶端垂直于皮肤进针，刺破骶尾韧带后改为与皮肤呈20°～30°角，前行2～3mm即进入骶管腔。

（3）药物及剂量：0.1%～0.2%丁卡因2mg/kg，0.5%～1.5%利多卡因10mg/kg，0.125%～0.375%布比卡因2.5mg/kg。

3. 并发症

（1）药液误入皮下软组织致阻滞失败；血管或骨质内注药致全身中毒；鞘内注射致全脊麻；偶见刺入盆腔内脏或血管；尿潴留、呕吐发生率较低。

（2）8岁以上小儿常发生低血压。

（3）术前过度禁食术后偶尔发生延迟性虚脱。

（4）阻滞完全失败率达3%～5%，尤其7岁以上儿童失败率更高。

（四）臂丛神经阻滞

1. 适应证

（1）一般情况良好。

（2）上肢手术。

2. 药物及剂量：1%利多卡因10mg/kg，0.25%～

0.5% 布比卡因 2.5mg/kg。

3. 特点

（1）能正确主诉者才能行肌间沟路径阻滞，否则选用腋路阻滞。

（2）阻滞完善者，利多卡因药效时间可超过 2 小时。

（赵　璇）

28

第二十九章

妇产科麻醉

一、妊娠母体生理

1. 心血管系统的变化

（1）血容量及电解质的变化：妊娠妇女体重平均增加 12.5kg，血管内外液体量均增加。可表现为周围性水肿，直至分娩后始逐渐恢复。分娩期血容量较非孕期大约增加 35%～45%，即 1000～1500ml。增加的血容量主要灌注增大的子宫，在宫缩时会有 300～500ml 血从子宫挤入血液循环。经阴道分娩时大约丢失不到 500ml 血量，剖宫产失血量也很少超过 1000ml。正常范围内的失血不需要输血。

妊娠期总体液量平均增加 8.5L。占体重增加量的 70%。孕期钾平均值为 4.1mmol/L，为非孕正常值的低限。血清镁正常值为 1.07mmol/L，于妊娠妇女分娩前降至 0.73mmol/L，镁使肌肉松弛，镁减少则肌肉应激性增强，由此使子宫肌应激性增强。分娩开始静脉注射硫酸镁，可使宫缩松弛，频率与强度相应减弱。肾功能减退者排镁减少，故临床应用镁前，应了解患者的肾功能。整个妊娠期中约需储备钙 3.5～4.5g，每天平均需钙 1.5g，而一般饮食不能满足此要求。如果妊娠妇女体内钙储备不足，或饮食缺钙，则胎儿所需的钙将取自母体骨骼组织，此时血清钙浓度影响尚不大。因此，妊娠妇女血清钙在正常值范围，不能排除缺钙。

（2）血流动力学改变：妊娠 10 周内心排出量即开始增加，在妊娠 20～28 周达最高峰，比正常增加 25%～30%。临产时由于子宫收缩，使子宫排出的血液进入循环，回心血量增加，每次子宫收缩心排出量可暂时增加 10%～25% 左右。尽管心排出量大幅增加，但由于外周血管阻力下降，分娩时血压与妊娠时相比，并不会明显上升。妊娠末期血压的变化常受体位的影响。有 5%～10% 妊娠妇女由于增大的子宫压迫下腔静脉，使回心血量减少，而发生仰卧位低血压综合征。妊娠妇女平卧时，将子宫推向左侧可缓解此现象。当从仰卧位改成侧卧位时，心排出量可增加 22%，症状即解除。

2. 呼吸系统的变化　妊娠期由于呼吸道毛细血管扩张，鼻、咽喉、支气管黏膜充血，可使鼻通气不畅。吸痰、放置喉镜、插管等操作易造成损伤出血。液体潴留可导致产妇舌体增大，足月妊娠妇女 Mallampati Ⅲ～Ⅳ级几率高于普通人群。此外，在分娩过程中，气道评级可能发生变化，可使气道分级进一步升高。

由于母体和胎儿需氧量增加，孕 7 周开始，妊娠妇女每分通气量即增加 30%，孕末期增加达 45%～50%，主要是潮气量增加，呼吸频率稍有增加。随着妊娠的发展，增大的子宫使膈肌抬高，导致母体功能残气量下降 20%，使妊娠妇女无通气时的氧储备降低。

3. 血液系统的变化　妊娠期血容量的增加系血浆及红细胞两者均增加的结果。红细胞量在孕期可增加 30%，因血浆容量的增加超过红细胞的增加，出现血液稀释现象，血细胞比容从 40% 下降为 33%，血红蛋白从 125g/L 下降至 109g/L。

在妊娠期间，妊娠妇女处于高凝状态。妊娠期大部分凝血因子浓度增高，血小板的生成、激活和消耗均增高。这一高凝状态有助于分娩过程中减少失血，尽管也会增加发生血栓性并发症的潜在可能。妊娠期间凝血因子发生改变：如血浆纤维蛋白原妊娠后期升至 5～6g/L，

29

由此使血沉加快；在孕期凝血因子的活性显著增加有Ⅶ、Ⅷ、Ⅸ、Ⅹ因子，第Ⅱ因子仅轻度增加，而ⅩⅢ因子（纤维蛋白稳定因子）在妊娠期浓度下降。

4. 消化系统的变化孕期子宫增大改变了胃的位置，也改变了胃和食管的角度。食管与胃的屏障功能受影响，这就导致45%～70%妊娠妇女发生胃反流、食管炎和上腹部疼痛；孕期胃蠕动减慢、胃的排空时间延长，全麻下易发生误吸。足月妊娠时胃液分泌量略低于正常，游离酸及总酸度均平行降低。

妊娠期肝血流量无变化，肝结构组织学检查亦无特殊改变。孕期和分娩期谷草转氨酶、乳酸脱氢酶、碱性磷酸酶和胆固醇水平轻度升高。孕期胆囊功能下降，常呈低张性扩张，胆汁黏稠，故一般认为妊娠有促进胆石形成的倾向。

5. 肾脏系统的变化肾血流量和肾小球滤过量可增高达50%，致使肌酐清除率升高，血尿素氮和肌酐水平降低。

6. 神经系统的变化妊娠过程中，麻醉剂的最低肺泡有效浓度（MAC）下降30%左右。术中使用低浓度吸入麻醉药仍需防范术中知晓的风险。产科区域阻滞麻醉时，局麻药需求量较非妊娠患者减少。产妇的血流动力学稳定性高度依赖交感神经系统调节，注意产妇区域阻滞麻醉后，血压可能大幅下降。

7. 代谢的变化妊娠期基础代谢率增高，到末期可增加达15%～20%，氧耗量增加20%～30%，主要为子宫血管营养区域所用。

8. 内分泌系统的变化妊娠的抗胰岛素效应是因胎盘催乳激素、孕激素、肾上腺皮质激素干扰引起的。胰腺对葡萄糖清除能力大为降低，因而并存糖尿病妊娠妇女的症状往往加重。

妊娠期雌激素增加，血清皮质醇浓度亦增加，肾上腺皮质激素处于功能亢进状态。

肾素-血管紧张素-醛固酮系统：孕期雌激素可使血

29

浆中肾素活性增强 3～10 倍；血管紧张素原已增加数倍，故可产生更多的血管紧张素Ⅱ。肾素-血管紧张素系统是醛固酮分泌增多的刺激源。妊娠妇女醛固酮分泌量早在妊娠 15 周开始增多，以后逐渐增加，足月时已为非妊娠妇女的 10 倍。高肾素活性及高醛固酮可抵消大量黄体酮所致的排钠利尿及肾小球滤过率增高，防止发生负钠平衡及血容量减少的代偿作用。

二、分娩过程

1. 分娩从出现致宫颈变化的宫缩开始分为三个阶段：

第一产程：从出现规律宫缩开始至宫颈完全张开。它又可以分为一个发展缓慢的潜伏期和一个以宫颈扩张加速为特征的快速发展活跃期。

第二产程：从宫颈完全张开至胎儿娩出。

第三产程：从胎儿娩出至胎盘娩出。

2. 分娩期间的疼痛第一产程早期，疼痛主要缘于宫缩和宫颈扩张，由 T10～L1 节段脊神经所支配。第一产程活跃期和第二产程早期疼痛缘于会阴的牵拉，并经阴部神经传递到脊髓 S2～S4 节段。

3. 分娩期间的胎儿评估分娩过程中一般采用连续或间断胎心率（FHR）监测。正常 FHR 范围为 110～160 次/分。胎儿心动过速提示胎儿宫内窘迫、母体发热、绒毛膜羊膜炎或母体用药的结果。胎儿心动过缓最常见的原因是缺氧。在连续监测胎心率时，可结合宫缩评估 FHR，以判断哪些情况需要提高警惕，哪些情况对胎儿是安全的。FHR 减速分为：①早期减速：与宫缩同步发生的平缓减速，其记录波形恰好与宫缩记录波形互为镜像，胎心减速最低点就是宫缩最强时刻。这是由于胎头受挤压使迷走神经张力增高所致，不需要处理。②晚期减速：在宫缩开始后出现心率缓慢下降，宫缩结束后才逐渐恢复到基线水平。晚期减速提示母体与胎儿间氧交换发生障碍；是由每次宫缩导致子宫血流减

29

少，引起胎儿低氧所致。发生晚期 FHR 减速时，将子宫充分推向左侧、纠正母体低血压、面罩吸氧，以最大限度确保胎儿氧供。如果这些措施尚不能解除晚期减速，必须尽快娩出胎儿。③变异减速：减速的持续时间和表型呈极不规律性被定义为变异减速。它可伴随宫缩产生，但也可能自发出现。变异减速与脐带受压和血流量减少有关。严重和（或）反复出现变异减速可威胁胎儿安全。

三、产程中常用药物

1. 催产药 催产药指能刺激子宫收缩的药物。

（1）适应证

1）诱发或加速分娩；

2）控制产后宫缩乏力和出血；

3）诱发治疗性流产。

（2）最常使用的药物包括合成的神经垂体激素类：缩宫素（Pitocin）；麦角碱类：麦角新碱（ergotrate）和甲麦角新碱（methergine）；前列腺素类：15-a-甲基前列腺素 F_2（hemabate）前列腺素 E_1。

1）缩宫素：作用于子宫平滑肌，加快、加强宫缩。缩宫素的心血管系统副作用包括血管扩张、低血压、心动过速和心律失常。大剂量缩宫素可有抗利尿作用，可诱发水中毒、脑水肿，若同时大量静脉补液，可引发惊厥。缩宫素通常需稀释后静脉持续输注给药。

2）麦角碱类药：小剂量可增加子宫收缩和收缩频率，随后可正常松弛。大剂量下则宫缩增强且持续时间延长，静态紧张性加强，直至发生强直收缩。因此，麦角碱类药物仅用于分娩第三产程控制产后出血。其心血管副作用包括血管收缩和高血压，若并用血管加压药更明显。因静脉给药可引起严重高血压、惊厥、脑卒中、视网膜剥离、冠脉痉挛、心肌梗死和肺水肿，故主张肌内注射途径用药。对既往有周围血管疾病、先兆子痫、高血压或冠脉疾病患者，应慎用或避免使用此类

29

药物。

3）15-a-甲基前列腺素 F_2：产生子宫强直收缩，用作治疗子宫收缩迟缓。常用剂量为 $250\mu g$ 肌内注射或子宫肌层内注入，两次注射间歇应大于 15 分钟，最大总剂量不超过 2mg。用药后可引起一过性高血压、严重的支气管收缩和肺循环阻力明显增加。有哮喘病史的患者，此药物属相对禁忌。其他副作用还包括发热、恶心、呕吐和腹泻。

4）前列腺素素 E_1：可升高子宫肌细胞内游离钙浓度，从而改善子宫的收缩。用该药物一片（片剂，每片 $200\mu g$）纳肛以治疗产后出血。其副作用同 15-a-甲基前列腺素 F_2，但较后者更少发生。

2. 升压药　母体低血压的警示症状包括头晕、恶心、呼吸困难、冷汗；母体低血压可导致子宫胎盘功能衰竭和胎儿窘迫。区域阻滞麻醉产生交感神经阻滞和体循环血管阻力降低，从而引起母体有症状性低血压。母体低血压还可能因腹主动脉、腔静脉受压或围生期出血造成。产科麻醉中理想的升压药能升高母体血压的同时不减少子宫胎盘血流量。

（1）麻黄碱是一种间接的拟交感药物，可同时激动 α 和 β 肾上腺能受体。因此，它可以在刺激心脏的同时，引起外周和子宫血流量增加。麻黄碱是治疗母体低血压传统选择药物。

（2）去氧肾上腺素是纯 α 肾上腺素能受体激动剂，去氧肾上腺素可安全应用于正常妊娠妊娠妇女，且不会增加胎儿发生酸血症和 Apgar 评分降低的风险。

（3）去甲肾上腺素和肾上腺素是更强的缩血管药物。通常只用于通过液体复苏和使用传统血管加压药无效的严重母体低血压。

3. 特殊药物

（1）硫酸镁：用于预防先兆子痫的治疗，也是一种保胎药。硫酸镁可拮抗细胞内钙的作用从而抑制宫缩。硫酸镁的副作用包括反射减弱、昏睡和恶心，若血药浓

29

度进一步升高，可发生心电图改变和肺水肿。

（2）钙通道阻滞药：如硝苯地平，可直接阻断细胞膜外钙离子内流，同时阻止肌质网内钙释放，从而抑制子宫收缩。钙通道阻滞药是有效的宫缩缓解药，产妇能良好耐受，但仍可能出现低血压。

（3）β_2受体激动药：如特布他林，可通过第二信使系统使肌球蛋白轻链激酶失活，从而使子宫平滑肌舒张，起到抑制宫缩的作用。β_2受体激动作用还可使母体产生支气管扩张、血管扩张和心率加快。其代谢影响包括高血糖、低钾血症、高胰岛素血症和代谢性酸中毒。可能出现肺水肿或胸痛，但疗程短于 24 小时很少发生。在应用此类药物前，已有高血糖者应予以纠正，既往有心脏病病史者应描记基础心电图。

（4）环氧化酶抑制药：如吲哚美辛，可阻止花生四烯酸转化为分娩的关键调节激素前列腺素。对母体副作用较少见，但此类药物应用于妊娠 32 周以后产妇（因担心胎儿动脉导管过早关闭）或妊娠并发羊水过少者应十分谨慎。

四、药物的胎盘转运

1. 麻醉药胎盘转运主要是通过被动扩散方式转运，药物的扩散常数越大，越容易透过胎盘。促进药物快速扩散的因素包括：

（1）低分子质量（<600Da）；

（2）高脂溶性；

（3）低解离度；

（4）低蛋白结合率。

2. 大部分吸入和静脉麻醉药因其分子质量小、脂溶性高、相对不解离和蛋白结合率低，故均易于透过胎盘。

3. 肌松药为水溶性、离子化分子、分子质量大，因此不易透过胎盘。

4. 血管活性药物：如降压药、抗心律失常药和升压药可透过胎盘，且对胎儿产生作用。

29

5. 一旦药物透过胎盘，胎儿的酸血症可导致药物离子化且滞留在胎儿体内。

五、分娩镇痛

用于分娩镇痛的理想麻醉药物应该在整个产程期能够迅速止痛，并且对母体、胎儿和产程进展均无不良影响。

1. 分娩镇痛前评估需要实施分娩镇痛的产妇在麻醉前应进行充分评估。评价产妇诊断、胎儿状态和产程进展，获取产妇的实验室检查结果（如先兆子痫产妇的凝血检查）。

与产妇讨论分娩镇痛方法的选择。告知产妇每种镇痛方法的利弊。宣教可以降低产妇的焦虑情绪，并签署知情同意书。

2. 硬膜外腔分娩镇痛　硬膜外腔阻滞在整个产程期均可提供良好镇痛，并且能够为器械辅助分娩或剖宫产提供麻醉。持续输注复合脂溶性阿片类药物的低浓度局麻药可减少局麻药的需要量，产生可靠的镇痛作用，并且对运动阻滞、子宫收缩和胎儿影响轻微。潜在的并发症包括：偶尔的硬脊膜穿刺导致硬膜穿刺后头痛（postdural puncture headache，PDPH）、产后下腰痛、神经损伤、感染、母体发热、血肿、低血压、恶心呕吐、尿潴留、呼吸抑制、瘙痒、镇痛不全、产程延长及增加器械辅助分娩的发生率（有争议）。应用试验剂量和逐渐追加药物可防止药物误入蛛网膜下腔或血管。患者自控硬膜外镇痛（PCEA）是一种安全、有效的方法，联合应用低浓度的局麻药和阿片类药物可达到最佳疗效。

（1）优点

a. 减少全身性镇痛药需求量。

b. 镇痛可减少内源性儿茶酚胺分泌，从而改善子宫胎盘的灌注。

c. 疼痛控制可以减轻母体过度通气，降低分钟通气

29

量和耗氧量。

d. 自然分娩产妇需改为剖宫产时，硬膜外镇痛也可以满足手术的需要。

e. 与全麻相比，产妇发生肺误吸的风险较小。

（2）潜在的并发症包括：局麻药误注入血管内而导致全身性毒性反应、偶尔的硬脊膜穿刺导致硬膜穿刺后头痛（postdural puncture headache，PDPH）、可能发生意外阻滞平面过高、产后下腰痛、神经损伤、感染、母体发热、血肿、低血压、恶心呕吐、尿潴留、呼吸抑制、瘙痒、镇痛不全、产程延长及增加器械辅助分娩的发生率（有争议）。

a. 硬膜穿破后头痛（PDPH）：PDPH 硬脊膜穿破后最常见的神经系统并发症，其特点为患者直立体位头痛症状加重，头痛为双侧性，通常发生在额部和枕部。70% 患者在 7 日后症状缓解。在硬膜外分娩镇痛时，根据操作者的经验和技术不同，发生意外穿破硬脊膜的几率约为 1% ~2%。硬膜外穿刺发生 PDPH 的危险因素包括：年轻、女性、大孔径切割穿刺针和低体重指数。在产科患者中，以硬膜外穿刺针穿破硬膜后，PDPH 发生率较高。一旦发生 PDPH，首选给予补液和镇痛治疗。若保守治疗无效或头痛剧烈，可考虑硬膜外填充治疗。填充物选择：人工胶体、生理盐水或自体血；注射容量10~20ml，如果患者感觉后背或腿痛则停止注射。硬膜外填充治疗时机在硬膜穿破后头痛 24h 后施行。首次 EBP 后，75% PDPH 患者症状缓解。然而，很重要的一点是，若患者头痛不缓解或非典型性头痛，应对患者进行再评估以排除其他产后头痛病因。

b. 药物注入血管内常伴有躁动、视物模糊、耳鸣，逐渐发展为心律失常、抽搐、意识消失。一旦出现上述某一征象，应停止注药并立即给予气道处理和充分供氧。常需气管插管和过度通气确保胎儿的氧合、中和代谢性酸中毒。若出现抽搐，可用硫喷妥钠或丙泊酚或苯二氮䓬类药终止。若发生循环虚脱，应立即行心肺复苏

（CPR）、子宫左移并剖宫取婴。

c. 全脊麻：注入硬膜外腔的大剂量局麻药误注入硬膜下腔或蛛网膜下腔，可引起高位或全脊麻。患者先出现恶心、低血压和意识消失，继之发生呼吸心搏骤停。急救措施包括维持母体气道通畅、确保胎盘最大灌注、纠正低血压（子宫左移、输液，必要时应用血管加压药）。

（3）禁忌证

a. 患者拒绝接受。

b. 凝血功能障碍，或严重的（先天性或获得性）血小板减少。

c. 置管部位感染。

d. 严重低血容量。

e. 颅内压增高易于发生脑疝的患者。

（4）操作技术

a. 首先建立静脉置管，若无禁忌证，适当扩容有助于减少外周血管扩张所引起的低血压。

b. 硬膜外分娩镇痛常规穿刺点为 L2～3 或 L3～4。

c. 穿刺置管时产妇可取侧卧位或坐位。对应用硫酸镁治疗的先兆子痫产妇应避免坐位为宜。

d. 应根据医疗机构的操作常规记录生命体征和胎心率。

（5）硬膜外分娩镇痛用药及管理

a. 应用 1.5% 利多卡因（含有 1∶200 000 肾上腺素）3ml 作为试验剂量，以验证导管是否误入蛛网膜下腔或血管内；若有先兆子痫产妇，则应使用不含肾上腺素的局麻药作为试验剂量，以防血管内误注后引起严重高血压。

b. 无痛分娩的目标是在不产生显著的运动阻滞条件下消除疼痛。

c. 低浓度长效局麻药（如 0.075% ～0.125% 布比卡因或 0.1% ～0.2% 罗哌卡因）与镇痛药（如芬太尼 1～2μg/ml）混合液，是硬膜外镇痛分娩最常用的药

29

物。我院现行用法是 0.1% 罗哌卡因与 1μg/ml 芬太尼的混合液。试验剂量（含有肾上腺素 1.5% 利多卡因 3ml）之后，分次注入 10～20ml 混合液，继之以 10～15ml/h 速度持续输注。通常在 5～10 分钟内起效，15～20 分钟内达峰效应。随着产程进展，可根据需要调节输注速度，必要时单次注射更高浓度的局麻药或阿片类药。

d. 经硬膜外导管每次注药时，均应每 3～5 分钟测一次血压，直至血压平稳后改为每 15 分钟测一次。低血压可静脉给予麻黄碱（5～10mg）或去氧肾上腺素（40～80μg）或甲氧明（0.5～1mg）治疗，必要时可重复给药。先兆子痫患者对升压药反应更为敏感。

e. 患者自控硬膜外镇痛（PCEA）：PCEA 有更高的患者满意度和较少运动阻滞。PCEA 可以持续背景量输注或预先设置单次给药相结合。输入硬膜外腔的药液分布并非一致，与持续输注相比，由于间断单次注射压力较高，更易于药液的分布，从而改善局麻药扩散。

3. 脊麻-硬膜外联合或脊麻分娩镇痛 随着鞘内给药分娩镇痛的逐渐增多，脊麻-硬膜外联合技术也越来越普遍。先用标准硬膜外针定位于硬膜外腔，再以笔式脊麻针穿出硬膜外穿刺针进入蛛网膜下腔，完成鞘内注药后退出脊麻针，再经硬膜外针留置硬膜外导管。不需要给予试验剂量或初始剂量，即可开始通过硬膜外导管持续输注药物。脊麻可能伴有胎儿心动过缓，但并没有证据表明增加意外剖宫产率。

脊麻也可用于分娩镇痛，但不作为常规方法。蛛网膜下腔注入小剂量短效亲脂性阿片类药物（如芬太尼 25μg），可加局麻药（如 2.5～3mg 布比卡因），也可不加局麻药，5 分钟内起效，并维持镇痛 1.5～2 小时。增加局麻药剂量，可以满足经阴道手术辅助分娩、阴道或会阴撕裂修补或残留胎盘取出术的麻醉要求。

4. 在产程中也可全身应用阿片类药物、镇静剂和具有遗忘作用的药物。这些药物中，阿片类药最为常用，但对于分娩痛作用有限，且产妇满意度低。此外，大剂量阿片类药物对于母体（如恶心呕吐、镇静、呼吸抑制、定向力障碍和胃排空延迟）和胎儿（如呼吸抑制和Apgar 为评分）可产生一系列的不良反应。在分娩前24小时应该避免使用麻醉性镇痛药。一些医疗机构已将静脉泵注瑞芬太尼用于分娩镇痛，强调应用此方法分娩镇痛时，麻醉医师应严密观察产妇的生命体征（如意识、呼吸和循环等）。

5. 非药物分娩镇痛的方法包括心理支持、心理预防[如拉美兹心理助产法（Lamaze）]、催眠、生物反馈、按摩、针灸、水疗（如温水浴）、皮内注射无菌水阻滞背痛、经皮电神经刺激（tran-scutaneous electrical nerve stimulation，TENS）和运动及体位疗法。其作用机制包括：竞争性感觉刺激；改变对疼痛的生物学应用反应和改善产妇的不良心理状态等。

六、剖宫产的麻醉

剖宫产麻醉最常见的剖宫产指征为滞产、胎儿窘迫、头盆不称、臀位、既往剖宫产术或子宫手术史者。麻醉方式选择取决于手术紧急程度、产妇和胎儿状况等因素。

1. 区域麻醉

（1）脊麻与硬膜外联合阻滞：近年来该法已普遍的应用于剖宫产手术的麻醉。脊麻与硬膜外联合阻滞发挥了脊麻用药量小，起效快，效果确切的优点，又可发挥连续硬膜外的灵活性，且可用于术后硬膜外镇痛。由于腰麻穿刺针细（26G），前端为笔尖式，对硬脊膜损伤少，故脊麻后头痛的发生率大大减少。产妇脊麻常用药为布比卡因 8~12mg 或罗哌卡因 7.5~15mg。即可达到满意的神经阻滞平面（胸$_8$-骶）。有关脊麻后一过性血压下降，可采用脊麻超前扩容的方法，先输入平衡液或代血浆 500ml，必要时给予麻黄碱或去氧肾上腺素或甲氧明治疗。

（2）硬膜外麻醉：硬膜外麻醉是自然分娩转为剖宫产常用的麻醉方法，也是择期剖宫产术另一种麻醉选择。硬膜外麻醉常选穿刺点为 L2～3。硬膜外麻醉常用局麻药为利多卡因、布比卡因、罗哌卡因、2-氯普鲁卡因等，其用量可根据患者状况而定。应用 1.5%～2% 利多卡因（含有 1:200 000 肾上腺素）3～5ml 作为试验剂量，以验证导管是否误入蛛网膜下腔或血管内。硬膜外已置管行无痛分娩的产妇拟行急诊剖宫产术时，可直接利用原导管有效地实施硬膜外麻醉。

（3）脊麻：是剖宫产术另一种麻醉选择。如无禁忌，脊麻是剖宫产术简便、快速而又可靠的麻醉方法。

2. 全麻有区域麻醉禁忌证、某些紧急情况，或预计有大出血剖宫产患者，可选用全身麻醉。

（1）优点

a. 诱导迅速，可立即开始手术。

b. 可适宜地控制气道和通气。

c. 减少低血容量产妇发生低血压的发生率。

（2）缺点

a. 尽管产妇的插管失败率与普通人群无明显差异，而且产妇全麻相关死亡风险与区域麻醉也日趋接近，但不能插管仍是麻醉者对全麻担心的主要原因。最近一篇产妇麻醉相关死亡综述报告，无一死于插管失败。某些产妇死亡与全麻苏醒期低通气有关，提示手术后期应继续保持高度警惕的重要性。

b. 全麻产妇，误吸风险增加。

c. 大多数麻醉药能透过胎盘，对胎儿有抑制作用。

d. 全麻急诊剖宫产有术中知晓顾虑。

（3）实施方法

a. 先行静脉置管并采用标准监测。如有指征，诱导前可静脉注射甲氧氯普胺 10mg 或雷尼替丁 50mg。患者取平卧位，将子宫推向左侧。

b. 若时间允许，给患者预吸纯氧 3 分钟，如时间紧迫，嘱患者深吸气 5 ~ 6 次即可。因为产妇功能残气量降低、氧耗增加及潜在的气道并发症，故预先氧合十分重要。在麻醉医生给患者预吸氧的同时，在麻醉诱导前产科医生应完成腹部消毒和铺巾，以最大限度减少药物对胎儿的影响。剖宫产全身麻醉的关键点是给药到胎儿娩出的时间小于 10 分钟。

c. 全麻常选用短效麻醉药物如氯胺酮、依托咪酯、短效阿片类药物和肌松剂；按压环状软骨行快速诱导插管。若产妇血容量不足，首选氯胺酮。

d. 在胎儿娩出前，可应用七氟醚吸入麻醉药维持麻醉。或可用高浓度氧增加吸入麻醉药浓度或静脉注射镇静催眠药。吸入麻醉药可用于剖宫产术麻醉，但由于其降低子宫肌张力，因此，一旦胎儿娩出，应将其浓度降低至 0.5MAC 以下。加用遗忘作用药物，有利于进一步减少低浓度吸入麻醉药物所导致的术中知晓风险。胎盘娩出后，给予缩宫素以刺激子宫收缩，以最大限度减少出血。

e. 肌松剂为水溶性不易通过胎盘，产妇应用肌松剂很少影响新生儿神经肌肉功能。对于接受硫酸镁的产妇肌松作用可能延长。

七、先兆子痫

先兆子痫是一种妊娠 20 周后特发性高血压，属于高血压病谱的一部分。尽管其确切病因尚不清楚，但它确是只有在体内存在胎盘组织时期才发生的一种疾病。母体表现与内皮功能紊乱、血管痉挛、局部缺血、体液与内分泌介质平衡改变的过程相一致。初产妇尤为高发。若既往血压正常妊娠妇女，妊娠 20 周后出现持续性高血压（血压 > 140/90mmHg 或收缩压 > 原基础血压 30mmHg 和舒张压 > 原基础血压 15mmHg），且 24 小时尿蛋白大于 300mg，即可满足诊断标准。依据有无特异症状、体征和实验室检查异常结果，将其分为轻度和重度先兆子痫。

29

1. HELLP 综合征和子痫也属于此类疾病

（1）HELLP 综合征：HELLP 综合征属于重度先兆子痫伴发溶血、肝酶升高以及血小板减少，血压 > 160/110mmHg，24 小时尿蛋白大于 5g。HELLP 综合征一旦确诊，严重不良后果危险性随之增加，不良后果包括胎盘早剥、肾衰竭、肝包膜下血肿形成、肝破裂，甚至胎儿和产妇死亡。

（2）子痫：除外其他病因而发生抽搐的先兆子痫产妇被定义为子痫。子痫抽搐可发生在分娩前、分娩时和分娩后。子痫是产妇和胎儿重要死因。先兆子痫产妇，约 50% 死亡。

2. 处理先兆子痫的产妇治疗目标为稳定病情和分娩。应用抗高血压药物来控制高血压。子痫惊厥需要保守的气道管理，供氧、给予硫酸镁和小剂量抗惊厥药物（如硫喷妥钠、丙泊酚等）。

（1）分娩：先兆子痫明确的处理措施是迅速娩出胎儿和胎盘。分娩时机主要取决于胎儿实际孕周和病情严重程度。综合患者及其病情临床变化过程评估，制订最佳处理策略以最大限度降低产妇和胎儿死亡率。

（2）药物治疗

a. 预防抽搐：子痫抽搐是先兆子痫的严重并发症，与母婴的发病率和死亡率密切相关。可选用硫酸镁预防和治疗子痫抽搐。镁剂应在分娩呈硫酸镁预防和治疗子痫抽搐。镁剂应在分娩全程及产后 24 ~ 48 小时使用。硫酸镁负荷剂量 4g 经 30 分钟以上静脉注射，以 2g/h 速度持续输注。由于镁剂有血管和内脏平滑肌松弛作用，因此，接受镁剂治疗患者可发生低血压、宫缩无力和出血。

b. 抗高血压药：如拉贝洛尔、肼屈嗪和钙通道阻滞药常用于控制血压。治疗目标不在于血压降至正常，而是防止患者逐渐发展成高血压危象、高血压脑病或脑卒中。应用降压药时，重要的是应切记胎盘无自动调节血流功能，因此，母体血压突然下降会导致胎盘灌注降低，对胎儿产生不良影响。

（3）液体管理：先兆子痫妊娠妇女常因蛋白尿导致血浆蛋白丢失，血浆渗透压下降，使发生肺水肿的风险增加。液体管理原则以谨慎补液，防止肺水肿。椎管内操作前保守扩容，故容量治疗应以输入白蛋白等胶体液为主。少尿可给予液体冲击（fluid challenge）处理，如果无反应，中心静脉压监测可有利于指导液体治疗。

（4）凝血功能异常：血小板减少最为常见，预示病情严重。在入院时、区域麻醉前均应评估血小板水平，重度先兆子痫或 HELLP 综合征患者应定期检查血小板。

3. 麻醉

（1）硬膜外麻醉：先兆子痫，特别是有低血容量或子宫胎盘功能不全患者行剖宫产时，建议选择用硬膜外麻醉。对先兆子痫产妇，分娩期采用硬膜外镇痛有助于疼痛控制，从而降低母体循环中儿茶酚胺水平，改善子宫胎盘灌注。硬膜外麻醉出路径、操作技术程序、注意事项等，与正常产妇相同。

（2）脊麻：先兆子痫患者实施脊麻，以往多有顾虑母体低血压导致子宫胎盘灌注减少。近来越来越多的证据支持，先兆子痫产妇实施脊麻是安全的。

（3）全麻：通常用于急诊剖宫产术或凝血功能异常或区域麻醉禁忌患者。全麻的缺点包括：交感神经系统刺激、气管插管和拔管所致的高血压；困难气道可能性增加，以及，先兆子痫产妇实施全麻时，也要考虑镁剂对肌松药的敏化作用。

八、围生期出血

尽管处理措施有了一定进展，但产科出血仍是产妇发病和死亡的主要原因。产科出血非常紧急且难以预计，可以发生在分娩前、中或后，主要原因包括胎盘异常、凝血功能异常、创伤、宫缩乏力和宫腔内容物残留。产

29

科出血的成功处理依赖于预防、早期诊断和迅速干预。产妇出血根据发生时间分为产前出血、产期出血和产后出血。产前出血的原因包括：前置胎盘、胎盘早剥和子宫破裂。产后出血可发生在产后早期（24 小时以内）或晚期（至产后 6 周），原因包括：宫缩乏力、产道撕裂、胎盘异常、子宫内翻和凝血功能紊乱。

1. 当怀疑存在产科出血时应和产科医师进行良好沟通，讨论出血的原因及严重程度，评估出血量。交叉配血，并检测 Hct 和凝血状态。对于产前或产程中出血的产妇，应评价胎儿状态，并制订产科计划。

2. 遵循复苏的一般原则：气道、呼吸和循环。呼叫帮助，确保足够的静脉通道，启动快速输液装置。输注液体（如晶体液或胶体液）维持正常血容量。如果容量替代充分，但产妇仍然出现低血容量征象或胎儿存在窘迫以及有进行性出血时，均应考虑输血。可放置中心静脉导管指导补液。如果需要多次检测血样，可考虑置入动脉导管。监测尿量、BP 和 CVP（如果放置中心静脉导管）。可以应用缩血管药物，复查 Hct 和凝血参数，需要时立即纠正异常状态，注意产妇保暖。

3. 与产科医师讨论产科处理措施。产科出血处理依赖于多种因素，包括出血的严重程度、胎龄、胎儿状态和出血时间（即产前、产后）。产妇或胎儿状况恶化需要进行紧急处理，包括产妇复苏、娩出胎儿和子宫止血（如收缩、填塞、髂内或子宫动脉栓塞、外科修复撕裂组织或子宫切除）。

4. 分娩过程中出现的轻度产前出血常采用经阴道分娩的方式。对于无凝血功能障碍和低血容量的产妇可硬膜外导管镇痛。严重产前出血是紧急剖宫产的适应证。区域麻醉引起的交感阻滞可能损伤正常的代偿机制，从而加重低血压。在此种情况下，首选全身麻醉。选择能够维持血流动力学稳定的诱导药物（如氯胺酮或依托咪酯）。一旦出现胎儿窘迫，则给予纯氧，以最大限度给胎儿供氧。由于吸入性麻醉药可促使子宫松弛、出血，所以应低浓度吸入。在区域麻醉下出现产科出血，若能够维持正常血容量且产妇可耐受时，可继续区域麻醉；如果血流动力学不稳定，则应改为全身麻醉，以保护产妇气道或提高产妇舒适程度。

5. 产后出血最常见于宫缩乏力。尽量给予药物（如缩宫素或麦角新碱等）处理，仅一小部分产妇需切除子宫。产道撕裂通常可在局麻、静脉镇静或区域麻醉下修复。滞留胎盘取出需要子宫松弛，而对于胎盘植入则需要手术处理（即子宫切除）。绝大部分的胎盘植入发生于前置胎盘和既往有剖宫产手术史的患者中。如果出现子宫内翻，则需要松弛子宫并迅速复位。对于清醒产妇，可通过静脉给予硝酸甘油（50～100μg）松弛子宫；如果无效并且区域麻醉不能充分满足需要，则可实施气管插管全麻，应用挥发性麻醉药。

6. 术后产妇的病情可能比较稳定。然而，仍然需要严密观察有无并发症出现，包括：弥散性血管内凝血（disseminated intravascular coagulation，DIC）、急性肾竭、Sheehan综合征（垂体功能减退症）和感染。如果产妇大量输血则需转入ICU进一步治疗。

29

九、羊水栓塞

羊水栓塞（amniotic fluid embolism，AFE）是一种罕见、无法预防、不可预测、极其严重的妊娠并发症。羊水栓塞是指羊水突然进入母体血液循环引起的急性肺栓塞、休克、弥散性血管内凝血、肾衰竭或突发死亡的分娩严重并发症。存活患者中，严重和永久性神经系统后遗症也是很常见的。

1. 临床演变　其典型表现为产时或产后即刻出现急性低氧血症和低血压，并在短时间内迅速恶化为心血管系统衰竭、凝血功能障碍甚至死亡。

2. 病理生理　AFE病理生理变化尚不完全清楚，但不应该把AFE仅看作是一种栓塞问题。更准确的说，羊水栓塞是由循环中羊水引起过敏性反应，从而导致机体损伤。目前认为羊水中的内容物有胎儿角化上皮细胞、毳毛、胎脂、胎粪、黏液等颗粒物（胎儿细胞、羊水和炎性介质等），进入母体循环后，这些物质对母体是一种致敏原，主要导致母体发生过敏性反应综合征；以及羊水中富有促凝物质（有凝血活酶作用），进入母体后导致弥散性血管内凝血引起肺动脉栓塞，最终导致 DIC，此外，进入母体循环羊水本身引起肺动脉栓塞。

3. 临床表现 羊水栓塞典型的三联症包括急性缺氧、循环衰竭、无明显急性原因的凝血异常。AFE 影响多脏器系统，故其临床表现各异。AFE 可分为三个阶段。首先，出现急性呼吸循环损伤（呼吸困难、发绀、低氧血症、低血压、肺水肿、惊厥、昏迷）；其次，发生凝血紊乱；最后，终末器官严重损伤。

（1）呼吸：低氧血症是 AFE 早期表现，认为是急性肺动脉高压和通气-血流比例失调所致。其后，伴随左心衰竭出现肺水肿。许多患者，在左心室功能改善后表现出非心源性肺水肿。

（2）心血管系统

重症患者 100% 有低血压，也是本病的关键特征之一。可以用一个双相休克模型来解释 AFE 的心血管系统表现。最初短暂的生理反应是由于血管活性物质释放所引起的肺动脉高压，进而导致低氧血症和右心衰竭。在初期尚存活的患者，可继而发生原因不明的左心衰竭和肺水肿。

（3）凝血：2/3 患者可发生正常凝血级联反应中断。至于凝血功能障碍的原因是凝血物质消耗过多还是大量纤维蛋白溶解尚不清楚。

4. AFE 诊断 AFE 诊断采用排除方法，对围生期可能发生的心肺抑制或大量出血进行详细查查。鉴别诊断包括血栓或静脉空气栓塞、胃内容物误吸、子痫、局麻药毒性反应、全脊麻、心肌病、颅内出血，以及失血性、感染性或过敏性休克。

29

5. AFE 的处理需积极复苏。主要通过支持疗法最大限度减少进一步低氧及其对终末器官的损害。治疗目标包括维持氧合、循环支持和纠正凝血功能异常。

（1）大部分患者需行气管插管、机械通气和补充给氧，如果在吸入高浓度氧情况下患者仍低氧应给予 PEEP。

（2）应用液体复苏，必要时用升压药物支持，纠正血流动力学紊乱。应用肺血管扩张药（如前列腺素 E_1 等）来减轻右心后负荷。

（3）通路建立及监测：包括充分的静脉通路、连续脉搏氧饱和度仪、有创血压监测、肺动脉导管和（或）经食管超声心动图评价心室功能。

（4）应定期检测实验室指标，并积极治疗凝血功能障碍。根据实验室结果进行成分输血（RBC、新鲜冰冻血浆、冷沉淀物和血小板）。

（5）若病情发生在分娩前，应迅速将胎儿娩出，避免低氧对胎儿的损害，也有助于产妇的复苏。

29

十、妊娠期非产科手术的麻醉

1. 妊娠期非产科手术的麻醉管理的目标包括：

（1）妊娠妇女安全：制定麻醉方案时要充分考虑妊娠妇女自妊娠最初的 3 个月即开始出现的生理改变。

（2）胎儿安全：应尽可能避免在胎儿器官形成时期（即妊娠的前 3 个月）进行手术。所有择期手术应推迟至分娩后进行。非择期手术也应尽可能在第二孕程（4～6 个月）进行。总的原则是防止早产的发生，维持子宫胎盘血流灌注和避免致畸物质的接触。至今尚无一种麻醉药物被证实对人类有致畸作用，但两种药物值得特别关注（氧化亚氮和地西泮），长期应用或滥用这两种药物可能与出生缺陷相关。更为人们所关注的是低血压、高碳酸血症、低碳酸血症和低氧血症。

2. 与妊娠直接相关的手术

（1）异位妊娠：异位妊娠是受精卵异常地着床于子

宫内膜以外部位所引起。异位妊娠破裂是妊娠前3个月妊娠妇女死亡的主因，是外科急症，需行急诊腹腔镜或开腹手术。异位妊娠破裂健康妊娠妇女，尽管发生大量出血，但血压异位妊娠破裂健康妊娠妇女，尽管发生大量出血，但血压仍可正常，由此可促成实际出血量预估错在麻醉诱导前取血备用是明智之举。

（2）流产：流产指20周或胎儿体重小于500g时发生的妊娠终止。如妊娠产物排出不全，则称不全流产。胎死滞留宫内未排称为稽留流产。对于稽留流产和不全流产，应给予扩张宫颈管和清除妊娠产物治疗。对患者禁食状态、容量状态及是否存在 DIC 或菌血症做出详细评估后，可选用监护麻醉、脊麻、硬膜外或全身麻醉。

（3）宫颈无力症：可通过宫颈环扎治疗，大多在第一或第二孕程经阴道实施。宫颈环扎可以预防性实施。也可以在出现宫颈改变后紧急实施。典型手术，在妊娠3个月内进行，常选择区域阻滞麻醉。然而，若已出现颈管扩张需紧急宫颈环扎时，应用全麻有益，因为全麻具有子宫肌肉松弛作用。

（4）产后绝育手术的麻醉

1）优点

a. 增大的子宫将输卵管移出盆腔，因此，手术医生可经脐小切口实施操作。

b. 避免再次入院。

c. 再次意外妊娠的可能性大大降低。

d. 小切口较开腹手术后严重并发症的发生率降低。

2）缺点

a. 产后6周内，妊娠的生理改变尚未完全恢复。

b. 输卵管结扎是一种择期手术，可用非手术方法有效替代。

3）建议：要求实施输卵管结扎术，却又拒绝区域麻醉的患者，可以考虑在产后实施，不需要等到产后6周。若在有效的硬膜外镇痛下顺利分娩患者，且在产

29

后保持禁食状态，只要人员和床位允许的情况下尽早进行。若患者无有效的硬膜外镇痛，则可以在脊麻下实施手术。与妊娠妇女相比，产后患者需要更大剂量局麻药方能达到充分的感觉阻滞平面（T4 ~ T6）。

3. 妊娠状态下的其他手术

（1）择期手术应推迟至产后 6 周之后进行。妊娠期间择期手术为相对禁忌。若手术必须进行，最佳时机是第二孕程（4 ~ 6 个月）。

（2）所有手术，在术前均应请产科医生会诊。根据手术部位和胎儿妊娠周龄不同，在围手术期进行连续胎心率监测。可用子宫分娩力计监测，用以发现有无早产或发生提前宫缩，特别是在术后监测尤为重要。

（3）尽可能选用区域阻滞麻醉。

十一、妊娠期心肺复苏

1. 妊娠期心搏骤停罕见。但一旦发生，其复苏较非妊娠者更为困难，不易成功。

（1）妊娠 20 周后，腹主动脉和下腔静脉受增大的子宫压迫，影响静脉回流，以致胸外心脏按压可无效。

（2）乳房增大，腹腔内脏器上移，使胸外心脏按压更难以奏效。

（3）妊娠期需氧量增加，即使在充分的通气和血流灌注情况下仍易发生低氧血症。

2. 建议：当妊娠妇女发生心搏骤停时，建议如下：

（1）立即保护气道安全。

（2）妊娠 20 周后或产后即刻的患者，保持子宫左移。

（3）与抢救非妊娠患者一样，应用血管活性药物和电除颤。

（4）确保专业人员在场，以便对受抑制的胎儿进行复苏。

（5）如心肺复苏 4 ~ 5 分钟未成功，且妊娠超过 24

29

周者，应立即娩出胎儿。

（6）如因布比卡因中毒、羊水栓塞和大面积肺栓塞所致心搏骤停患者，可考虑开胸心脏按压或建立体外循环。

（武庆平）

29

第三十章

骨科手术麻醉

一、麻醉前评估

(一) 高龄患者

伴随多种并发症的老年患者越来越多的接受矫形外科手术,如冠心病、高血压、呼吸系统疾病及内分泌疾病等,加之老年患者器官储备能力有限,术中大量出血等使高龄患者对麻醉及手术的耐受能力下降。术前评估应当根据 ASA 分级、代谢当量水平(MET)、营养状况、是否可疑困难气道、视力状况、精神/认知状况、言语交流能力、肢体运动状况、是否急症手术、近期急性气道疾患、脑卒中病史、心脏疾病病史、肺脏病史、内分泌疾病病史、用药史(包括抗凝药物等)等对患者进行全面评估。

1. 心功能及心脏疾病评估

(1) AHA 指南提出不稳定冠脉综合征(不稳定心绞痛和近期心肌梗死)、心力衰竭失代偿期、严重心律失常、严重瓣膜疾病明显影响心脏事件发生率。

(2) 围手术期心血管事件评估:代谢当量(MET)(表30-1),Goldman 心脏风险指数(表30-2)及改良心脏风险指数(RCRI)(表30-1)在老年患者围手术期心脏事件的预测中具有重要作用。

表 30-1　代谢当量评估

1 ~ 4MET	仅能自己穿衣吃饭如厕，平地慢走（3 ~ 4km/h）或稍活动，甚至休息时即发生心绞痛，属高危患者
4 ~ 7MET	能上三层楼，平地走 6km/h，可耐受中等手术
>7MET	能短距离跑步，短时间打网球或打篮球，可耐受较大手术

注：MET <4，表明患者功能能力（FC）差，围手术期非心脏手术心血管事件发生率高

表 30-2　Goldman 心脏风险指数

	依据项目	计分
病史	年龄超过 70 岁	5
	6 个月内发生心肌梗死	10
体检	颈静脉怒张或第三心音	11
	明显主动脉瓣狭窄	7
全身情况	$PaO_2 < 60mmHg$，或 $PaO_2 > 50mmHg$，或 $K^+ < 3mmol/L$，或 BUN >18mmol/L，或 Cr >260mmol/L，SGOT 升高，或慢性肝病征及非心脏原因卧床	3
手术	急症手术	4
	主动脉、胸腔、腹腔大手术	3
总分		53

注：0 ~ 5 分为 Ⅰ级，6 ~ 12 分为 Ⅱ级，13 ~ 25 分为 Ⅲ级，≥26 分为 Ⅳ级

2. 肺功能及呼吸系统疾病的评估

（1）如患者处于急性呼吸系统感染期间，建议择期

手术推迟到完全治愈 1~2 周后，因为急性呼吸系统感染可增加围手术期气道反应性，易发生呼吸系统并发症。

表 30-3　改良心脏风险指数（RCRI）

高风险手术	1 分
心力衰竭病史	1 分
缺血性心脏病病史	1 分
脑血管疾病史	1 分
需要胰岛素治疗的糖尿病	1 分
血清肌酐浓度 >2.0mg/dl	1 分

注：达到或超过 3 项指标，围手术期心脏并发症将显著增高

（2）老年患者肺泡表面积、肺顺应性以及呼吸中枢对低氧和高二氧化碳的敏感性均下降，因此在围手术期易于发生低氧血症、高二氧化碳血症和酸中毒，另外老年患者呛咳、吞咽等保护性反射下降，易发生反流误吸性肺炎。

（3）术前肺功能与血气检查结果对老年患者手术麻醉风险评估具有重要意义，若 FEV1 ≤600ml、FEV1 ≤ 50% 、FRV1 ≤27% 正常值、VC ≤1700ml、FEV1/VC 比率 ≤ 32% ~ 58% 、PaO_2 ≤60mmHg 或呼气高峰流量（PEFR）≤82L/min，则提示患者存在术后通气不足或咳痰困难，易发生术后坠积性肺炎、肺不张，可能出现呼吸衰竭。

3. 脑功能及神经系统疾病评估

（1）老年人神经系统呈退行性改变，表现在日常生活、活动能力降低，对麻醉药品敏感性增加，发生围手术期谵妄和术后认知功能下降的风险升高。老年人自主神经反射的反应速度减慢，反应强度减弱，对椎管和周围神经传导阻滞更加敏感。患有周围血管疾病、高血压

30

或糖尿病的老年患者极易合并脑血管疾病。

（2）目前认为高龄、教育水平低、水电解质异常、吸烟、苯二氮䓬类药物应用、抗胆碱药物应用、术前脑功能状态差以及大手术等是影响围手术期谵妄的危险因素，因此在危险因素多的老年患者术前用药应当酌情进行调整。

（二）自身免疫疾病存在的特殊问题

类风湿关节炎特征性病变为关节滑膜炎，患者由于服用改变病情抗风湿药、非甾体抗炎药、关节内注射糖皮质激素所导致感染风险增加，胃肠道溃疡及肾功能不全，颞下颌部位关节滑膜炎导致气管插管困难。类风湿关节炎患者常合并心包炎、心脏压塞及肺部弥漫性间质性纤维化，术前全面的评估异常重要。

（三）矫形外科创伤患者

此类患者由于疼痛及镇痛药物的使用胃排空延迟，应按饱胃处理。且患者可能存在大量失血，凝血障碍，代谢性酸中毒，低体温及挤压伤导致的肾功能不全。

（四）气道管理存在困难

颈椎疾病、强直性脊柱炎、青少年特发性关节炎、软骨发育不良性侏儒症等患者气管插管存在挑战。术中体位变化需麻醉医师注意导管位置以防脱出。

二、肩部及上肢手术的麻醉

（一）麻醉方式的选择

包括神经阻滞、全身麻醉、静脉麻醉等。神经阻滞可减少某些患者围手术期失血、深静脉血栓、肺栓塞及呼吸系统并发症且能提供良好的术后镇痛。神经阻滞可通过寻找异感、神经刺激仪及超声引导定位完成。

（二）肩部手术的麻醉

1. 可采用全身麻醉（在无喉罩使用禁忌前提下尽可能选择喉罩）或臂丛神经阻滞。肌间沟臂丛可发生同侧膈神经阻滞，可使肺功能下降25%，有过对侧肺切除术或需行双侧手术的患者为肌间沟臂丛禁忌。锁骨上臂丛阻滞可提供良好的肩部麻醉而无同侧膈神经阻滞，但气胸发生较肌间沟阻滞高。

2. 肩关节镜手术采取的"沙滩椅"位可发生低血压和心动过缓；手术部位较右心房位置高，有发生气栓风险；术中出血较多应加强血流动力学监测。

（三）上臂中上 1/3 交界处以上手术可选用肌间沟臂丛阻滞。患者取仰卧位，头偏向对侧，选用 25mm 或 28mm 高频探头，频率范围 8～13MHz，焦区深度 2～3cm。在锁骨上窝探头长轴方向与锁骨平行，作矢状斜位扫描，明确肌间沟位置后，缓慢向头端水平移位探头直至甲状腺水平，可逆行追踪臂丛神经根位置（图 30-1）。局麻药用量根据手术部位及时间来决定，常用 0.5% 罗哌卡因或布比卡因 10～20ml。

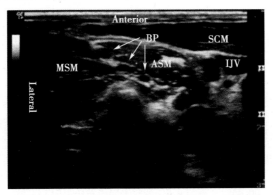

图 30-1　肌间沟臂丛超声图像（箭头所指为颈 5、6、7 神经根，Anterior 前侧，ASM 前斜角肌，BP 臂丛神经，IJV 颈内静脉，MSM 中斜角肌，SCM 胸锁乳突肌）

（四）上臂中上 1/3 交界处以下手术可选用锁骨上臂丛阻滞。患者取仰卧位头偏向对侧，选用 25mm 或 30mm 线性探头，频率范围 8～13MHz。探头位于锁骨上窝，冠状斜位切面扫描（图 30-2）。一般需要 0.5% 罗哌卡因或布比卡因 15～25ml。

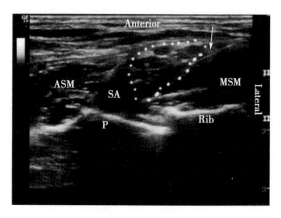

图 30-2 锁骨上臂丛超声图像（白色范围为臂丛所在，Anterior 前侧，ASM 前斜角肌，MSM 中斜角肌，P 胸膜，Rib 第一肋，SA 锁骨下动脉）

（五）肘部至手部的手术可选用锁骨下及腋路臂丛阻滞。锁骨下臂丛患者取仰卧位，手臂贴近身体。可选择低频曲面探头，频率 8~10MHz，体瘦者选用高频线性探头。探头在三角肌胸大肌间沟外侧作旁矢状切面扫描（图 30-3）。给予 0.5% 罗哌卡因或布比卡因 15~30ml。腋路臂丛取仰卧位，上肢外展外旋，屈肘 90°，25mm 或 38mm 高频线性探头，频率 8~13MHz。将探头置于胸大肌与肱二头肌交点，探头呈矢状斜位与腋动脉走行垂直（图 30-4）。一般需 0.5% 罗哌卡因或布比卡因 15~25ml。

（六）桡神经阻滞可完成手背、虎口处小手术；正中神经阻滞用于手掌桡侧小手术；尺神经阻滞适用于小指及小鱼际部位手术。

（七）肌间沟阻滞臂丛的根、干，范围较广，可满足肩部至手的手术，但由于 C7~8，T1 在肌间沟处位置较低，有可能阻滞不全，此时可联合腋路臂丛阻滞，镇痛效果完善。可于肌间沟及腋路处各给予 0.5% 罗哌卡因或布比卡因 10~15ml。

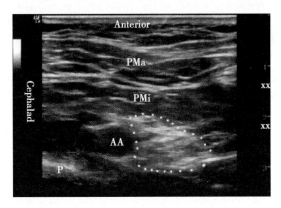

图 30-3 锁骨下臂丛超声图像（黄色亮点区域为臂丛，Anterior 前侧，PMa 胸大肌，PMi 胸小肌，AA 腋动脉）

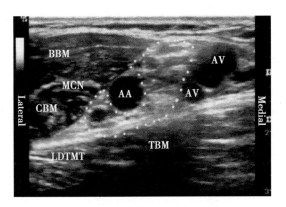

图 30-4 腋路臂丛超声图像（黄色区域为臂丛位置，BBM 肱二头肌，MCN 肌皮神经，CBM 喙肱肌，LDTMT 背阔肌大圆肌联合腱，TBM 肱三头肌，AA 腋动脉，AV 腋静脉）

三、下肢手术的麻醉

（一）全髋关节置换术

1. 特点　患者多为老年患者，手术创面大，失血多。

2. 麻醉选择　全身麻醉或椎管内麻醉。椎管内麻醉可减少围手术期深静脉血栓及肺栓塞，减少术中出血，且可提供完善的围手术期镇痛。

3. 相关处理　准备自体血液回收设备。术中可通过控制性降压技术减少失血（老年患者须慎重），全身情况良好患者维持 MAP 50～60mmHg 可减少术中出血而不出现认知功能障碍、心、脑、肾等重要脏器并发症。降压程度应参考心电图、心率、脉压、尿量及中心静脉压等多项指标，对于血管硬化、高血压及老年患者，血压降低幅度不得超过原水平的30%，在满足手术要求的前提下尽可能维持较高的血压水平，注意防止降压速度过快，以使机体有一调节适应过程。

（二）全膝关节置换术

1. 特点　患者多有类风湿关节炎或退行性关节炎。

2. 麻醉选择　麻醉方式可为全身麻醉，椎管内阻滞或联合股神经与坐骨神经阻滞。

3. 相关处理及注意事项　止血带的应用可减少术中出血，一般下肢气压压力 400mmHg，充气时限 1 小时，间歇 5～10 分钟可重复使用，但止血带的加压性缺血和手术牵拉作用可造成术后腓神经麻痹。且止血带放气后随着缺血肢体代谢产物进入循环可导致低血压发生。膝关节置换术由于手术对骨及软组织的损坏，假体的植入及术后需早期功能锻炼，患者术后疼痛明显，连续外周神经阻滞可有效缓解术后疼痛。

（三）小腿、足部手术麻醉

可选择全身麻醉，椎管内麻醉或下肢神经阻滞。坐骨神经联合股神经阻滞可满足膝关节以下不需要使用大腿止血带的所有手术。股神经支配小腿内侧至内踝的区域，腘窝处坐骨神经阻滞可确保阻滞胫神经及腓总神经。

（四）下肢神经阻滞

腰丛由 L1～L4 神经组成，分为外侧髂腹下髂腹股沟神经、生殖股神经、股外侧皮神经，前部股神经，内侧闭孔神经。骶丛由 L4～S4 神经组成，分为坐骨神经、臀上神经、臀下神经、阴部神经。腰丛阻滞用于大腿上部以下部位几乎所有外伤手术的麻醉及术后镇痛。由于腰丛阻滞仅阻滞其主要分支，而下肢大腿的后侧、小腿外侧、足部皮肤受坐骨神经支配，坐骨神经尚有小分支至髋关节、膝关节及完全支配踝关节。因此，髋部手术，膝关节手术及足部手术需要同时阻滞坐骨神经。

　1. 腰丛阻滞

　（1）腰丛后路阻滞：患者屈膝侧卧位，患侧在上。以第4腰椎棘突为起点，沿后正中线往尾端量出3cm的点，再自该点向阻滞侧旁开5cm即为穿刺点。该穿刺点邻近髂后上棘。也可由第3腰椎的棘突作为起点，再作定位。超声下旁矢状位扫描探头与脊柱平行，探头中线落于髂嵴最高点连线上，自脊柱中线向体侧作矢状面扫描，见到典型关节突影像后，继续向体侧移动探头，直到L3~4和L4~5腰椎横突以及下方的腰大肌显像（图30-5）。体型肥胖者，腰丛常常不能清晰显示，超声定位腰丛神经阻滞要求常规联合使用神经刺激仪。给予0.5%罗哌卡因20~30ml。

30

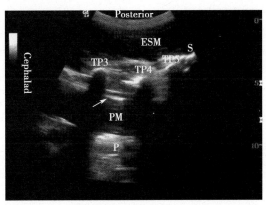

图30-5　**腰丛长轴切面**（箭头为腰大肌内腰丛神经，上方高回声两线为横突的骨皮质，Cephalad头侧，ESM 竖脊肌，P 腹腔，PM 腰大肌，Posterior 后侧，S 骶骨，TP5 第5腰椎横突）

（2）腰丛前路阻滞（"三合一阻滞"）：腰丛前路阻滞，又名腹股沟血管旁阻滞。在腹股沟韧带下，围血管注药，同时按压注射点下方，使局麻药向头端通过股管进入腰肌筋膜鞘达到腰丛，可同时阻滞股神经、股外侧皮神经及闭孔神经，故又称为"三合一"神经阻滞。患者仰卧，两腿稍分开。在患肢股动脉外侧 1.5cm 处确定穿刺点，该点位于腹股沟韧带下 2cm。局部麻醉后，神经刺激仪下，将 50mm 穿刺针与皮肤成 30°，向头端刺入。针深约 2~4cm，即可能刺及股神经（股四头肌收缩膝盖跳动）。电流从 1mA 开始，降至 0.3mA 仍有肌肉收缩，回抽无血，即可注入局麻药。麻醉用药：0.5% 罗哌卡因或布比卡因。

2. 坐骨神经阻滞

（1）骶旁入路坐骨神经阻滞：术侧向上侧卧位，屈膝屈髋，标记髂后上棘和坐骨结节，在两点之间做一连线，探头在尾骨水平横向置于线外侧，在超声上找到坐骨和骶骨，可以看见坐骨神经或骶丛（图 30-6）。坐骨神经阻滞给予 0.5% 罗哌卡因或布比卡因 10~20ml。

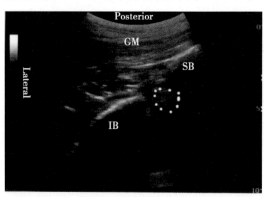

图 30-6　骶旁坐骨神经超声图像（白色圆点范围为坐骨神经，Posterior 后侧，Lateral 外侧，GM 臀大肌，IB 坐骨，SB 骶骨）

（2）前路坐骨神经阻滞：患者取仰卧位，大腿外旋，屈膝，小腿外旋。探头横行置于大腿前部，沿大腿上下移动探头，直到股骨后下方的坐骨神经显像（图30-7）。

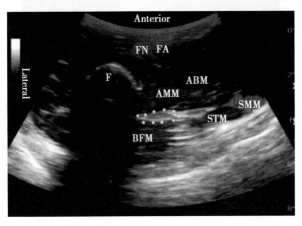

图30-7　前路坐骨神经超声图像（黄色圆点范围为坐骨神经，ABM 短内收肌，Anterior 前侧，AMM 大内收肌，BFM 股二头肌，F 股骨，FA 股动脉，FN 股神经，Lateral 外侧，SMM 半膜肌，STM 半腱肌）

30

（3）臀下间隙入路坐骨神经阻滞：患者取患侧向上侧卧位，稍屈髋屈膝。在坐骨结节和股骨大转子间做一连线，探头落于连线中点作短轴切面扫描（图30-8）。

（4）腘窝入路坐骨神经阻滞：取手术侧向上的侧卧位，仰卧位抬高下肢，探头横向置于屈肌褶处，向近端移动（图30-9）。

（五）术后镇痛：连续外周神经阻滞可满足手术及术后镇痛需要。持续给药：0.2% 罗哌卡因 5～15ml/h 或 0.3～0.4mg/（kg·h）；0.125%～0.2% 布比卡因 5～15ml 或 0.3mg/（kg·h）。PCA 给药：0.2% 罗哌卡因 5～10ml/次，锁定时间 30 分钟；0.125% 布比卡因 5～10ml/次，锁定时间 30 分钟。

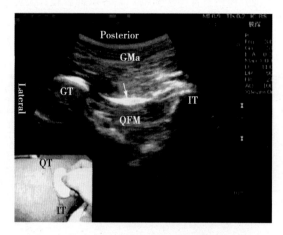

图 30-8 臀下间隙坐骨神经超声图像（箭头处为坐骨神经，GMa 臀大肌，GT 股骨大转子，IT 坐骨结节，Lateral 外侧，Posterior 后侧，QFM 股方肌）

30

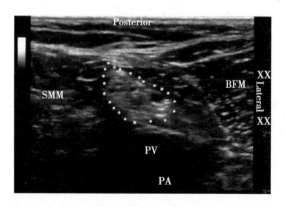

图 30-9 腘窝坐骨神经阻滞超声图像（白色圆点范围为坐骨神经，BFM 股二头肌，PA 腘动脉，PV 腘静脉，SMM 半膜肌，Lateral 外侧，Posterior 后侧）

四、脊柱手术的麻醉

（一）脊柱骨折

1. **特点**　常合并肋骨骨折，气胸；颈椎骨折患者常合并高位截瘫，肋间肌麻痹，可出现呼吸困难，且咳嗽功能减弱，气道分泌物致呼吸道梗阻。手术后水肿可能会引起呼吸抑制。

2. **麻醉选择**　全身麻醉。

3. **相关处理及注意事项**　气管插管避免颈部后仰，可选择纤支镜清醒气管插管。对于颈椎前路手术患者，术中手术操作及牵拉易引起气管黏膜、喉头水肿，拔管后可能出现迟发的呼吸困难，因此术中辅用激素或延迟拔管，待喉头水肿高峰期后再拔管以确保安全。自主神经功能失调，可引起气道反射异常和体温调节功能失调。术中维持脊髓灌注，避免进一步脊髓损害：维持足够的血压和血容量；避免过度通气。避免使用琥珀胆碱：可引起高钾血症，损伤48小时后对去极化肌松药异常敏感。

（二）强直性脊柱炎（AS）

1. **特点**　为慢性炎症性关节病变，导致中轴骨骼融合，脊柱活动受限，颈椎及颞下颌关节活动下降，常造成开口困难及呼吸和吞咽障碍，下颌强直，口腔张口受限，Mallampati分级常为Ⅲ～Ⅳ级。

2. **麻醉选择**　一般选择全身麻醉，椎管内麻醉。

3. **相关处理及注意事项**　人工气道的建立成为手术成败的关键，可选用纤支镜清醒气管插管（经口或经鼻）。喉罩不需要暴露喉部，不需头后仰使喉罩轴线和声门近似在一条轴线上即可置入，故颈椎病伴强直性脊柱炎患者只要张口度正常，适合选择喉罩通气。胸椎僵直使患者在大多数情况下均需行机械控制通气。患者脊柱韧带骨化使椎间隙封闭，可能导致硬膜外穿刺困难以及脊髓麻醉失败。术中体位十分重要，防止术中颈部过度屈曲。骨突出部位和上下肢血管受压可造成组织缺血；过度牵拉可引起术后神经麻痹，关节脱位或肌肉损伤。

30

手术部位高于心脏水平可发生空气栓塞。

4. 骨骼外并发症表现

（1）心脏病变：以主动脉瓣病变较为常见。约25%的AS病例有主动脉根部病变。临床有不同程度主动脉瓣关闭不全，心脏传导阻滞，严重者因完全性房室传导阻滞而发生阿-斯综合征。当病变累及冠状动脉口时可发生心绞痛。合并心脏病的AS患者，年龄一般较大，麻醉前应注意评估症状及相关心脏检查。

（2）肺部病变：AS肺部受累的发生率40%～80%不等。临床表现为肺上叶纤维化，空洞形成，间质性肺疾病，肺易二重感染，胸壁受限可发生限制性通气功能障碍，自发性气胸及阻塞性睡眠呼吸暂停综合征。麻醉前应重视肺功能评估，血气分析结果及肺部影像学检查。

（3）此外AS患者还可有眼、耳、肾脏及神经系统病变，表现为结膜炎，虹膜炎，中耳炎，肾功能不全及骨质疏松等。

（三）脊柱侧弯

1. 特点 胸椎侧凸引起胸腔狭小，引起胸壁顺应性下降及限制性肺疾病。肺活量下降可导致肺通气/血流比例失调，引起慢性低氧血症，从而导致肺动脉高压，右室肥厚，肺源性心脏病。术前应进行运动耐量、肺功能及心电图，心脏彩超等检查评估脊柱弯曲程度对心肺功能的影响。术中失血量大。

2. 麻醉选择 全身麻醉。

3. 麻醉相关处理及注意事项 可行血液稀释、自体血液回收、控制性降压（须慎重）、应用止血药物等减少出血（老年患者需权衡利弊，慎重选择）及输注异体血。术中行有创监测评估器官灌注情况（注意尿量监测）。术中唤醒行脊髓功能监测。

五、术中特殊问题

（一）脂肪栓塞综合征（FES）

1. 多发性长骨骨折、膝髋关节置换术发生率高。

2. 临床表现：呼吸急促、低氧血症，意识模糊，发热，心动过速，瘀点性皮疹，肾功能改变等。

3. 脂肪栓塞综合征诊断评分量表：

Schonfeld 的 FES 诊断评分量表

体征	评分
瘀点性皮疹	5
弥漫性肺泡性渗出	4
低氧血症，FiO_2 在 100% 下 PaO_2 < 70mmHg	3
意识模糊	1
发热，体温 > 38℃	1
心率 > 120 次/分	1
呼吸频率 > 30 次/分	1

注：FES 诊断必须评分 > 5 分

4. 治疗以对症处理和支持疗法为主，旨在防止脂栓的进一步加重，纠正缺氧和酸中毒，防止和减轻重要器官的功能损害，促进受累器官的功能恢复。包括呼吸支持、循环支持、激素治疗、抗凝治疗。

（1）氧疗和呼吸支持治疗：FES 所引起的呼吸功能障碍主要是由于渗透性肺水肿造成，对于症状轻，血氧饱和度 > 90% 者给予鼻导管或面罩吸氧。简单氧疗不能改善低氧血症者应及早行机械呼吸支持。常采用同步间歇正压通气（SIMV）模式，在保留患者自主呼吸的同时，减少呼吸机对抗。呼吸末正压通气（PEEP）有利于肺复张、纠正通气血流比例失调、增加功能残气量和肺顺应性。气道压力释放通气（APRV）是目前运用于 FES 呼吸支持治疗另一选择。

APRV 通过从高气道压向低气道压释放完成机械通气来改善氧合，排出二氧化碳。它具有低气道压、低分钟通气量，对心血管损伤小，改善肺复张而不增加气道压力，较少发生呼吸机相关性肺损伤等优点。

30

（2）循环支持：重症 FES 往往引起肺动脉压升高、右心扩张和低血压。发生低血压的机制主要是从右心到左心的血流受阻，而非总的血容量不足。因而应用适量正性肌力药物如多巴胺、去甲肾上腺素、或去氧肾上腺素持续输注维持循环。控制输液量及输液速度，避免因输液过多加重右心负担。

（3）激素治疗：有减轻或消除游离脂肪酸对呼吸膜的毒性作用，从而降低毛细血管通透性，减少肺间质水肿，稳定肺泡表面活性物质的作用，并减轻脑水肿。

（4）抗凝治疗：FE 患者往往存在凝血-纤溶功能紊乱，因此纠正这种紊乱是治疗 FES 的手段之一。在患者出现高凝、高纤溶状态时，考虑使用肝素、尿激酶、链激酶、右旋糖酐等药物，可以纠正凝血功能障碍，改善微循环灌流。

（二）骨水泥植入综合征

1. 产生原因 发生与人工髋关节置换最为相关。骨水泥使髓内压增加，脂肪及骨髓碎片进入循环；骨水泥植入聚合过程产热，导致血液热损害而致气栓，同时影响凝血系统；骨水泥单体和附加物入血诱发机体和组织发生过敏反应；骨水泥的直接血管扩张作用。

2. 临床表现 急性病变血压下降早、速度快、幅度大，植入后 3~5 分钟血压下降最明显，心电图改变以期前收缩为主，ST-T 改变；多数患者有不同程度的恶心、呕吐和头晕头痛不适；少数患者可出现意识障碍，血氧下降，呼吸困难等。

3. 诊断 在骨水泥植入过程中，出现突发性的肺栓塞综合征：低氧血症、肺水肿、血压下降、一过性心动过速或过缓、高热和快速进行性贫血，肺动脉高压、肺血管阻力增加，食管超声心动图对各种栓塞物诊断很有帮助。

4. 治疗 抗休克；解除肺动脉高压（氨茶碱、罂粟碱、阿托品、酚妥拉明）；呼吸支持；凝血功能监测。

5. 预防 包括严密观察血压及心电图，植入骨水泥

前使收缩压 >90mmHg，及时补充血容量，远端长骨钻孔，高压灌洗骨髓腔。

（三）肺气栓

1. 危险因素 俯卧位或侧卧位手术野高于右心房水平；硬膜外和椎旁静脉丛无静脉瓣；创面大，血管暴露机会大；控制性降压，中心静脉压较低等。

2. 临床表现 突然出现烦躁不安，恐惧，呼吸困难，发绀，剧烈的胸、背部疼痛，心前区压抑感，脉搏细弱，血压下降，心律失常，于心前区可以听到从滴答声至典型的收缩期粗糙磨轮样杂音。

3. 经食管超声心动图（TEE） 是探测气栓最敏感（0.02mL/kg）的方法，无不良并发症，但 TEE 术中操作对于脊髓患者很有难度。临床检测肺气栓最便捷最实用的监测为呼气末 CO_2 浓度或分压（$ETCO_2$），但敏感性和特异性较差（52%）。在气栓高危患者，即使 2mmHg 的压力变化也应引起警惕。

4. 治疗措施 生理盐水浸没术野；纯氧吸入；左侧卧位，头低脚高；右心房抽取气体；血管活性药物使用；心肺复苏。

（四）脊髓功能监测

1. 包括体感诱发电位（SSEP）、运动诱发电位（MEP）、肌电图监测。

2. 削弱 SSEP、MEP 信号因素有低体温、低血压、低氧血症、低碳酸血症、贫血及强效吸入麻醉药物，目前常用全凭静脉麻醉，包括阿片类药物、氯胺酮、丙泊酚等，MEP 监测期间不使用肌松剂。

六、矫形外科术后并发症

（一）意识模糊或谵妄

1. 危险因素 高龄、酗酒、术前认知功能障碍、精神药物治疗等。围手术期的低氧、低血压、高血容量、感染、内环境紊乱、使用苯二氮䓬类、抗胆碱能药物及术后疼痛等均可能诱发谵妄。

30

2. 降低发生率措施 早期识别高危人群，术中加强监测，避免使用精神治疗性药物及充分镇痛，术后早期活动等。

（二）术后失明

1. 发生原因主要为缺血性视神经病变，视网膜动脉或静脉闭塞。

2. 体位不当，俯卧位或使用马蹄形头托情况下视神经血供对血流动力学波动敏感。

（三）血栓栓塞

1. 多发生于全髋、全膝关节置换、髋部骨折、骨盆骨折手术，包括深静脉血栓（DVT）及肺栓塞（PE）。

2. 深静脉血栓（DVT） 发生因素：长时间血流瘀滞，血管内皮损伤，血黏度增加。膝髋关节置换手术中DVT的主要原因是长时间应用止血带，股静脉及胫静脉扭曲变形。DVT表现为患肢肿胀周径增粗、疼痛或压痛、皮肤色素沉着，行走后患肢疲劳或肿胀加重；半数以上DVT无症状、体征。诊断可行下肢周径测量：髌骨上缘以上15cm处或髌骨下缘下10cm处，两侧肢体相差>1cm有临床意义，还可行D-二聚体，下肢超声，静脉造影等检查明确。DVT的预防：①机械性预防：各种充气装置，主、被动运动装置；②药物预防：华法林、低分子肝素、磺达肝葵钠等，但有引起出血的可能，会一定程度上影响麻醉的选择。

3. 肺栓塞（PE）诊断及治疗 根据临床表现（呼吸困难、胸痛、咯血、心悸、晕厥）、体征（呼吸急促、心动过速、血压下降、发热、颈静脉充盈、肺部湿啰音或哮鸣音、胸腔积液相关体征，肺动脉瓣区第二心音亢进或分裂等）、是否存在深静脉血栓以及相关实验室检查（血气分析、血浆D-二聚体、心电图、超声心动图、胸片、肺动脉造影）进行诊断；治疗包括镇静，绝对卧床；呼吸循环支持治疗；溶栓治疗；抗凝治疗及手术血栓摘除。

表 30-4 肺栓塞的临床预测规则：
日内瓦评分（Geneva score）

	因素	分值
易患因素	年龄 >65 岁	1
	既往 DVT 或 PE 病史	3
	1 月内有过外科手术或骨折病史	2
	恶性肿瘤	2
症状	单侧下肢疼痛	3
	咯血	2
体征	心率 75~94 次/分	3
	心率 ≥95 次/分	5
	下肢单侧水肿或有触痛	4
PE 可能性评估		总分
	低	0~3
	中等	4~10
	高	≥11

30

4. DVT 和 PE 初始治疗推荐使用低分子肝素。术前或术后 6 小时使用低分子肝素可预防深静脉血栓，不需要监测凝血功能亦不增加术后出血。华法林用于深静脉血栓的长期治疗，要求 INR 维持在 2.5。

5. 围手术期抗凝对椎管内麻醉的影响

（1）停用与否应当根据疾病状态权衡处理，推荐发生急性冠脉综合征或置入支架患者终身服用阿司匹林；择期手术应延期至停用氯吡格雷 5~7 天后，期间酌情使用 GP Ⅱ b/ Ⅲ a 受体抑制剂，术后尽早恢复双抗治疗；对于限期手术，术前停用抗血小板药物期间可改用短效抗血小板药物或低分子肝素行替代治疗。

（2）低分子肝素与抗血小板药物、口服抗凝剂联合使用增加椎管内血肿的风险。

（3）实施椎管内麻醉前停用预防剂量的低分子肝素至少 12 小时，停用治疗剂量的低分子肝素至少 24 小时。拔除硬膜外导管应在最后一次使用低分子肝素后 8～12 小时或下次使用低分子肝素前 2 小时进行。

（4）单独使用阿司匹林或非甾体抗炎药不增加椎管内麻醉血肿的风险。

（5）术前 36 小时内口服华法林不影响患者凝血状态；超过 36 小时应每日监测 PT、INR；长期服用者应停药 3～5 天，若检测 INR＞1.5 则不应拔除椎管内导管。

（王秀红　金　夏　张明生）

第三十一章

诊断性检查及非住院患者手术麻醉

一、手术种类及患者选择

（一）手术种类选择原则

适合门诊的手术应该是对术后生理的影响尽可能小，并发症尽可能少的手术（表31-1）。

表31-1　适合门诊手术的手术操作

专科	手术类型
牙科	拔牙术、牙齿修复术、面部骨折
皮肤科	皮肤病损切除术
普外科	活检术、内镜手术、肿块切除术、痔切除术、疝修补术、腹腔镜手术、静脉曲张手术
妇产科	子宫颈活检术、扩张和诊刮术、宫腔镜、腹腔镜、息肉切除术、输卵管结扎术、阴式子宫切除术
眼科	白内障摘除术、睑板腺囊肿切除术、鼻泪管探查术、斜视矫正术、测眼压
骨科	前交叉韧带修复术、关节镜、拇囊炎切开术、腕管松解术、金属器械拆除、麻醉下手法复位

续表

专科	手术类型
耳鼻喉科	腺样体切除术、喉镜检查、乳突切除术、鼓膜切开术、息肉切除、鼻中隔成形术、扁桃体摘除术、鼓室成形术
疼痛科	化学性交感神经切除术、硬膜外阻滞术、神经阻滞术
整形科	基底细胞癌切除术、唇裂修补术、吸脂术、乳房整形术、耳成形术、瘢痕切除术、鼻整形术、植皮术
泌尿外科	膀胱手术、包皮环切术、膀胱镜检查术、碎石术、睾丸切除术、前列腺活检术、输精管吻合术

（二）不适合门诊手术的患者

1. 儿科

（1）未满 50 周的早产儿。

（2）患有呼吸系统疾病的婴儿，如严重肺支气管发育不良、呼吸抑制或支气管痉挛。

（3）患有心血管疾病的婴儿，如充血性心衰或伴有血流动力学异常的先天性心脏病。

（4）有发热、咳嗽、咽喉痛、鼻炎或其他新发生或上呼吸道感染症状加重的儿童。

2. 成人

（1）估计有大量失血或大手术患者。

（2）内科治疗后仍不稳定的 ASA Ⅲ和Ⅳ级的患者，以及需要全面监测或术后需要支持治疗的患者。

（3）有显著呼吸系统疾病，包括睡眠呼吸暂停的病态肥胖患者。

（4）需要进行复杂的疼痛治疗的患者。

（5）最近患有呼吸道感染，有明显的发热、喘息、

31

鼻充血和咳嗽等症状的患者。

（6）在手术当晚没有成人负责照顾的患者。

二、患者准备

（一）术前检查

健康的患者并不需要太多的术前检查，主要依据患者的身体状况及拟施手术的种类，拟在全麻下行无明显出血风险的"健康"择期手术患者，术前需进行的实验室检查见表31-2。

表31-2 不同年龄患者推荐的实验室检查

年龄	男性	女性
≤40	无	妊娠试验（不能排除妊娠时）
41~49	心电图	血细胞比容、妊娠试验
50~64	心电图	血细胞比容或血红蛋白
65~74	血红蛋白或血细胞比容	血红蛋白或血细胞比容
	心电图、血浆尿素氮、血糖	心电图、血浆尿素氮、血糖
≥75	血红蛋白或血细胞比容、心电图	血红蛋白或血细胞比容、心电图
	血浆尿素氮、血糖、胸片	血浆尿素氮、血糖、胸片

（二）入院须知

1. 告知患者何时到院、合适的衣着、饮食限制、手术时间及是否需要配送回家。

2. 术前禁食指南（nil per os，NPO）：目前认为术前2小时禁食清淡流食，8小时禁食固体食物是安全的。

31

3. 药物治疗

（1）指导患者继续应用治疗心血管疾病、哮喘、疼痛、焦虑、癫痫、高血压药物，直到术前。

（2）术前停用华法林使凝血酶原时间恢复正常。自行皮下注射肝素的门诊患者，如有抗凝需要可继续抗凝治疗。

（3）术晨停用利尿药。

（4）糖尿病患者术晨停用胰岛素，给常规剂量一半的长效胰岛素。如果患者独自来院或距离较远，到院后同时静脉给予胰岛素和葡萄糖。

4. 麻醉前访视

（1）对于健康的门诊手术患者，麻醉前评估由麻醉医师事先通过电话或在预定的手术前进行即可。

（2）当外科医师发现患者有潜在的严重问题或复杂的合并疾病，事先必须请麻醉医师于入院前在门诊内进行会诊。

（3）进行常规病史询问和体格检查，侧重于心、肺和气道。对新发现的重要问题如上呼吸道感染症状或无法解释的胸痛要进一步查明。

（4）术前必须核实禁食情况，确定患者对术前药物治疗的依从性。

（5）制定麻醉方案，并取得患者和（或）家属的同意，签署知情同意书。

三、麻醉处理

（一）麻醉前用药

1. 抗焦虑药和镇静药　安慰患者并与之建立信任关系。目前苯二氮䓬类药是最常用的药物，入手术室后可给予咪达唑仑 $1 \sim 2mg$ 静脉注射。

2. 镇痛药　除非患者有急性疼痛，否则不推荐常规使用阿片类镇痛药作为术前用药。诱导前静脉给予镇静药或阿片类药后，应监测 SpO_2 并有护士进行监护。

3. 防止误吸　严重焦虑、病态肥胖、胃食管反流病、糖尿病性胃轻瘫，有症状的膈肌裂孔疝或其他原因很容易引起胃内容物反流误吸入肺。这类患者应给予以下一种或几种麻醉前用药：

（1）枸橼酸钠术前即刻 30ml 口服。

（2）H_2 受体阻滞剂：如雷尼替丁 150mg 术前晚及术晨口服或术前 40～60 分钟 50mg 静脉注射。

（3）质子泵抑制剂：如奥美拉唑 80mg 术前晚口服，胃内容量不变而胃内容物的 pH 值升高。

（4）胃动力药：甲氧氯普胺 10mg 术前口服或静脉注射，明显增强糖尿病性胃轻瘫患者胃排空作用。

（5）术前禁食禁饮指南：见前

（二）静脉通道

通常采用肘前静脉或较大的外周血管放置静脉注射用导管，以减轻注射丙泊酚引起的疼痛。使用 20G 静脉导管可以满足绝大多数门诊手术的需要。

（三）标准监测

通常包括心电图、SpO_2、体温、血压。有条件者全麻时用脑电双频指数或其他指标监测麻醉深度，使麻醉用药更精确，以降低术中知晓的发生，加快门诊患者的恢复。

（四）全身麻醉

1. 诱导

（1）丙泊酚是最常用的药物，其作用时间短，可抑制咽喉反射。每 200mg 丙泊酚加 20～100mg 利多卡因可以减轻丙泊酚注入小静脉引起的疼痛。丙泊酚诱导前可给予小剂量的麻醉性镇痛药如芬太尼，减少丙泊酚诱导剂量。

（2）七氟烷作为最常用的吸入性麻醉药可用于成人或儿童的面罩吸入诱导。

（3）氯胺酮是一种独特的具有镇静镇痛作用的静脉麻醉药。小剂量（10～20mg，iv）可在丙泊酚诱导麻醉中用以替代强效阿片类药物。

2. 气道处理

（1）如果患者术前未合并胃食管反流病，并且在体

31

位允许的情况下，通常成人和儿童均采用喉罩置入。喉罩通气可完全取代之前的面罩控制通气，并且喉罩可以在没有肌松的情况下完成置入。

（2）若需要确保气道安全，可应用如琥珀胆碱等肌肉松弛药以利于行气管插管，用于短小手术。事先应用小剂量非去极化肌松药可缓解琥珀胆碱引起的肌痛。时间较长的手术应给予插管剂量的短效非去极化肌松药。

3. 麻醉维持

（1）通常采用挥发性麻醉药（如异氟烷、地氟烷或七氟烷）合用或不用 N_2O，10～15 分钟后气体总流量小于 1L/min（七氟烷 2L/min），以减少浪费。

（2）还可以采用全凭静脉麻醉（TIVA），以减少术后恶心、呕吐的发生。

（3）外科医师在手术早期补充局部麻醉可减少全麻用药量，并减轻术后早期疼痛、提高恢复效率及出院率。

（五）区域麻醉

1. 区域麻醉与局部麻醉在门诊手术中已经使用很久，区域麻醉可以避免全麻的很多并发症，减少术后护理的工作量，缩短术后恢复时间，在手术后早期能提供完善的镇痛。

患者的选择很重要，因为如果患者需用大剂量的镇静药就抵消了区域麻醉本身的优点。完成神经阻滞的时间比全麻诱导时间长，并有一定比例的阻滞不完善，建议设置单独的麻醉准备室完成区域阻滞，可缩短患者在手术室内等待麻醉起效的时间。在阻滞麻醉室内应具备标准的监护及复苏设备，以应对并发症的发生。麻醉医师有责任在麻醉后 24～48 小时内随访患者，以确保患者阻滞平面消失及无任何并发症的发生。

2. 区域阻滞

（1）脊麻

1）脊麻是一种起效快、确切的麻醉方法，可满足下腹部、腹股沟、骨盆、会阴部和下肢手术要求。维持时间长短可通过选择适当的局部麻药来调整。

2) 利多卡因、布比卡因是门诊手术最常用的局部麻醉药，一般推荐使用等比重的利多卡因（2%），也可使用布比卡因进行脊麻，但仅限于手术时间在 2~3 小时以上的手术。

3) 脊麻后最常见的并发症包括：硬膜穿刺后头痛（PDPH）、背痛、尿潴留和一过性神经根刺激症状。麻醉前交代应包括 PDPH 的可能性及治疗措施，常规使用 24~27G 穿刺针可减少 PDPH 的发生率。男性易发生膀胱张力恢复延迟并导致尿潴留，可能需要置导尿管。如果长期不恢复排尿功能，需入院治疗，尽量减少术中液体入量，有助于避免尿潴留。

（2）硬膜外麻醉：硬膜外麻醉起效较慢，有局麻药注入血管和蛛网膜下腔的危险，与脊麻相比，感觉阻滞不全的发生率较高。硬膜外麻醉的主要优点是可以随着手术时间的延长而延长麻醉时间。硬膜外麻醉所需要的操作时间比脊麻长，操作可在麻醉准备室进行，而且正常情况下可以避免硬膜穿刺后头痛。

在门诊麻醉中使用脊麻联合硬膜外麻醉时，先在蛛网膜下腔注入小剂量的局麻药产生低位的感觉阻滞，术中根据需要由硬膜外导管加入局麻药。优点是既效果确切、起效时间快，又能延长麻醉时间。

（3）外周神经阻滞，在合适的患者可以替代全麻，或与全麻联合应用做术后镇痛。

1) 上肢可以采用臂丛神经阻滞，肩部手术可采用斜角肌旁或肌间沟路径阻滞，为肱骨中点以上肢体提供麻醉。对于肘部和手部的手术，采用腋路、锁骨上或锁骨下阻滞效果最佳。

2) 下肢手术如膝关节镜手术和前交叉韧带修补术，可以用股神经、闭孔神经、股外侧皮神经和坐骨神经阻滞（因为患者术后需要早期行走、离院，故坐骨神经阻滞并不常用）。足部手术采用踝部阻滞、腘部坐骨神经阻滞能提供有效的术后镇痛。

3) 周围神经置管：对于适合应用周围神经置管进

31

行神经阻滞的患者，可行连续周围神经阻滞，经导管应用输液泵连续输入麻醉药物，既能提供更好的术后镇痛效果，又能减少肠道外阿片类药的用药量及其并发症。必须对患者进行充分的教育，保持良好的沟通，以确保良好的镇痛效果，减少并发症（导管移位或局麻药中毒）和意外脱管。如有专业的管理人员，该置管技术可以应用于门诊患者，否则常需住院观察。

（4）局部浸润技术：在所有适于门诊患者的麻醉技术中，用稀释局麻药液做手术部位局部浸润麻醉是减轻术后早期疼痛最简便最安全的方法，也可以降低整体费用。一般的患者使用 0.5% 利多卡因 50ml，不加肾上腺素。缺点包括手术时间最多为 1 小时，因为需加用充气止血带；缺少术后镇痛；如果注射后头几分钟止血带作用不确切可能引起局麻药中毒。

（六）监测麻醉（MAC）

MAC 指麻醉医师对接受局部麻醉的患者或接受诊断或治疗操作的患者进行监护，在监护的过程中可能使用镇痛药、镇静-抗焦虑药或其他药物。

1. 儿童通常联合使用多种药物以达到镇静，包括口服咪达唑仑、苯巴比妥，以及合用经黏膜枸橼酸芬太尼。氯胺酮能提供镇静镇痛和遗忘，可以通过静脉、口服、直肠、肌内注射给药。一般肌内注射 2mg/kg，口服氯胺酮 5mg/kg。

2. 成人最常用静脉输注法，最常用的药物为丙泊酚，尽管单次剂量给药可能起效更快，但小剂量输注能精确调节镇静深度，输注速度在 $25 \sim 100\mu g/(kg \cdot min)$ 时能产生剂量依赖性的镇静作用神经阻滞效果不完善或疼痛明显的手术，常加用阿片类药物。

3. 镇静时必须进行适当的监测和做好复苏的准备。监测标准与全身麻醉相同，特别注意氧饱和度和二氧化碳监测。镇静时所用的药物都可能导致缺氧，患者应常规吸氧。

四、术后处理

（一）进入麻醉后恢复室（PACU）

1. 患者出手术室后首选进入Ⅰ期麻醉后恢复室。一些小手术患者术后非常清醒，可直接进入Ⅱ期恢复室。目前，接受全麻门诊手术患者标准的恢复方案是逐步升级（criteria-driven progression），即从手术室进入PACU，然后再进入Ⅱ期PACU，当满足出院标准后出院回家。

2. 如果患者在手术室内就达到了从PACU转出的标准，则可以采用"快通道"，越过Ⅰ期麻醉后恢复室，直接进入Ⅱ期恢复室，这类患者必须要求清醒、定向力恢复、生命体征平稳、无恶心呕吐、无不舒适及轻微疼痛，并且在无人帮助的情况下可以独立坐稳。

（二）术后镇痛

如患者进入PACU时就有疼痛，则应静脉给予阿片类药物补充镇痛。如果患者清醒同时有严重疼痛，可口服对乙酰氨基酚（羟苯基乙酰胺975mg）、羟考酮（盐酸羟考酮1~2片）或者口服布洛芬（600mg）。

（三）PONV的防治

恶心、呕吐。恶心、呕吐是导致非预期入院及延迟出院的最主要的原因之一。诱因包括以往有麻醉后呕吐病史、女性、有晕动病病史、围手术期应用阿片类药物、年轻女性行盆腔手术、胃扩张、严重的术后疼痛等。术前有严重的恶心、呕吐病史，可以给予昂丹司琼4~8mg。也可以给予东莨菪碱1.5mg皮下注射，或氟哌利多1mg、地塞米松4mg、异丙嗪3mg、麻黄碱25mg静脉注射。

（四）出院标准

从恢复室离院的标准包括手术部位无血肿、无活动出血、生命体征平稳、脊麻后可自行排尿，可经口饮水，PONV轻微，充分控制疼痛。外科医生或护士应在恢复室对患者进行离院指导。可以用下列评分系统来评价患者是否可以离院（表31-3）。一般情况下，如果评分超

31

过 9 分，并有人护送，患者就可以离开。

表31-3 改良麻醉后离院评分系统

生命体征（血压和心率）	疼痛
2 = 术前数值变化 20% 范围内	2 = 轻微
1 = 术前数值变化 21% ~40%	1 = 中等
0 = 变化超出术前值的 41% 以上	0 = 严重
运动功能	手术出血
2 = 步态稳定/没有头晕	2 = 轻微
1 = 需要帮助	1 = 中等
0 = 不能行走/头晕	0 = 严重
恶心呕吐	
2 = 轻微	
1 = 中等	
0 = 严重	

（五）非预期入院

门诊手术后非预期入院率约为 1%，最常见原因为恶心、呕吐、疼痛、手术部位出血、尿潴留。在 PACU 停留一段时间后，仍不能离院者应继续留观或入院治疗。

（周 锦）

31

第三十二章

手术室外的麻醉

一、概述

(一) 定义

手术室外患者的麻醉是指在住院手术室以外的场所为接受手术、诊断性检查或侵入性操作的患者所实施的麻醉或监测麻醉。麻醉医生的主要职责仍是要确保患者生命安全、舒适以及便于各种操作的顺利进行。

(二) 手术室外麻醉指南及标准

1. 可靠的供氧源，并应有备用氧供。

2. 可靠的吸引装置。

3. 可靠的废气排放系统。

4. 需备有以下设备：①简易手控呼吸气囊；②适当的麻醉药物、器材及设备；③适当的监护设备。

5. 充足的电源插座以便满足麻醉机和监护仪的需要。

6. 充分的照明设施。

7. 应有足够的空间。

8. 应备有装载除颤仪、急救药物及其他必要的心肺复苏设备的急救车。

9. 应有受过专业训练的人员以便辅助麻醉医师的工作。

10. 应注意阅读该场所内的所有安全条例及设备操

作规程。

11. 应有安全合理的麻醉后处理。

（三）手术室外服务对象

1. 放射学检查的麻醉（CT、MRI、介入神经放射学和血管造影检查）。

2. 心导管检查和治疗。

3. 内镜检查的麻醉（胃肠镜、纤维支气管镜、膀胱镜）。

4. 无痛人流。

（四）患者的选择

适应证：

1. 一般而言，为确保麻醉安全，ASA 分级为 Ⅰ 和 Ⅱ级的患者才能在手术室外实施全麻或者区域阻滞麻醉；

2. 若 ASA Ⅲ级患者，病情稳定也可进行。

禁忌证：

1. 健康状态差的 ASA Ⅲ级患者；

2. 困难气道，不易气管插管；

3. 早产儿及伴有呼吸道疾病的儿童；

4. 手术出血量大的手术；

5. 凝血功能障碍；

6. 近期滥用药物者；

7. 心理缺陷等。

（五）麻醉方法

1. MAC；

2. 镇静镇痛；

3. 全麻；

4. 椎管内麻醉。

（六）麻醉中监测

1. 在实施所有全身麻醉、局部麻醉及麻醉监控镇静术（MAC）的整个过程中，必须有具备麻醉资格的人员在场，以便针对患者瞬息万变的病情提供持续的监护和必要的麻醉处置。当环境内存在某些危害麻醉医师健康的因素（如辐射等）从而使麻醉医师不得不间断的远距离观察患者时，必须对患者采取必要的监护措施。

2. 在所有形式的麻醉过程中，需对患者的氧合、通气、循环和体温进行持续的监测和评估。

（七）麻醉后管理

1. 手术室外的麻醉后管理可参照手术室麻醉后管理的原则与要求，但需要个体化管理。

2. 一般情况下，需进行更长的距离转运到恢复室，必须在患者情况稳定后方能转运，且必须由实施麻醉或镇静/镇痛的医师陪同，并根据病情进行相关监测。

3. 严格确认离院指标：为确保患者安全，麻醉后恢复一般观察 1~3h，采用改良 Aldrete 评分，包括：①清醒程度；②活动能力；③血流动力学稳定程度；④氧合状态；⑤术后疼痛评估；⑥呼吸稳定与否；⑦术后恶心呕吐症状。每项评分 0~2 分，最高分 14 分，其中任何一项不得低于 1 分，如高于 12 分可出室。门诊患者由家属陪护离院，住院患者由专人送至科室与病房护士交接；离院后可双方联系；经麻醉医生及手术医生认可。

二、造影剂

（一）定义

为增强影像观察效果而注入（或服用）到人体组织或器官的化学制品。这些制品的密度高于或低于周围组织，形成的对比用某些器械显示图像。如 X 线观察常用的碘制剂、硫酸钡等。造影剂是介入放射学操作中最常使用的药物之一，主要用于血管、体腔的显示。

（二）分类

造影剂可分为两大类：原子量高、比重大的高密度造影剂和原子量低、比重小的低密度造影剂。

造影剂还可按药物的渗透压分类，即高渗、低渗和等渗三种。

（三）高危因素

1. 有造影剂过敏史和过敏体质，如：湿疹、荨麻疹、神经性皮炎、哮喘、食物及花粉过敏。

32

2. 严重心血管病患（如心功能不全、冠脉硬化、近期心肌梗死、长期心律不齐和严重高血压等）。

3. 严重肾脏疾病、严重肝脏疾病、严重糖尿病、严重肺部疾患（呼吸功能不全、肺动脉高压和肺栓塞等）。

（四）造影剂相关不良反应

1. 渗透性利尿、肾功能障碍患者应特别注意。建议在注射造影剂后对患者进行密切观察 20 分钟。

2. 心律失常和心肌缺血，原有心脏疾患的患者发生率较高。

3. 毒性反应，包括低血压、心动过速或心律失常。

4. 特异反应：过敏性休克和呼吸道水肿，可能迅速发展为气道梗阻和支气管痉挛。因此应配备良好的急救和复苏设备。

5. 肾衰，尤其是术前患有肾脏疾病的患者或糖尿病、黄疸、伴有肾脏血流减少心血管疾病和多发恶性骨髓瘤的患者，应避免使用造影剂。

三、CT 的麻醉

（一）CT 的原理和临床应用

CT 即电子计算机断层扫描，它是利用精确准直的 X 线束、γ 射线、超声波等，与灵敏度极高的探测器一同围绕人体的某一部位作一个接一个的断面扫描，具有扫描时间快，图像清晰等特点，可用于多种疾病的检查尤其对密度差异大的器质性占位病变的检查和定性诊断。

（二）麻醉前准备

1. 应了解患者的详细病史，制定相应的麻醉方案。

2. CT 扫描前应禁食，应注意有无头晕、出冷汗等低血糖症状。

3. 去除检查部位衣物包括带有金属物质的内衣和各种物品。

4. 扫描中可能要用碘造影，应注意有无造影剂过敏史和一些高危因素。

5. 部分患者由于疾病本身而无法行该项检查，如肿瘤压迫上呼吸道或腔静脉时。

（三）麻醉处理

1. 麻醉医生面临的主要问题：①检查过程中不易接近患者；②需要控制患者的体动。

2. 儿童或者不合作的成人（如脑外伤患者）需镇静或全麻以减少运动伪影。

3. 脑立体定位时，为了减少操作损伤邻近结构，需要在头部外周放置透射线的固定架，常需保留局麻复合深度镇静或全麻，疑有颅内高压的患者慎用深度镇静。

4. 全麻或镇静时，要注意气道管理和患者氧合情况的监测。

5. 急诊患者口服或鼻导管用造影剂时要考虑患者饱胃情况的存在。

6. 对镇静或麻醉状态下的患者经胃肠道给予对比显影时，往往通过鼻胃管注入，有发生误吸的风险。

（四）麻醉后管理

根据患者的情况、不同麻醉方式，做不同的处理，可参照手术室外麻醉后管理和手术室麻醉后管理。

四、MRI 的麻醉

（一）MRI 的原理和临床应用

MRI 检查是组织在强大的外部静磁场和动态磁场作用下成像 MRI 除了可观察静态的组织成像外，还可以检查血流、脑脊液流动、组织的收缩和舒展。

（二）患者筛查

1. 金属物品如剪刀、钢笔、钥匙、铁磁体听诊器、氧气筒等可以造成患者和工作人员的伤害。

2. 置入体内的含有铁磁性的生物装置或其他物品可能发生移位和功能异常，包括弹片、加强气管导管、植入式自动心脏除颤仪以及植入式生物泵，体内安装起搏器、动脉瘤夹闭的金属夹、血管内有金属丝和宫内金属节育环的患者是 MRI 的绝对禁忌证，妊娠前三个月的妇女应避免。

32

3. 某些眼部化妆品和文身会在扫描时造成伪影，有些永久性的眼线会造成眼睛的刺激。

4. 患者有义齿或正牙矫治器可能影响图像质量。

5. 计算器、手表、拷机和带磁条的信用卡均不能接近磁场。

（三）麻醉处理

MRI的麻醉处理的独特问题主要包括三个方面：①禁忌铁磁性物品进入检查室；②监护仪干扰；③患者压抑感和难以接近。

麻醉处理需注意：

1. 镇静或全麻均可用于MRI，如选用镇静则与CT相同，由于MRI扫描时间较CT长，通常需开放静脉便于间断或持续加用镇静药。

2. 由于患者扫描时几乎处于无法接近的情况下，气道管理较困难，多愿选择全麻气管内插管或放置喉罩。

3. 无论选择镇静或全麻，最好在MRI室外进行诱导，远离磁场的影响。

4. 患者的监护应同一般手术室内监护一样，但许多电子监护仪均受磁场干扰，使用前必须确认监护仪适用于MRI。

（四）麻醉中监测

在磁场附近没有一个监测仪是可靠的，每一个监测仪在MRI中应用前均应了解其监测能力。

（五）气道管理

1. 患者在MRI环境中时，麻醉医师应该提前制定一个计划，处理气道管理器械和常见的气道问题（例如，阻塞、分泌物、喉头痉挛、呼吸暂停和通气不足）。

2. 如果患者有气道阻塞（airway compromise），需制定更积极的气道管理策略。

3. 在MRI室中需有立即可用的备用气道设备。

4. 任何时候都应该有可用于患者气道的立即可用的吸引设备。

32

（六）MRI 后管理

1. 麻醉医师应该就患者的 MRI 后管理问题与放射科医师和其他人员合作。

2. 在 MRI 室接受镇静或麻醉的患者接受的麻醉后管理应该与医院其他区域所提供的一致。

五、神经放射学的麻醉

（一）神经放射学麻醉的特点

长时间的神经放射学检查患者难以忍受，且有些神经放射学检查需患者完全不动，故必须进行适当的麻醉处理。

（二）麻醉处理

检查诊断前应评估患者，除常规监测外有些患者需行有创性监测。浅镇静时，应当用鼻塞或面罩给氧，有条件时附加 $P_{ET}CO_2$ 监测。

（三）麻醉方法

如患者需要清醒评估神经系统，可采用浅镇静，包括：

1. 神经安定镇痛术用芬太尼加氟哌啶。

2. 异丙酚加阿片类。

3. 咪达唑仑加阿片类。

必要时可用全麻，处理原则与外科手术处理相同。

（四）术后管理

1. 待患者情况稳定，自主呼吸恢复良好，保护性反射恢复时，方可拔除气管导管。拔管时避免剧烈呛咳。

2. 患者必须由麻醉医生和外科医生一起转送至 ICU 或 PACU。

六、介入操作的麻醉

（一）麻醉准备和注意事项

1. 查看病历，观察患者的神志、瞳孔和其他体征；核对患者姓名和手术部位，了解病史和禁食情况。

2. 检查麻醉机。

32

3. 检查监护仪将其置于能被摄像头观察到的位置。

4. 准备麻醉诱导及维持药物和急救药物。

5. 准备气管插管用品。

6. 预先确定紧急救援时呼叫的上级麻醉医生，确认联系电话和途径。

7. 面罩充分吸氧，并完成各项监测包括 ECG、Cuff BP、SpO_2 等。

8. 术中尽量采用全凭静脉方法维持麻醉，避免过量使用肌松药物。

9. 注意防护射线的同时确保精确有效的麻醉监测。

（二）术后处理

1. 待患者情况稳定，自主呼吸恢复良好，保护性反射恢复时，方可拔除气管导管。拔管时避免剧烈呛咳。

2. 患者必须由麻醉医生和外科医生一起转送至 ICU 或 PACU。

3. 麻醉后甚至镇静后注意防止见低氧血症。

4. 如果患者出现烦躁，采用有效的对症处理方法。

（钟 琦 陈向东）

32

第三十三章

创伤和烧伤麻醉

一、创伤患者的初级评估

（一）创伤患者初级评估基本原则

1. 迅速、有序完成标准化的 ABCDE 评估程序。

2. 边评估病情边治疗处理危及生命的创伤。

3. 一旦发现病情恶化，立即重新评估 ABCDE。

4. 未明确病情之前，所有患者均需按颈椎损伤、饱胃、低血容量处理。

（二）创伤患者初级评估程序

1. 辨识创伤患者周围环境，消除可能导致创伤的危险隐患。

2. 气道（Airway）评估与处理：评估气道梗阻情况，呼吸困难、发声困难、喘鸣提示气道梗阻；清除气道内异物及分泌物；手法或颈托保护颈椎；建立可靠的气道。由简到繁选择建立可靠气道方法：

（1）提下颏，托下颌，面罩加压给氧。

（2）放置口咽通气道、鼻咽通气道。

（3）喉罩。

（4）气管插管。

（5）环甲膜穿刺或切开。

（6）气管切开。

3. 呼吸评估与处理（Breathing）：快速评估胸壁、

呼吸肌、肺的功能，有供氧条件的通过建立的可靠气道给氧。张力性气胸、大量血胸、肺挫伤是危及生命的损伤，特别是张力性气胸必须立即穿刺减压排气，大量气胸、血胸须快速行胸腔闭式引流。处理治疗结束须回顾评估呼吸。

4. 循环评估与处理（Circulation）

（1）评估：循环评估目的是判断组织是否氧合不足，特别是脑心肝肾重要器官。触诊动脉可以初步评估心率与血压，一般可触及动脉搏动对应收缩压为：颈动脉 60mmHg，股动脉 70mmHg，桡动脉 80mmHg，足背动脉 90mmHg 左右。有条件直接测量血压或建立动脉有创测压。评估毛细血管充盈时间是判断微循环快速有效的方法，大于 2 秒提示组织供血不足，失血性休克。观察尿量可协助评估循环。

（2）处理：迅速止血，并开放两条 18G 以上的静脉通道，抽血测量血红蛋白，进行交叉配血，积极进行液体复苏。复苏最初选择晶体液补充有效血容量，成人 1～3L，儿童 20ml/kg，除颅脑创伤外可行允许性低血压复苏。对于大量失血患者应当及时输注压积红细胞与新鲜血浆。必要时使用血管活性药物维持足够的灌注压。

5. 神经功能评估与处理（Disability）：Glasgow 昏迷评分是标准的具体定量神经功能评估方法。在创伤初级评估中需要快速有效评估时采用 AVPU 评分（Alert 警觉，Voice 对言语有应答，Pain 对疼痛刺激有反应，Unresponsive 无反应）。同时观察双侧瞳孔大小及对光反射。

6. 暴露与环境控制（Exposure）：最后需要快速暴露患者全身并完成全身快速扫描检查一次避免遗漏重要损伤，包括颈椎、背部脊柱、会阴部检查。检查完毕对患者进行保暖措施，防止低体温。

初级评估结束，ABCDE 稳定的状态下才可转运患者，并完成实验室检查，放射学检查与 B 超等检查。

二、特殊的损伤

(一) 颅脑创伤

所有患者均应高度怀疑合并颈椎损伤,麻醉时需保护并固定颈椎。麻醉中避免缺氧与低灌注以避免继发性大脑损伤。提倡快速顺序诱导气管插管控制呼吸。缺氧、低血压、低灌注 (高颅内压 ICP, 低平均均动脉压 MAP)、低血糖、发热、抽搐会增加死亡率。单独的颅脑损伤不会引起严重低血压,需要紧急排除其他部位出血。早期行钻孔引流脑脊液降低颅内压是保护脑灌注的有效方法。

(二) 胸部创伤

心脏和大血管破裂是即刻死亡的主要原因,早期死亡的原因包括呼吸道梗阻、心脏压塞或误吸。气胸分三种类型包括单纯性、张力性、开放性。其中张力性气胸是最凶险,必须快速于锁骨中线第二肋间穿刺排气。大量血胸行胸腔闭式引流,肺复张后可以止血。肺挫伤补液必须谨慎,液体负荷过重会加重肺水肿。肋骨骨折、连枷胸等损伤行有效镇痛可明显改善通气。气管插管全身麻醉是首选,并注意气道压力监测。心脏压塞必要时须行心包腔穿刺引流,心脏大血管损伤伴有严重低血容量性休克,行体外循环麻醉更安全。

(三) 腹部创伤

是最常见的损伤部位,常有隐蔽出血,评估较困难,反复重新评估很重要。腹部贯通伤一般应在全身麻醉下行探查术。腹部钝性伤最凶险的是肝脾破裂,伴有腹腔内大量不凝血。人工压迫可以减慢出血为液体复苏赢得时间,或者探查术前行介入栓塞术可明显减少术中大出血。怀疑泌尿系统损伤应留置 Foley 导尿管,并行肾-输尿管-膀胱造影检查。

(四) 肢体与脊柱创伤

骨科创伤治疗原则是止血、制动、止痛、抗感染。

33

脂肪栓塞可以发生在骨盆骨折和长骨骨折。预防外周出血可降低早期死亡率。肢体伤口感染是晚期死亡的原因之一，尽早治疗可降低晚期肢体功能障碍的发生率。四肢出血首选直接压迫，牵引和制动能够减少出血。止血带是在其他方法无效时才采用，并需要定时松解。患肢出现疼痛、水肿、感觉减退、肌无力高度怀疑骨筋膜室综合征，早期筋膜切开减压术可有效保护患肢。关节附近的任何伤口均应认为是开放性。所有患者预防破伤风不可缺少。麻醉可根据实际情况选择全身麻醉或区域阻滞。

三、儿童创伤患者

（一）儿童创伤与成人的救治原则相同，但存在解剖结构差异（尤其是气道）和生理差异及心理差异。

（二）儿童创伤即使有出血生命体征也能维持稳定，故不可低估儿童创伤。

（三）儿童头部和舌体较大，喉头较高，会厌较大，环状软骨是气道中最狭窄的部位。尤其是年龄小于 4 岁的患儿优先选用无气囊的气管插管。儿童体表面积与体重的比值大，应尽量减少暴露，预防低体温。

（四）吞气症在呼吸窘迫的小儿中较为常见，常致胃扩张可使呼吸功能受限，胃肠减压可有效控制不良影响。

33

（五）对不能建立静脉通道的儿童可选择胫骨骨髓腔输液。

四、妊娠妇女创伤

（一）所有育龄妇女创伤均按妊娠妇女创伤考虑。

（二）创伤复苏优先考虑母亲的复苏，母亲复苏的同时也在复苏胎儿。

（三）妊娠妇女创伤处理原则相同，检查不可遗忘阴道检查、测量宫底高度、检查有无宫底压痛、监测胎儿心率。

（四）创伤会导致子宫激惹及早产。除创伤大出血外，妊娠妇女子宫破裂（部分或全部）、胎盘剥离可导致严重的大出血。妊娠妇女转移和检查时左侧卧位可减少子宫压迫下腔静脉，缓解休克。

（五）复苏成功胎儿稳定可继续保胎治疗。复苏成功胎儿再次出现窘迫或妊娠妇女复苏失败濒死则须对24周以上胎儿行剖宫产术。

五、重大烧伤

（一）严重烧伤患者体液、蛋白质、体热严重丢失，伴全身炎症反应继发感染。烧伤24小时内血容量大量丢失致低血容量性休克，24小时液体复苏后由于全身炎性反应综合征则表现为感染性休克。

（二）严重烧伤处理方案是：隔离烧伤源，完成ABCDE初级评估与治疗，评估烧伤面积，建立良好的静脉通道，尽早进行液体复苏，预防低体温。

（三）烧伤患者早期死亡原因包括气道梗阻，呼吸衰竭，休克；晚期死亡原因包括肾衰竭，败血症，多器官功能衰竭。

（四）密闭空间失火或伴有口周、脸、鼻、头发烧伤、声音嘶哑、吞咽口腔分泌物困难、咳嗽、喘鸣痰中有灰迹、呼吸困难的患者高度怀疑吸入性气道烧伤。早期气管插管并保留至复苏后对需转运患者、病情严重患者至关重要。

33

（五）烧伤评估烧伤面积常用九分法。评估烧伤面积比烧伤程度更为重要。

（六）烧伤后第一个24小时内输入晶体液2~4ml/kg×烧伤面积%，前8小时内输入液体总量的1/2，后16小时内输入液体总量的1/2，牢记每日补充生理需要量，计算的液体量只能作为指导，具体根据复苏效果评估。

（七）麻醉注意事项

烧伤后尽量选用非去极化肌松药，在烧伤即刻血钾不高可以使用去极化肌松药。氯胺酮是烧伤患者镇静镇痛的首选。烧伤患者药物需求量可能增加数倍。保护体温是烧伤复苏的保障。

（王　洁　陈向东）

33

输 血

一、输血治疗的适应证

(一) 贫血

1. 血红蛋白 (Hb) 和血细胞比容 (Hct)

Hb > 10g/dl 的患者围手术期不需要输注红细胞。以下情况需要输注红细胞:

(1) Hb < 7g/dl;

(2) 术前有症状的难治性贫血患者: 心功能Ⅲ~Ⅳ级, 心脏病患者 (充血性心力衰竭、心绞痛) 及对铁剂、叶酸和维生素 B_{12} 治疗无效者;

(3) Hb 在 7~10g/dl 之间, 关键取决于心功能、肺功能和代谢率 (氧耗量) 及年龄因素, 即年龄 > 70 岁, 患有冠心病、脑血管病、发热及高代谢患者, 补充监测指标为:

1) 相对心动过速, HR > 110~130 次/分;

2) MAP < 60mmHg, 但在冠心病、脑血管病和高血压患者 MAP < 70~80mmHg;

3) 心电图 ST 断下降 > 0.1mV 或抬高 > 0.2mV;

4) 氧合参数: 混合静脉血氧分压 (P_VO_2) < 32mmHg, 氧摄取率 (O_2ER) > 50%, 混合静脉血氧饱和度 (S_VO_2) < 50%, 氧耗量 (VO_2) > 10%。

2. 病因

（1）生成减少：骨髓抑制或营养不良；

（2）丢失增加：出血；

（3）破坏：溶血。

3. 估计血容量（BV）

（1）术中输血：取决于红细胞丢失量，可通过测量吸引瓶内血量，称量用后的纱布，检查手术单上的失血而粗略估计。

（2）估计可容许的失血量（EABL）可通过下列公式计算：

$$EABL = \left[(Hct_{术前} - Hct_{容许值})(Hct_{术前} - Hct_{容许值})/2 \right]$$

（3）估计输血量可通过下列公式计算：

$$输血量 = \left[(Hct_{所需水平} - Hct_{目前水平}) \right]/Hct_{输入血}$$

（二）血小板减少

血小板数量减少或功能异常伴异常渗血。血小板计数 $>100 \times 10^9/L$，不需要输血小板。以下情况需要输血小板：

1. 术前血小板计数 $<50 \times 10^9/L$，应考虑输注血小板（产妇血小板即使 $<50 \times 10^9/L$ 而不一定输注血小板）。

2. 血小板在（$50 \sim 100 \times 10^9/L$ 之间，应根据是否有自发性出血或伤口渗血决定是否输血小板。

3. 如术中出现不可控性渗血，经实验室检查确定有血小板功能低下，输血小板不受上述指征的限制。

4. 血小板功能低下（如继发于术前阿司匹林治疗）对出血的影响比血小板计数更重要。手术类型和范围、出血速率、控制出血的能力、出血所致的后果以及影响血小板功能的相关因素（如体温、体外循环、肾衰、严重肝病等），都是决定是否输注血小板的指征。

（三）凝血疾病

1. 凝血因子缺乏或凝血时间延长的患者使用新鲜冰冻血浆（FFP）的指征

（1）PT 或 APTT > 正常 1.5 倍或 INR > 2.0，创面弥漫性渗血；

（2）患者急性大出血输入大量库存全血或浓缩红细胞（出血量或输血量相当于患者自身血容量）；

（3）病史或临床过程表现先天性或获得性凝血功能障碍；

（4）紧急对抗华法林的抗凝血作用（FFP：5～8ml/kg）。

2. 出血患者输注冷沉淀的指征

纤维蛋白原浓度 > 150mg/dl，一般不输注冷沉淀。以下情况应考虑输冷沉淀：

（1）存在严重伤口渗血且纤维蛋白原浓度 < 80～100mg/dl；

（2）存在严重伤口渗血且已大量输血，无法及时测定纤维蛋白原浓度；

（3）儿童及成人轻型甲型血友病、血管性血友病、纤维蛋白原缺乏症及凝血因子Ⅷ缺乏症患者；

（4）纤维蛋白原浓度应维持在 100～150mg/dl 之上，应根据伤口渗血及出血情况决定补充量。

二、凝血功能检查

（一）活化的部分凝血活酶时间（APTT）

1. APTT 是检查内源性凝血因子的一种过筛试验，正常参考值为：22～36s。

2. APTT 延长的意义：血浆凝血因子Ⅷ、Ⅸ和Ⅹ缺乏，凝血酶原（因子Ⅱ）、因子Ⅴ和Ⅹ和纤维蛋白原缺乏；纤溶力增强。

3. APTT 缩短的意义：高凝状态；血栓性疾病等。

（二）凝血酶原时间（PT）

1. PT 是检查外源性凝血因子的一种过筛试验，正常参考值为：12～16s。

2. PT 延长多见于先天性凝血因子Ⅱ、Ⅴ、Ⅶ、Ⅹ缺乏症和低纤维蛋白原血症；DIC；血液循环中有抗凝物质。

3. PT 缩短多见于先天性因子Ⅴ增多症、高凝状态和血栓性疾病。

34

（三）国际标准化比值（international normalized ratio，INR）

1. INR 是患者 PT 与正常对照 PT 之比，正常参考值为：0.8~1.2。

2. INR 增高或减少的意义同 PT。

3. INR 可用来指导口服抗凝剂的用量，如房颤患者的 INR 建议保持在 2.0~3.0。

（四）纤维蛋白原（凝血因子Ⅰ）

1. 纤维蛋白原的正常参考值为：2~4g/L；

2. 纤维蛋白原增加见于生理情况下的应激反应、妊娠晚期，及其他疾病状态。

3. 纤维单元原减少主要见于 DIC、原发性纤溶亢进、重症肝炎、肝硬化和溶栓治疗时。

（五）D-二聚体

D-二聚体滴度升高对于原发性纤溶和 DIC 较特异，也可见于深静脉血栓形成、肝病或术后 48h 内。

（六）血小板计数

1. 血小板计数的正常参考值为：$100~300 \times 10^9/L$。

2. 血小板计数 $>400 \times 10^9/L$ 即为血小板增多，原发性血小板增多常见于骨髓增生性疾病，其他情况见于急慢性炎症。缺铁性贫血及癌症，一般不超过 $500 \times 10^9/L$，脾切除术后常 $>600 \times 10^9/L$，随后会缓慢降至正常。

3. 血小板计数 $<50 \times 10^9/L$ 即为血小板减少，常见于血小板生成障碍，破坏增多，消耗过度如 DIC。

（七）激活凝血时间（ACT）

1. ACT 是改良的全血凝固时间检测方法，正常值为：90~130 秒。

2. 在手术室检测肝素治疗时有用。

（八）血栓弹力图（TED）

TED 是一项以仪器命名的技术，已用于临床分析凝血功能的异常，通过测量血块的形成和强度，可提供凝血因子、纤维蛋白水平和血小板的有关信息。

三、血型的鉴定和交叉配型

（一）供血者和受血者血型鉴定

1. 通过红细胞表面 ABO 系统和 Rh 系统进行抗原抗体反应筛选出。直接交叉配型试验是直接将患者血浆与供体红细胞混合。

2. B 型血的人血清中含有抗 A 抗体，A 型血的人血清中含抗 B 抗体。

3. O 型血的人有抗 A 和抗 B 抗体，既无 A 又无 B 表面抗原，可供红细胞给任何血型的人，是万能供红细胞者。

4. AB 型血的人血清中不含抗 A 和抗 B 抗体，可以接受任何血型的红细胞。

（二）Rh 表面抗原

1. 存在该抗原是 Rh 阳性血（Rh＋），反之为 Rh 阴性血（Rh－）。

2. Rh（－）患者接受 Rh（＋）血，体内将会产生抗 Rh 因子的抗体。初次暴露不会成为问题，再次暴露将会导致溶血。

3. 抗 Rh 抗体是 IgG，能自由通过胎盘。如果 Rh（－）的母亲体内产生了 Rh 抗体，这些抗体会被传递给胎儿，如果胎儿是 Rh（＋）血，将会发生严重溶血反应。

4. RHO- 免疫球蛋白是一种 Rh 阻断抗体，能阻止 Rh（－）患者体内产生抗 Rh 抗体，适用于接受 Rh（＋）血的 Rh（－）患者或是分娩 Rh（＋）胎儿的 Rh（－）妊娠妇女。推荐剂量是每输注 15ml 的 Rh（＋）血肌注 RHO- 免疫球蛋白 300μg。

（三）其他抗原如 Kell、Kid、Duffy 或 Lewis 抗原

（四）如需要紧急输血

若患者血型已知，如果无特定型血可用，紧急情况下应输注 Rh（－）O 型血【男性患者还可接受 Rh（＋）O 型血】。

34

四、成分输血

（一）概述

1. 压缩红细胞（PRBC）对血容量正常的成人输注一个单位 PRBC（Hct70%，250ml）可使 Hct 增加 2% ~ 3% 或 Hb 增加 0.5g/dl。PRBC 输注必须保证 ABO 相容性。

2. 血小板每单位血小板可使人增加约（5 ~ 10）× 10^9/L 血小板数量。输注 ABO 相匹配的血小板可使血小板计数更多，但不一定要输入 ABO 相匹配的血小板。

3. 新鲜冰冻血浆（FFP）FFP 10 ~ 15ml/kg 通常可增加血浆凝血因子正常值的 30%，是达到正常凝血效果所需的最低水平。迅速逆转华法林只需 FFP 5 ~ 8ml/kg 状态。输注 FFP 必须保证 ABO 相容性。

4. 冷沉淀物由 FFP 制备，含有浓缩的Ⅷ、ⅩⅢ因子、纤维蛋白原、Von Willebrand 因子和纤维连接蛋白。每 7 ~ 10kg 体重使用 1 单位冷沉淀物，可使无大量失血的患者纤维蛋白原水平增加 50mg/dl。ABO 相容性在输注时并不严格要求。

（二）技术处理

1. 液体相容性

（1）血制品不能与 5% 的葡萄糖或乳酸林格液一起输注，前者会引起溶血，后者因含有钙导致血块形成。

（2）0.9% 生理盐水、5% 白蛋白和 FFP 均可与红细胞同时输注。

2. 血液滤过器所有血制品输注均应使用血液滤过器，标准的血液过滤器（170 ~ 200μm）可将其中的碎片滤过。无论是血库还是床旁的血液过滤均可减少血液中的白蛋白。

（三）大量输血

24h 内接受 10 个单位及以上红细胞，或输注量等同于患者的基础血容量。

1. 保持每输注 2 个单位 PRBCs 配伍一个单位 FFP 的

34

比例（2∶1），同时输注适量的晶体和胶体液扩容，是经历时间检验的红细胞和凝血因子替代方法。

2. 当出血量达到相当于基础血容量时，及早输注血小板及考虑抗纤溶治疗可能有益。

（四）血液替代品目前还没有任何一种物质可广泛用于临床

五、血浆代用品

市场上多种胶体液可供选择，但主要缺点是在于价格不菲、潜在的变态反应及对凝血功能的影响。

（一）白蛋白

5%等张溶液和20%或25%高张溶液，血管内半衰期为10～15天。

（二）右旋糖酐

右旋糖酐40和右旋糖酐70是大分子聚多糖。右旋糖酐在体内可被代谢和排出，半衰期较短（2～8小时）。

（三）羟乙基淀粉

在体内由血浆淀粉酶降解。70kg的成年患者，每天接受羟乙基淀粉500～1500ml可很好耐受。类过敏反应很少见。

六、药物治疗

（一）促红细胞生成素

可用于择期手术前增加红细胞的生成。术前应用还应补充铁剂。术前常用方案如下：

1. 术前10天开始每天皮下注射300IU/kg，持续15天。

2. 术前3周开始每周皮下注射600IU/kg。

（二）血管加压素（DDAVP）

是一种抗利尿激素，用于治疗轻型血友病A，血管性血友病以及尿毒症继发性血小板减少。用法如下：

1. 使用剂量为0.3μg/kg，若48小时内用药剂量过大，则会引起快速耐药。

2. 静脉注射应缓慢，以免循环波动。

34

（三）拟赖氨酸抗纤溶药

氨基己酸和氨甲环酸都是抗纤溶药。

1. 氨基己酸的适应证包括：

（1）血友病患者拟行牙科手术前预防性用药；

（2）减少前列腺手术术中的出血；

（3）纤溶亢进时减少出血；

（4）心脏手术中常规应用减少术后胸腔引流量。

2. 氨基己酸的临床应用成人　先用5g负荷剂量经1小时静脉注射，随后1～2g/kg。

（四）抑肽酶

丝氨酸蛋白酶抑制剂，可有效减少心肺转流后的出血。

七、保存和采血技术

（一）自体血

1. 自体血的采集通常于术前6周开始，优点在于能显著减少异体血的输注量。

2. 要求Hb至少为11g/dl，每次采集至少间隔3天并且在术前72小时停止采集。

3. 合并主动脉瓣严重狭窄或不稳定型心绞痛的患者不应进行此项操作。

4. 为使红细胞再生，采集自体血患者应补充铁剂。

（二）等容血液稀释

术前或术中将患者的静脉切开，直接采取一个或多个单位的新鲜全血，辅以自体或胶体液输注以代偿减少的血容量，待手术出血停止后再将这些自体血回输给患者。

1. 尤其适用于术中血小板功能受到影响的患者（心肺转流术后）。

2. 手术出血量较多时，应先回输自体血，再输异体血。

（三）术中的自体血回输（cell saver）

1. 回收后的成品是Hct介于50%～70%的红细胞悬液，其中并不含血浆、凝血因子及血小板。

2. 只适用于清洁术野和施行肺肿瘤手术的患者。

八、输血治疗的并发症

（一）输血反应

1. 急性溶血性输血反应

发生于患者血型与输注的血制品 ABO 血型不匹配时，患者体内产生了抗供血者红细胞抗原的抗体，并与之结合生成抗原抗体复合物。

（1）该复合物激活补体系统和免疫系统，可能导致休克。

（2）反应发生迅速，症状体征包括发热、胸痛、焦虑、背痛和呼吸困难。全身麻醉可能掩盖部分症状，但仍有发热、低血压、血红蛋白尿、无法解释的出血及血细胞输注后持续的 Hct 下降。

（3）处理原则如下

1）停止输注；

2）迅速核实患者身份信息和输注血型；

3）重新抽取患者血样与输注的血制品一同送至血库进行再次交叉试验；

4）如必要，给予液体复苏和缩血管药以维持循环稳定；

5）如必须输血，给予 O 型 Rh（-）红细胞和 AB 型新鲜冰冻血浆；

6）肾功能支持：先纠正低血容量，再利尿；

7）注意有无 DIC 发生的征象，予以对症处理；

8）抽血进行 Coombs 试验。

2. 延迟性溶血性输血反应

血制品中不重要抗原（如 kidd）不匹配引起的，表现为血管外溶血，可发生于输注后 2 天至数月后。

（1）可无自觉症状，或轻微症状，可出现贫血或黄疸。

（2）实验室检查结果为直接抗球蛋白试验阳性，高胆红素症。

34

（3）治疗原则：纠正贫血。

3. 发热性非溶血性输血反应（FNHTR）

最常见的输血反应，红细胞输注中发生率约1%，在血小板输注中发生率30%。

（1）机制是患者体内产生了抗血细胞制品中白细胞的抗体。

（2）症状和体征表现为发热、寒战、心动过速、不适感、恶心和呕吐。

（3）高危患者输注前先给予对乙酰氨基酚或氢化可的松（50～100mg静脉注射），并减缓输注速度。

4. 输血变态反应

血浆中蛋白质与受血者体内抗体发生免疫反应，发生率1%～3%。

（1）荨麻疹伴瘙痒和红斑最为常见，偶发支气管痉挛或变态反应。

（2）治疗原则包括停止输注，排除更严重反应，予以抗组胺药物（苯海拉明50mg静脉注射和雷尼替丁50mg静脉注射），对于反应较重患者还应给予类固醇激素（甲泼尼龙80mg静脉注射）。

5. 输注相关性急性肺损伤（TRALI）

可发生于红细胞、FFP、冷沉淀或血小板输注后，造成患者严重呼吸功能不全。

（1）输注红细胞TRALI发生率1∶5000，输注血小板和FFP时发生率更高。

（2）症状和体征包括发热、呼吸困难、低氧血症、低血压以及输注4h内出现肺水肿。

（3）临床难以鉴别TRALI和ARDS，治疗原则同ARDS相近，即对症支持治疗。

6. 移植物抗宿主反应（GVHD）

少见，但致命。由供血者血制品中具有免疫活性的淋巴细胞攻击受血者的淋巴系统引起。

（1）症状可能在输注后4～30d出现，主要表现为发热，全身性斑疹样斑丘皮疹，其他症状有厌食、呕吐、

34

腹部疼痛和咳嗽。

（2）缺乏有效治疗手段，预防尤为重要。

（二）输血的代谢并发症

1. 快速输血带来血钾（K^+）浓度的改变。

2. 枸橼酸盐作为血液保存的抗凝剂可与钙结合，快速输血可降低钙离子水平。

3. 酸碱状态 库血由于红细胞代谢产物的堆积呈酸性，但该酸负荷对患者影响有限，大量出血所致的低灌注导致酸中毒严重得多，可通过液体复苏纠正。大量输血后反而引起碱中毒。

（三）输血的感染性并发症

1. 肝炎 乙型肝炎和丙型肝炎。

2. 人类免疫缺陷病毒（HIV）。

3. 巨细胞病毒（CMV）。

4. 西尼罗河病毒（WNV）。

5. 细菌性脓毒血症罕见。

（四）输血引起的免疫抑制

异体血的输注能抑制受血者的免疫系统。

九、围手术期凝血功能异常

（一）大量输血的凝血疾病

假定患者基础凝血功能、血小板计数和功能均无异常，接受不到 1～1.5 倍血容量的大量输血很少出现凝血疾病。

1. 血小板减少 大量输血后术野的广泛渗血和凝血块难以形成，至少部分与血小板减少有关。血小板 > $50 \times 10^9/L$ 时不易发生出血，若失血达到或超过基础血容量，应给予补充血小板，维持血小板在 $50 \times 10^9/L$ 左右。

2. 凝血因子 大量输血造成的凝血因子缺乏主要是纤维蛋白原和不稳定因子（V因子、Ⅷ因子和Ⅸ因子）水平下降。只有纤维蛋白原低于 75mg/dl 时才发生出血。不稳定的凝血因子以 FFP 的形式输注，6 个单位血小板

34

含有的凝血因子大致与一个单位的 FFP 相当。冷沉淀中浓缩的纤维蛋白原可用于容量负荷过多不能耐受 FFP 输注的患者。

（二）弥散性血管内凝血（DIC）

机体凝血系统广泛异常激活。病理生理基础是凝血酶过多形成，导致血管内纤维蛋白大量形成，伴有血小板激活、纤溶亢进和凝血因子的耗竭，导致出血。

1. 诱因　感染、休克、创伤、妊娠并发症（如羊水栓塞、胎盘早剥或感染性流产）、烧伤、脂肪栓塞和胆固醇栓塞。广泛颅脑损伤也可引起 DIC。肝硬化、主动脉夹层和恶性肿瘤会引发慢性 DIC。

2. 临床表现　皮肤稍微瘀点、瘀斑、静脉穿刺部位出血以及手术切口渗血。DIC 的这些出血表现最明显，但是微血管内和大血管内血栓形成更为常见、更难处理且更常致命。DIC 过程释放的缓激肽可引起低血压。

3. 实验室检查　D-二聚体升高；纤维蛋白原降解产物（FDPs）增加；PT 和 APTT 显著延长，纤维蛋白原和血小板计数持续降低。

4. 治疗原则　治疗诱因和输注合适的血制品（如FFP、血小板和冷沉淀物）以纠正出血。

（三）慢性肝脏疾病

除Ⅷ因子和 vWF 由内皮细胞产生，其余凝血因子均是由肝脏产生。肝功能不全患者的凝血因子生成减少而清除活化凝血因子的能力下降。

（四）维生素 K 缺乏

肝脏产生众多凝血因子需要维生素 K 的参与，人体自身无法合成维生素 K，任何影响维生素 K 吸收的因素存在都可导致凝血异常和 PT 延长。可皮下注射维生素 K 10mg，持续 3 天。如需尽快纠正 PT，则可给予 FFP 5 ~ 8ml/kg。

（五）药物干预

1. 肝素使 APTT 延长，若无后续药物追加，其抗凝效应约4h后被逆转。天然拮抗剂鱼精蛋白可更快逆转肝素的抗凝作用。

2. 低分子肝素分子量 2000 ~ 10 000Da 之间，不会延长 PTT。半衰期比肝素的长，且鱼精蛋白不能完全逆转其效应，如需快速逆转其抗凝效应可输注 FFP。

3. 华法林使 PT 和 INR 都延长，药物半衰期 35h，如需快速逆转其抗凝效应可给予 FFP 5 ~ 15ml/kg，若只单纯给予维生素 K（2.5 ~ 10mg 静脉或皮下注射），其抗凝效果的逆转需 6 小时或更长。

4. 血小板抑制剂阿司匹林和非甾体抗炎药（NSAIDs）

（1）阿司匹林：通过干扰环氧合酶抑制血小板聚集，抑制效应可持续整个血小板的自身生存时间（10天），其他 NSAIDs 停用后 3 天内其抑制作用可消失。

（2）双嘧达莫（双嘧达莫）使血小板 cAMP 增加从而抑制血小板聚集。

（3）噻氯吡啶和氯吡格雷通过抑制 ADP 介导的血小板聚集发挥抗凝作用。

（4）阿昔单抗。

（5）快速逆转血小板抑制剂的抗凝作用，需输注血小板。

5. 溶栓剂 组织纤溶酶激活剂和链激酶通常禁用于围手术期。如在溶栓后需要进行急诊手术，可用氨基己酸和氨甲环酸逆转，另外可给予 FFP 或冷沉淀输注。

十、特殊患者的处理原则

（一）血友病 A 和血友病 B

罕见，几乎只见于男性患者。在男性的发病率分别为 1∶10 000 和 1∶10 0000。

1. 临床表现患者儿童期受创伤会出现关节积血和软组织血肿。PTT 明显延长，PT 和血小板计数正常。

2. 治疗应该与患者的血液科医师沟通。Ⅷ因子治疗血友病 A，可使术前活性达 25% ~ 100%。Ⅸ因子治疗血友病 B，可使术前活性达 30% ~ 50%。

34

（二）血管性血友病（von Willebrand 病）

是 vWf 因子缺乏或异常所致。是最常见的遗传性出血性疾病，发病率 1%～2%，常染色体显性遗传。有三种亚型。

1. 临床表现　表现形式多样，通常患者易出血，瘀斑，黏膜表面易出血。实验室检查通常显示出血时间延长。

2. 治疗根据分型不同而异，建议与血液科医师沟通讨论治疗方案。

（三）镰状细胞性贫血

1. 临床表现　镰状细胞危象的典型表现为剧烈的胸痛或腹痛、发热、心动过速、白细胞增多和血尿。

2. 麻醉处理　避免诱使红细胞发生镰状样改变的因素（低氧、低温、酸中毒或低血容量）。术前输血使患者 Hct 达 30% 左右可有效防止术后并发症的发生。

（四）耶和华见证人教派的患者

患者因宗教信仰拒绝接受输血或血液制品治疗，即使有可能付出生命的代价。麻醉医师有义务与患者就宗教信仰与输血治疗方案进行充分的沟通，并记录在案。

（五）重组 Ⅶα 因子（rFⅦα）

重组 Ⅶα 因子（rFⅦα）获 FDA 批准用于治疗体内有抗Ⅷ因子和抗Ⅸ因子的血友病。

（刘慧敏　夏中元）

34

第三篇

围手术期问题

第三十五章

术后恢复室

一、概述

大多数患者都会经历一个平稳的麻醉苏醒期，但术后突发的且危及生命的并发症随时可能发生。麻醉后恢复室（PACU）可在患者从麻醉状态到完全清醒，以及最后被送回普通病房之前提供良好的密切监测和处理。PACU 通常由一个包括麻醉医生/护士和急救人员在内的专业队伍组成。它紧邻手术室（OR），并有 X 线检查和实验室设备。必须准备好用于常规处理（氧气、吸引装置、监测系统）和进一步生命支持（呼吸机、压力换能器、输液泵、心肺复苏抢救车）的药物和设备。

二、入 PACU

（一）转送

患者应在麻醉医生的直接监视下从手术室送到 PACU，最好将床头抬高或将患者置于侧卧位以保证气道通畅。面罩给氧以对抗可能发生的通气不足、缺氧性通气驱动降低和弥散性缺氧。对于那些需要接受血管活性药物治疗的循环不稳定的患者，如果麻醉医生认为必要，在护送过程中需给予心电图、心率、血压和血氧饱和度监测。

（二）记录单

患者到达 PACU，即刻记录生命体征。麻醉医生应向 PACU 工作人员提供完整的记录单，并等到 PACU 工作人员完全接管患者后方可离开。同时，麻醉医生还应将患者的一些必要情况向 PACU 主要负责人直接汇报。这份记录单应包括麻醉和手术过程中的所有情况及谁将进行最后的术后护理。

（三）记录单包括的内容

患者的身份、年龄、手术方法、诊断、既往史摘要、服药史、过敏史、术前生命体征的变化。应记载的特殊情况包括失聪、心理问题、语言障碍，以及对感染的预防。血管内留置导管的位置和型号、深度。

麻醉前用药、抗生素、麻醉诱导和维持用药、麻醉性镇痛药、肌松药、催醒药、血管活性药，以及所给予的其他相关药物。

手术过程中的真实情况：对于手术中出现的问题（如止血是否完善、引流管的处理、体位受限）必须告知 PACU 工作人员。

麻醉过程：特别是可能影响患者术后早期恢复过程的问题，如：实验室的化验值、静脉穿刺困难、插管困难、术中血流动力学不稳定和心电图变化。液体平衡情况：包括输液量和种类、尿量以及估计失血量。

三、监测

应对患者的意识、呼吸和外周灌注进行严密监测。对于普通患者，护士与患者的比例为 1:2 或 1:3；对既往有重要疾病史、术中出现严重并发症的高危患者，护士与患者的比例为 1:1。需根据患者的病情定时监测和记录生命体征。标准监测包括用阻抗体积描记器测定呼吸频率、连续监测心电图、手动或自动血压监测、脉搏血氧仪和体温监测，动脉内置管可在血压很低的情况下连续测定患者血压而且有助于采集血液样本。对原因不明的血流动力学不稳定患者，需要给予血管活性药物时，

35

可考虑中心静脉或肺动脉置管。如果患者的恢复时间延长或者需监测的项目增多，应将患者转入重症监护病房（ICU）。

四、总体并发症

由于 PACU 中患者组成和并发症的定义不同，并发症发生率也不相同。对于本身不存在严重疾病的患者，并发症发生率相差无几。在 PACU 内，呼吸系统和循环系统的并发症是最常见的。

五、呼吸和气道并发症

呼吸系统的并发症主要包括低氧血症、通气不足、上呼吸道梗阻、喉痉挛和误吸。

（一）低氧血症

全身麻醉时可抑制缺氧性和高二氧化碳性呼吸驱动，减少功能残气量。这些变化可持续到术后一段时间，易导致通气不足和低氧血症。由于通过面罩吸氧可延迟脉搏氧饱和度所检测出的通气不足，因此并不建议所有的术后患者都预防性吸氧，是否应该吸氧应根据患者的自身的需要。低氧血症的表现有呼吸困难、发绀、意识障碍、躁动、迟钝、心动过速、高血压和心律失常。在对这些症状给予治疗之前首先要排除低氧血症。引起低氧血症的原因包括：

1. 肺不张　及随后的肺内通气血流比的变化，这通常是因为全麻导致的功能残气量下降。对于肥胖经历胸部、上腹部手术的患者，功能残气量会下降更多，从而进一步加重肺不张。单纯施行硬膜外麻醉时不会引起肺不张。深呼吸和多次测量肺容量可以使萎陷得肺泡再次快速扩张。无创性机械通气也可以改善肺不张。偶尔低氧血症可能持续存在，胸部 X 线片显示肺段或肺叶萎陷。胸部物理治疗和（或）纤维支气管镜检查有助于使不张的肺叶再膨胀。

2. 通气不足　可由于肺泡萎陷引起低氧血症和肺泡

35

中二氧化碳张力增加。

3. 弥散性缺氧　可能发生在全身麻醉苏醒期快速洗出氧化亚氮时，面罩吸入高浓度氧气可预防低氧血症。

4. 上呼吸道梗阻与气道和舌反射不健全有关。

5. 支气管痉挛　可能引起通气不足、二氧化碳蓄积和低氧血症。

6. 误吸胃内容物。

7. 肺水肿　可能是由于心力衰竭或肺毛细血管通透性增加所致。心源性水肿多发生于有心脏疾病史的患者，其特点为低氧血症、呼吸困难、端坐呼吸、颈静脉怒张、喘鸣、第三心音奔马律。可能是由于液体超负荷、心律失常、心肌缺血诱发的。应进行查体、胸部 X 线片、动脉血气分析和 12 导联心电图检查。应及时请心脏科医生会诊，特别是不稳定心绞痛和急性瓣膜疾病需进行创伤性处理时。主要采用正性肌力药、利尿药、血管扩张药。无创性机械通气的使用可以在药物治疗有效果前，在免于气管插管的情况下，有效改善低氧血症。"通透性"肺水肿可发生于脓毒症、头部外伤、误吸、输血反应、过敏反应、上呼吸道梗阻，其特点为低氧血症，而无左室超负荷现象。急性呼吸衰竭的进一步治疗一般需在 ICU 进行。

8. 气胸　可能导致通气不足、低氧血症和血流动力学不稳定。

9. 肺栓塞　在术后即刻很少发生。在深部静脉血栓形成、癌症、多发伤和长期卧床的患者发生不明原因的低氧血症时，进行鉴别诊断时应考虑肺栓塞。

（二）通气不足

其特点是分钟通气量下降，可导致高碳酸血症、伴急性呼吸性酸中毒。严重时可导致低氧血症、二氧化碳麻醉，最终导致不呼吸。面罩吸氧可掩盖早期的通气不足，所以仅有在呼吸空气的情况下，才可以用脉搏氧饱和度作为监测通气不足的指标。因此监测术后患者的通

35

气状况不应仅仅依赖血氧饱和度。术后通气不足的原因可分为两类。

1. 通气驱动降低。

（1）所有吸入的卤族麻醉药均可抑制通气驱动，残余的低浓度挥发性麻醉药可导致术后通气不足。阿片类药也是强效的呼吸抑制剂。麻醉性镇痛药过量的患者可有明显的痛觉消失，呼吸频率减慢，如不予刺激则会有不呼吸的倾向。大剂量的苯二氮䓬类药物也可能抑制通气驱动。处理与麻醉有关的通气不足最安全的方法为继续机械通气，直到呼吸恢复为止。另外也可以考虑用药物逆转。

1）阿片类药物引起的通气不足可用纯 μ 受体拮抗药纳洛酮拮抗。分次静注 $40 \sim 80\mu g$ 直到效果产生。$1 \sim 2$ 分钟即可逆转，并持续 $30 \sim 60$ 分钟。纳洛酮可引起明显的副作用包括疼痛、心动过速、高血压、肺水肿、迟发性再吗啡化，我们需要加强监测。

2）苯二氮䓬类药物引起的通气不足可用氟马西尼拮抗。静注 $0.2mg$，5 分钟内根据效应可以给 $1mg$，最大量为 $5mg$。$1 \sim 2$ 分钟起效，$6 \sim 10$ 分钟产生峰效应。由于氟马西尼的半衰期短，为防止再镇静必须加强监测。对于长期使用苯二氮䓬类的患者，应小心使用以防发生惊厥。

（2）较少见的是在颅内、颈动脉手术、脑外伤、术中脑卒中导致的通气驱动受损。

2. 肺和呼吸肌功能不足。

（1）术前存在的呼吸系统疾病：是发生呼吸系统并发症的最重要的危险因素。慢性阻塞性肺疾病可改变通气血流比，引起低氧血症、高碳酸血症。气体交流障碍和呼气气流受阻，在正常情况下即可导致呼吸做功增加，可因创伤、麻醉、气道分泌物等而进一步加重。限制性疾病（如肺纤维化、胸腔积液、肥胖、脊柱侧弯、大量腹水、妊娠）的并发症比慢性阻塞性肺疾病少，特别是呼吸肌未受影响和限制通气的障碍在肺外时更是如此。

35

无创性机械通气对患有 COPD 以及限制性通气障碍的患者都是有益的，因为它可以帮助患者减少呼吸做功，改善呼吸参数，免于气管内插管。

（2）肌松药阻滞恢复不完善：痉挛性抽搐、全身肌力弱、上呼吸道梗阻、呼吸表浅、低氧血症可提示神经肌肉阻滞药拮抗不全。当在手术室未给予拮抗剂时，长效肌松药比中短效肌松药发生肌松药阻滞恢复不完善的几率大。根据临床和 TOF 检测可判断肌力的恢复程度。也要注意一些特殊情况，如重症肌无力和肌无力综合征、假性胆碱酯酶缺乏、琥珀胆碱引起的二相阻滞、低温、酸碱和电解质失衡、抗胆碱酯酶过量。如果足量的药物拮抗后（成人新斯的明 5mg 和格隆溴铵 1mg 静脉注射），仍存在肌力弱，最好持续机械通气，用适量的抗焦虑药，直到肌力恢复。

（3）上呼吸道梗阻：可引起低氧血症和高碳酸血症。

（4）镇痛不全：在胸部和上腹部术后，由于镇痛不全可能导致呼吸受限和分钟通气量降低，引起肺泡萎陷、低氧血症和高碳酸血症。应早期给予充分的镇痛、鼓励深呼吸和咳嗽加以预防。

（5）支气管痉挛：常见于 COPD、哮喘或最近有呼吸道感染的患者。其发作多是由人工气道管理不当所致，特别是气管内插管的机械刺激。哮鸣音也可以在肺水肿、支气管内插管、吸入性肺炎、气胸时听到。

（6）气胸：可见于开胸术、纵隔镜检查、支气管镜检查、为施行肾和肾上腺手术而高位分离腹膜以及脊柱融合术时。中心静脉穿刺、臂丛神经阻滞也可能发生。床旁 X 先检车有助于诊断，如果出现血流动力学不稳定（可疑张力性气胸），也可以在没有 X 的情况下进行穿刺。

35

（三）上呼吸道梗阻

上呼吸道梗阻可发生于麻醉恢复期。主要症状有呼吸运动幅度小、肋间隙和胸骨上窝凹陷，吸气时胸腹壁活动不协调。完全的上呼吸道梗阻是没有声音的，只有在部分梗阻时，才会有鼾声（梗阻部位在喉以上）或吸气时喘鸣（梗阻部位在喉周围）。在患有阻塞性呼吸睡眠暂停（OSA）、肥胖、扁桃体和腺样体增生的患者，发生上呼吸道梗阻更加常见。采用面罩吸入100%氧气，只有麻醉医生才能决定是否更换气管导管设备。有时轻提下颏就可以有效的解除梗阻，对于患有OSA的患者使用持续正压通气是有益的，特别是这些患者在家里已经接受了规范的通气治疗的前提下。上呼吸道梗阻的常见原因如下。

1. 全麻或者神经肌肉阻滞恢复不完全　气道本身和外部肌肉张力降低和不协调引起舌后坠及气道梗阻。放置鼻咽或口咽通气道、手法辅助通气或气管插管以恢复气道通畅。

2. 喉痉挛　是由于麻醉变浅和声门受到分泌物、血液、异物的刺激诱发的。

3. 气道水肿　可发生于支气管镜检查、食管镜检查及头颈部手术时，也可见于气管插管粗暴、过敏反应、输液过量和头低位时。由于小儿上呼吸道内径小，更易因水肿而发生气道梗阻。在拔管时，仅仅采用检查套囊的方法检查是否漏气没有特异性也没有敏感性，因此在可以有气道水肿的患者切勿使用此方法。气道水肿的治疗包括：

（1）面罩吸入湿润的100%氧气。

（2）头部抬高及限制液体。

（3）雾化吸入溶于生理盐水的2.25%消旋肾上腺素溶液0.5~1.0ml，或者左旋肾上腺素2ml（1∶1000）；必要时每20分钟重复使用。

（4）每6小时地塞米松4~8mg静注，持续24小时。

（5）在等待其他药物起效的同时，我们可以选用氦气（氦气∶氧气＝80∶20），因为它可以有效改善气体交换和减少呼吸做功。

35

（6）由于气道解剖位置很快发生变化，尤其是在发生过敏反应时应及早重新气管内插管。

4. **手术切口水肿** 甲状腺及甲状旁腺手术、颈廓清扫术、颈动脉内膜切除术等术后早期可能由于手术部位渗血而并发血肿。颈部血肿压迫可引起静脉和淋巴回流受阻、严重水肿。患者抱怨手术部位疼痛、受压、吞咽困难、不同程度的呼吸困难、引流液增多，这些都是出血的征象。颈部血肿必须立即处理。必须通知外科医生准备好手术间。麻醉医生通过面罩给予吸入 100% 氧气，随后在直视下行气管插管。如果不能迅速完成气管内插管，切口必须重新打开，以暂时缓解组织受压充血和保证气道通畅。

5. **声带麻痹** 可能发生于甲状腺和甲状旁腺手术、胸科手术、气管手术或粗暴插管之后。声带麻痹可能是一过性的，是由于喉返神经受累引起的；或是永久性的，由于喉返神经切断所致。一过性的单侧喉返神经麻痹较常见，主要的危险可能引起误吸。永久性单侧喉返神经麻痹预后尚好，随着时间的推移，对侧喉返神经可以代偿而减少误吸的发生。双侧喉返神经麻痹常见于喉癌或气管肿瘤切除术，由于肿瘤浸润几乎不能识别喉返神经。双侧喉返神经麻痹是严重的并发症，可导致在拔管后或术后 1 小时内上呼吸道完全梗阻，需要气管内插管；如果是永久性双侧喉返神经麻痹，需要气管造口。单侧或双侧的喉返神经损伤会导致声带松弛和音调下降，但并不会导致呼吸抑制。

（四）带插管患者需特殊处理

当不能预测带管时间时，通过 T 形管自主呼吸可能是有效的；但有些患者需要机械通气。需要接受复杂通气模式的患者应运送至 ICU 处理；PACU 中的麻醉医师要计划停机和拔管方案，或转送到 ICU 监测的可能。导致术后带管时间延长的原因有：

1. **全麻后苏醒延迟** 是由于吸入或者静脉麻醉药的作用所致。某些药物可能逆转其作用。一般较稳妥的方

35

法是呼吸机支持通气，使自主呼吸恢复。饱胃患者必须待意识和咽喉反射完全恢复后再拔管。

2. 神经肌肉阻滞逆转不全　如果用足够的药物逆转，肌力仍弱，应机械通气至完全恢复。

3. 气体交换不足　由于麻醉、手术、体位的影响，常引起 O_2 和 CO_2 交换不足。在机械通气的同时要查明其原因。

4. 气道梗阻　可见于头颈部大手术、咽部脓肿引流、下颌骨金属线固定、长时间手术和俯卧位手术；这类患者应待完全清醒后拔管。

5. 血流动力学不稳定　严重时可伴有气体交换和意识的不同程度变化，需要继续应用呼吸机支持，这样的患者应迅速转到 ICU

6. 低体温　会带来许多的副作用，如术后难以即刻拔管。

（五）拔管指征

没有单一的指征能确保可以成功的拔管。下列指征有助于评估术后患者不需要辅助通气。

1. PaO_2 或 SaO_2 正常。

2. 呼吸方式正常　在 10 分钟内没有机械支持的情况下，患者能保持自主呼吸，呼吸频率每分钟小于 30 次，潮气量大于 300ml。

3. 意识恢复，可以合作和保护气道。

4. 肌力完全恢复。

5. 拔管前　拔管前 PACU 的麻醉医师应警惕原已存在的气道情况，并可能需要再次插管。给予吸痰，吸引气管导管、口腔和咽部的分泌物；拔管后正压通气、面罩给氧、监测 SpO_2，估计患者是否有气道梗阻或通气不足的征象。

六、血流动力学并发症

（一）低血压

通过了解患者的既往史及术中管理情况，有助于我们对低血压做出鉴别诊断。下列程序有助于低血压的鉴别诊断。

1. 低血容量 低血容量是 PACU 内患者出现低血压最为常见的原因。在 PACU 中，引起低血压常见的原因包括进行性失血、补液不足、渗透性多尿、液体在体内转移。非特异性症状包括低血压、心动过速、呼吸增快、皮肤弹性降低、黏膜干燥、少尿和口渴。应给予补充足够的容量，如果血容量补足后，低血压仍然存在，应留置导尿管，并施行有创监测做进一步评估。

2. 静脉回流受阻 正压通气时胸腔内压会增高，可导致回心血量减少。常见原因有肺动力性过度膨胀（内源性呼气末正压，auto PEEP）、气胸、心脏压塞。静脉回流受阻的症状和真正的血容量减少一样，但还包括颈静脉怒张、中心静脉压增加、呼吸音和心音减弱。补充血容量是主要的对症治疗方法，消除病因是根本。

3. 血管扩张 椎管内麻醉、残留的吸入性麻醉药、低体温之后的复温、输液反应、肾上腺功能不全、全身感染、败血症、过敏反应、肝衰竭，以及使用血管扩张药均可导致血管张力降低。低血容量可加重血管扩张引起的低血压，但单纯靠补液不能完全恢复血压，需应用 α 受体激动药如去氧肾上腺素、肾上腺素和去甲肾上腺素，但要在严密监测血流动力学的情况下使用。应在 PACU 就开始对特定病因进行诊断和治疗。

4. 心输出量下降 围手术期发生心功能不全的原因有心肌缺血和梗死、心律失常、充血性心力衰竭、负性变力药（麻醉药、β 受体阻滞药、钙通道阻滞药、抗心律失常药）、脓毒症、甲状腺功能低下和恶性高热。其症状包括呼吸困难、多汗、发绀、颈静脉怒张、少尿、心律失常、喘鸣、肺底部干性啰音、S3 奔马律。胸片、12 导心电图和化验检查有助于诊断。通常需有创监测指导治疗。

（1）增加心肌收缩力如多巴胺、多巴酚丁胺、肾上

35

腺素、去甲肾上腺素、米力农。

（2）用硝酸酯、钙通道阻滞药、血管紧张素转换酶抑制剂降低后负荷。

（3）对液体超负荷患者采用呋塞米利尿。

（4）对于心律失常患者采用抗心律失常药或者电复律治疗。

（二）高血压

高血压是术前有高血压患者术后最常见的并发症，特别是术前未经过系统药物治疗者。一些特殊手术可以引起术后血压升高，如颈内动脉手术、胸腔内手术。其他引起术后高血压得原因包括疼痛、膀胱膨胀、液体过量、低氧高碳酸血症、低体温、颅内压增加、血管收缩药。高血压的表现有头痛、视物模糊、呼吸困难、不安、胸痛，但通常没有症状。应该核对患者血压测定的正确性，查阅病史和手术过程，排除可以纠正的原因。治疗应致力于维持血压接近正常范围。都颅内动脉瘤术后、易破裂的血管吻合术、微血管手术和严重缺血性疾病的情况应严格控制血压。如果可能，口服给药较为理想；当然有需要的话也可以静脉给予起效快、作用时间短的药物。

1. β 受体阻滞剂　拉贝洛尔 5～20mg 静注或 2mg/min 静脉泵入；艾司洛尔 10～100mg 静注或者 25～300μg/（kg·min）泵入；普萘洛尔 0.5～1.0mg 静注。

2. 钙通道阻滞剂　维拉帕米 2.5～5mg 静注；或尼卡地平 5～15mg/h 静注，之后以 0.5～2.2mg/h 维持。不建议使用舌下含服硝苯地平，因为它可以使血压显著下降，并有可能出现心肌缺血。

3. 肼屈嗪　5～20mg 静注，是纯粹的血管扩张药，可增快心率。

4. 硝酸盐　硝酸甘油开始 25μg/min，主要为了扩张静脉，尤其适用于伴有心肌缺血患者。硝普钠开始 0.5μg/（kg·min）静注，是强效的动脉扩张药，需要有创血压监测。

35

5. **菲诺多泮**　菲诺多泮是选择性外周多巴胺受体激动剂。剂量从 $0.1 \sim 1.5\mu g/(kg \cdot min)$ 静注。副作用有心动过速、头疼、眼内压增高。

6. **依那普利**　如果患者不能口服药物，静注 $0.625 \sim 1.25mg$ 依那普利可在使用血管紧张素转换酶抑制剂和血管紧张素受体阻滞剂的患者中起到良好的降压作用。

（三）心律失常

围手术期发生心律失常的主要原因有交感神经兴奋、低氧血症、高碳酸血症、电解质和酸碱失衡、心肌缺血、颅内压增高、药物中毒、甲状腺危象和恶性高热。房性期前收缩和偶发室性期前收缩常不需要治疗。当有恶性心律失常时应吸氧，在寻找原因的同时开始适当的治疗。

1. 常见的室上性心律失常

（1）窦性心动过速：可能是由于疼痛、躁动、低血容量、发热、低氧高碳酸血症、恶性高热、充血性心力衰竭或肺栓塞所致。除非有发生心肌缺血的征象，否则在明确病因前不宜使用 β 受体阻滞剂进行治疗。

（2）窦性心动过缓：可能是由于高位椎管内麻醉、阿片类药物、迷走神经兴奋、β 受体阻滞剂、α2 受体阻滞剂（右美托咪定）、颅内压增高引起。当有低血压或者严重心动过缓时可用阿托品 $0.2 \sim 0.4mg$ 或者格隆溴铵 $0.2mg$ 静注。

（3）阵发性室上性心动过速：在年龄大于 70 岁，经历胸、腹、大血管手术，术前就存在房性期前收缩的患者中，阵发性室上性心动过速的发生率较高。其包括阵发性房性心动过速、多源性房性心动过速、结性心动过速、心房扑动和心房颤动，可导致明显的低血压，治疗包括：

1）同步电复律：如果血流动力学不稳定，可实施同步电复律治疗，与心肺脑复苏程序相同。

2）腺苷：$6 \sim 12mg$ 快速静注，使阵发性房性心动过速转变为窦性心率的可能性增加。

3）维拉帕米：$2.5 \sim 5mg$ 静注或地尔硫革 $5 \sim 20mg$

35

静注（0.25~0.35mg/kg 静注后以 5~15mg/h 静脉输注），可降低心室的反应性。

4）胺碘酮：可在心功能不好的情况下（EF<40%），控制心房率。

5）β受体阻滞剂：可降低心室对室上性心动过速的反应性。

6）地高辛：0.25mg 静注，可追加至 1.0~1.5mg，能降低心室的反应性。由于起效时间长，可作为钙通道阻滞剂和β受体阻滞剂的辅助药物。

7）衣布利特：是经典的Ⅲ类抗心律失常药，可有效地将心房颤动转复为窦性心律。

2. 稳定性室性心律失常　室性期前收缩和非持续性室性心动过速通常不需要治疗，但造成上述现象的可逆原因（低氧血症、心肌缺血、酸中毒、低钾血症、低镁血症以及中心静脉导管引起的疼痛）仍应清除。稳定持续的室性心动过速应该用电复律或者药物治疗。如果室性心动过速是多源的、频发或出现"R on T"现象，则应该治疗，尤其是患有器质性心脏病的患者。

（1）β受体阻滞剂：艾司洛尔 10~100mg 或 25~300μg/（kg·min）静注，美托洛尔 2.5~10mg 静注，普萘洛尔 0.5~2mg 静注。

（2）胺碘酮：特别是心功能不好的患者，10 分钟内应给予胺碘酮 150mg，之后 6h 内给予 1mg/min，6h 后给予 0.5mg/min。

（3）普鲁卡因：20~30mg/min 静注（最大剂量 17mg/kg）和 1~2mg/min 静滴。

（4）利多卡因：1.5mg/kg 静注，然后 1~4mg/min 静滴。

3. 不稳定性室性心动过速和心室颤动应即刻进行心肺脑复苏。

（四）心肌缺血和梗死

1. T 波改变　（倒置、低平和假性正常化）可能与心肌缺血和梗死、电解质紊乱、低温、纵隔操作或导联放置不当有关。因为单独 T 波改变术后较常见，而且很少是由于心肌缺血引起的，因此必须综合临床来考虑。

2. ST 段抬高或者压低 包括抬高或降低，通常是心肌缺血或梗死的特异性改变。ST 段抬高也可以是正常变异或者是其他情况，如左室肥厚、左束支传导阻滞或者高钾。不像非手术期心肌梗死，术后心肌梗死多伴有 ST 段降低，无 Q 波。除给予氧和监测 12 导心电图外，必须分析查找 ST 段改变的诱发因素并予以纠正。常见病因包括低氧血症、贫血、心动过速、低血压和高血压。ST 段持续性改变的患者应监测心肌酶。如果可耐受给予 β 受体阻滞药。应该考虑使用硝酸甘油特别是 ST 段抬高的患者。阿司匹林和他汀类药物可能降低围手术期急性冠脉综合征患者的死亡率。严重者应请心脏科会诊并转入 ICU，特别是正在发生的心肌缺血需要进行有创监测和特殊治疗（溶栓治疗、经皮血管成形术等）。

3. 患有缺血性心脏病、脑血管病、肾功能不全、糖尿病，经历胸科、腹膜内或腹股沟部位血管手术的患者使用 β 受体阻滞剂可以降低心血管事件的发生率。以往大多数手术室和 PACU 采用围手术期 β 受体阻滞剂方案，并有效控制了术前的心率，并可持续到术后两周以上。最近的证据对非心脏手术的高危患者常规接受 β 受体阻滞剂提出质疑。麻醉医生必须根据常规使用此方案的风险和益处，进行个体化用药。

（五）永久性起搏器和心内除颤器

安装永久起搏器和心内除颤器的患者在 PACU 内应给予密切观察。手术团队必须向 PACU 医生提供起搏器的状态和特征。连续监测心电图是非常必要的，还要密切注意患者的心率、心律及血流动力学状态。手术过程中的电刀可使起搏器重启，尤其是旧型的起搏器。术中在 PPM 或 ICD 上放置磁铁可能会暂时或永久性的使起搏器失活，需重置或改变起搏器模式。术后在 PACU 可能需要询问和重新调试原厂参数，术前或术后可能需要连接电生理仪。

35

七、肾脏并发症

术后急性肾功能衰竭可增加术后患者的死亡率。术后主要可发生三种情况。

（一）少尿

少尿的定义为尿量少于 $0.5ml/(kg \cdot h)$。低血容量是术后少尿的最主要原因。即使其他原因未排除，也可以快速输注晶体液 $250 \sim 500ml$。如仍无效，应考虑进一步检查（如血、尿电解质）和进行有创监测。利尿药只应当用于有适应证时，如充血性心力衰竭和慢性肾功能不全。不合理的使用利尿剂会加重已存在的肾脏灌注不足，使肾功能进一步恶化。通过强效利尿药的作用虽可暂时维持尿量，但不能改善急性肾衰竭的预后。按顺序分析肾前性、肾性、肾后性肾衰竭的原因有助于术后少尿患者的诊治。

1. 肾前性少尿　包括肾灌注压降低的情况降低血容量外，应考虑引起心排出量降低的其他情况。腹腔内压力的升高（如腹腔内出血、大量腹水）也会使肾灌流量下降。分析尿中的电解质会有帮助，尿钠浓度降低（$<10mEq/L$）提示肾前性少尿。

2. 术后少尿的肾性原因　包括由于低灌注（如低血压、低血容量、脓毒症）、毒素（肾毒性药物、肌红蛋白尿）和创伤引起的急性肾小管坏死。尿检查发现颗粒管型有助于诊断。

3. 肾后性少尿的原因　包括导尿管堵塞、创伤、尿道医源性损伤。

（二）多尿

即尿量不成比例的多于液体输入量，较少见。对症治疗包括补充液体以维持血流动力学稳定和液体平衡。电解质和酸碱平衡可因其病因及大量液体丢失而失调，鉴别诊断包括：

1. 输液过多　在健康人只需要观察。

2. 药物性利尿。

3. 阻塞后利尿 发生于尿道梗阻解除后。

4. 非少尿性肾衰竭 急性肾小管坏死可由于肾小管浓缩功能丧失而导致一过性的多尿。

5. 渗透性利尿 可能由于高血糖、酒精中毒、高渗盐水、甘露醇、胃肠外营养所致。

6. 尿崩症 可能由于头部外伤或颅内手术导致利尿激素缺乏所致。

(三) 电解质紊乱

由于无尿，可在几个小时内发生高钾血症和酸血症，必须立即纠正以避免发生室性心律失常及导致死亡。多尿可导致严重脱水、大量钾丢失和碱血症。低钾血症常伴有低镁血症，可诱发房性和室性心律失常，但可不像伴发高钾血症那样严重。补钾必须注意避免过量。补镁可有效地治疗房性和室性心律失常，这种方法尤其适用于出现尖端扭转型室性心动过速的情况。

八、神经系统并发症

(一) 苏醒延迟

1. 麻醉或镇静的残余作用 苏醒延迟最常见的原因是麻醉或镇静的残余作用。不常见但可威胁生命的原因是大脑的器质性病变。

2. 脑灌注减少 手术中和术后较长时间脑灌注减少可引起弥漫性或局灶性脑损伤，这种情况会导致苏醒延迟。患有脑血管疾病的患者，短时间低血压即可引起严重脑低灌注，如可疑上述情况发生，需请神经科医师会诊，并进行特殊检查（如 CT、MRI 或脑血管造影），如可疑脑水肿应进行相应处理。

3. 代谢原因 苏醒延迟的代谢原因包括低血糖、脓毒血症、原已存在的脑病、电解质或酸碱失衡。有报道称输入低渗液后可导致脑水肿。

(二) 神经损伤

神经系统损伤可是卒中的结果，也可能是手术所致的外周神经损伤。围手术期卒中（包括缺血性和出血

35

性）的发生率是 0.08% ~ 2.9%。由于麻醉药的残余作用，卒中的症状如言语不清、视力改变、眩晕、躁动、意识错乱、精神不正常、麻木、肌无力或麻痹等被掩盖，导致卒中的早期诊断很困难。在患有脑血管疾病、高凝状态、心房颤动、术中经历过低血压的患者，出现缺血性卒中的几率比较高。继发于长骨骨折的脂肪栓子也会导致卒中。在患有凝血功能障碍、脑动脉瘤、动静脉畸形、出现未经控制的高血压和受到脑创伤的患者，出现出血性卒中的几率比较高。卒中多发生于颅内手术、颈动脉内膜切除术、心脏手术或多发伤后。CT、MRI 可对卒中做出诊断，一旦诊断明确，应尽快制订治疗方案，并维护好患者的生命体征。

（三）苏醒期谵妄

苏醒期谵妄的特点为兴奋与嗜睡交替、定向力障碍和不协调行为。谵妄可发生于任何患者，更常见于老年患者、有药物依赖史、患有精神病和痴呆的患者。围手术期应用的许多药物可诱发谵妄，如氯胺酮、氟哌利多、阿片类药物、苯二氮䓬类、大剂量的甲氧氯普胺和抗胆碱药（阿托品或东莨菪碱或戊乙奎醚）。谵妄也可能是一些疾病的症状，如低氧血症、酸中毒、低钠血症、低血糖、颅脑损伤、脓毒症、严重疼痛或酒精戒断综合征。对症治疗包括吸氧、补充液体和电解质、镇痛。可选用抗精神病药（氟哌啶醇，20 ~ 30 分钟分次注射 2.5 ~ 5mg）。如果躁动严重，也可以使用苯二氮䓬类。毒扁豆碱（0.5 ~ 2mg 静注）可逆转抗胆碱药引起的谵妄。

（四）外周神经损伤

可发生于手术直接损伤和术中体位安置不当，亦可是神经阻滞所致的并发症。ASA 所做的一项内部分析结果表明，尺神经损伤占臂丛阻滞后神经损伤的 1/3。形体瘦、术前已存在神经病变、吸烟、糖尿病都是发生神经损伤的危险因素。神经损伤的其他可能位置是腕部（正中和尺神经）、臂内侧（桡神经）和面罩通气时压迫第七对主分支从颅内出发点。膀胱截石位，特别是长时

35

间手术时，会损伤到坐骨神经、股神经、隐神经和腓总神经。不适当的体位会使神经受压变形，从而导致脱髓鞘；再次形成新的髓鞘需要 6 ~ 8 周，有的人恢复时间还要长。在某些特殊病例，这种损伤也许是永久性的。早期神经科会诊对诊断和完全恢复至关重要。

（五）术中知晓

是全麻手术非常罕见的并发症（一项大样本的多中心研究表明，术中知晓的发生率为 0.13%）。该并发症最先在 PACU 内发现。这通常是浅麻醉的结果，尤其是外伤手术、心脏手术和产科手术中。其他因素还包括年龄小、有药物滥用史、ASA 分级 Ⅲ ~ Ⅴ 级，以及使用过肌松药的患者。通过 BIS 监测可以使麻醉医生对麻醉深度进行评价，从而降低术中知晓的发生率。术中知晓对患者造成的影响程度是不同的，有的人只是出现中等程度的焦虑，而有的人则会出现严重的创伤后精神错乱。在 PACU 内要对患者进行量表（改良的 Brice 量表）的测试，以查明患者是否出现过术中知晓。存在术中知晓的患者要给予更加悉心的照顾，以增强其自信心；同时也应考虑心理治疗方案。

九、疼痛的管理原则

足够的术后镇痛应在手术室内开始，并延续至 PACU。麻醉恢复的关键是充分镇痛，PACU 的疼痛治疗是术后 APS 的起点。应根据手术刺激强度、术后监测和管理能力制定镇痛方案，多模式镇痛方案是目前的首选方案。

（一）阿片类药物是镇痛的主要药物

1. 芬太尼　是一种起效快、强效的合成阿片类药物，一般只限于手术室内使用。术后偶可用小剂量芬太尼（25 ~ 50μg）静脉滴入以求快速止痛。

2. 吗啡　2 ~ 4mg 静脉注射，可每 10 ~ 20 分钟重复使用，直到获得满意效果。大于 1 岁的小儿 15 ~ 20μg/kg，静脉注射或肌内注射，每间隔 30 ~ 60 分钟可安全地

35

应用。

3. 氢吗啡酮　是一种合成的阿片类药物，效能大约是吗啡的 8 倍，对组胺释放影响小。每 10～20 分钟静脉注射 0.2～0.5mg 可以达到止痛效果。

4. 哌替啶　25～50mg 静脉注射也有相似效果。哌替啶没有其他阿片类药物的拟迷走神经效应，可减轻术后寒战，使用单胺氧化酶抑制药的患者，应避免使用哌替啶。肾功能不全的患者应慎重使用。

（二）非甾体抗炎药（NSAID）和对乙酰氨基酚可以作为阿片类药的有效补充。酮咯酸 30mg 静脉注射，以后每 6～8 小时给予 15mg，可产生有效的术后镇痛。其他非甾体抗炎药（布洛芬、萘普生、吲哚美辛）也有效。NSAID 可能发生的毒性包括抑制血小板聚集和肾毒性。环氧化酶抑制剂-2（COX-2）（伐地考辛、塞来昔布）与 NSAID 比较不仅可以提供相似的镇痛效果还可以降低心血管事件（心肌梗死、卒中、高血压、心力衰竭）的发生率。在使用时从小剂量开始，并尽量缩短使用时间。与 NSAID 一样，COX-2 也具有血小板毒性从而导致出血，同时还具有神经毒性，其胃肠道的副作用要小。

（三）其他可使用的止痛方法包括解痉药、小剂量苯二氮䓬类药物和神经安定药。

（四）区域感觉神经阻滞用于术后镇痛也十分有效。

（五）在患者满意度方面，患者自控镇痛（PCA）比分次给予镇痛药的效果好。

（六）连续硬膜外镇痛在 PACU 内仍应继续，如果在手术室内没有开始给药，那么在 PACU 内应立即开始实施。

十、术后恶心呕吐

恶心呕吐在全麻后常见，在局部麻醉后较少。依据不同患者 PONV 的危险因素不同，我们要对其进行分级。当使用阿片类药物、氧化亚氮、吸入性麻醉药和新斯的明后，在女性、不吸烟、曾有 PONV 病史或存在精神疾

35

病的患者中，PONV 的发生率高。某些特定的手术（斜视矫正术、腹部手术、乳腺手术、耳鼻喉科和神经科手术）或者长时间的手术也会增加发生 PONV 的危险。对不易出现 PONV 的患者，如青年男性接受疝修补手术时，不应进行预防性处理。对易于出现 PONV 的患者，要进行预防性处理，如在术前和术中给予抗呕吐药。为将引起 PONV 的危险因素降至最低，可联合使用多种类不同的药物，如在术前使用抗焦虑药、丙泊酚诱导与维持、全凭静脉麻醉、围手术期吸氧。如果在没有给予预防措施的患者中发生了 PONV，我们首先使用 5-HT3 受体阻断药，如有必要还应考虑其他类的药物。如果在进行预防措施的患者中发生了 PONV，我们所选用的补救药物不应包括那些已经使用过的预防用药。在术后相隔 6h 内，连续使用同一类药物的效果不好。常用药物如下：

1. 东莨菪碱　如果手术前 4h 使用东莨菪碱经皮吸收制剂（1.5mg），将会对 PONV 的预防产生良好的作用，但可引起视物模糊和镇静。

2. 地塞米松　如果诱导前使用地塞米松（2 ~ 8mg 静注），可能会对 PONV 的预防产生良好的作用，同时也可以作为补救药。

3. 5-HT$_3$ 受体阻断药　在手术结束时使用血清素拮抗剂（昂丹司琼 4 ~ 8mg、格雷司琼 0.35 ~ 1mg、多拉司琼 12.5mg，静注）可以起到良好的预防 PONV 的作用。上述预防用药剂量的 1/4，也可用于补救疗法。

4. 氟哌啶醇　在预防和治疗 PONV 时，使用氟哌啶醇（1mg 静注）与使用昂丹司琼（4mg 静注）的效果相同，且使用氟哌啶醇很实惠。

5. 吩噻嗪　在预防和治疗 PONV 时，使用吩噻嗪类（异丙嗪 12.5 ~ 25mg 静注，丙氯拉嗪 5 ~ 10mg 静注）是有效的，但其镇静效果很强。

6. 茶苯海明　在预防和治疗 PONV 时使用茶苯海明（1 ~ 2mg/kg 静注）是有效的，最主要的不良反应是镇静。

35

7. 氟哌利多 在预防和治疗 PONV 时，氟哌利多（0.625~1.25mg 静注）已经不再是一线用药。只有在其他药物不起效的情况下，才可以使用氟哌利多。在给予氟哌利多前，我们要记录患者 QT 间期的长度，给药后我们还要连续监测心电图 2~3h。2001 年 FDA 发布的一项黑色预警信号提示在某些患者中，氟哌利多可导致 QT 间期延长和尖端扭转型室速。

十一、体温改变

(一) 术后低体温

术后低体温可导致血管收缩，引起血压升高和组织低灌注；低温还会损伤血小板功能，妨碍血块的形成，从而增加出血的危险。诸如 QT 间期延长的心肌复极时的变化会导致心律失常。除此以外，各种药物代谢的减慢会使得神经肌肉阻滞剂的作用时间延长。复温期间寒战可导致氧耗量和二氧化碳的生成量显著增加，对于心肺储备功能差的患者极为不利。术后低体温还会导致患者在 PACU 滞留时间延长，增加感染的几率和心脏事件的死亡率。热毯、强力空气加热毯、静脉输注温暖液体都可以改善低体温。

(二) 高温原因

包括感染、输液反应、甲亢、恶性高热、神经安定药恶性综合征。对症治疗只应用于有潜在危险因素的情况，如幼儿、心肺储备功能降低的患者。常用对乙酰氨基酚（成人用栓剂 650~1300mg，或小儿 10mg/kg）和降温毯。

十二、区域麻醉的恢复

1. 无区域阻滞并发症者可不必进入 PACU。

术后需监测的指征是深度镇静，区域阻滞发生的并发症（如局麻药进入血管，气胸）或手术的需要（如颈内动脉内膜切除术）。

2. 恢复顺序 蛛网膜下腔和硬膜外腔麻醉恢复的顺

35

序是从头到脚，感觉阻滞先恢复。在离开 PACU 前无论是运动还是感觉方面，患者应该表现出麻醉恢复的迹象。如果恢复延迟，应进行神经系统检查以明确是否有硬膜外血肿和脊髓损伤。

十三、离开 PACU 的标准

（一）离开 PACU 前必须符合的标准

易唤醒、定向力恢复、生命体征至少在 30 分钟内是平稳的。不存在手术并发症（如出血），经历椎管内阻滞的患者要有感觉和运动恢复的迹象。与手术医生和病房医生的有效沟通有助于患者尽早离开 PACU。门诊患者应该在成人的陪同下离开，并给予患者术后食谱和药方等，同时还要留下电话号码以防意外。

（二）快通道恢复

术中使用短效的药物，以及一些特定的手术使得快通道恢复的可能性增加。当麻醉医生认为患者已经满足以下的条件时，完全可以不用常规去 PACU，患者可遵循快通道恢复后离开。这样的患者可直接转入二期恢复阶段。快通道恢复的标准如下：

1. 清醒，可辨别方向（或恢复至基础水平）。

2. 生命体征平稳。

3. 在空气条件下，血氧饱和度在 94% 以上且至少保持 3 分钟。

4. 如果使用肌松药，患者的抬头试验要超过 5 秒，四串刺激没有衰减。

5. 恶心和疼痛的感觉要减到最低（不是在药物的支持下）。

6. 没有活动性出血。

十四、小儿恢复

1. PONV　小于 2 岁的儿童很少发生 PONV 但是 2 岁以后一直到青春期的这段时间内，其 PONV 的发生率大约是成人的 2 倍。某些特殊的手术（腺样体扁桃体切除

35

术、斜视矫正术、疝修补术、睾丸固定术、阴茎手术）也可使 PONV 的发生率增加。如果存在危险因素，儿童 PONV 的预防与治疗原则与成人相同。一些研究表明，在儿童 PONV 的预防与治疗方面，5-HT3 受体阻断药比其他药物的效果好。地塞米松 150μg/kg 静注，最大剂量 8mg；茶苯海明 0.5mg/kg 静注；奋乃静 70μg/kg 静注，最大剂量 5mg；异丙嗪 0.25 ~ 0.5mg/kg 最大剂量 25mg，氟哌利多 50 ~ 75μg/kg，最大剂量 1.25mg，都是有效的选择。使用氟哌利多时，也要像成人一样做好监测。

2. 气道梗阻　气道梗阻的病因与治疗原则与成人相似。有活动性的或近期发生过上呼吸道感染会增加术后发生喉痉挛的危险，尤其是在已存在反应性气道疾病病史，或是已经存在大量分泌物的儿童。拔管后的声门下水肿与已并存的上呼吸道感染、创伤、重复插管或长时间带管、较硬的气管内插管以及头颈部手术等有关。手术后将患儿置于侧卧位，可改善呼吸道的梗阻程度，降低胃内容物误吸的危险性。

3. 躁动　当患儿从麻醉中苏醒后，处于一种陌生、不熟悉的环境，而且又没有父母的陪伴时，发生躁动是很正常的反应。术中使用过挥发性的麻醉药、氯胺酮、阿托品以及镇痛不足，这些都会使患儿术后发生躁动和焦虑的危险性增加。引起躁动的其他原因还包括低氧血症、高碳酸血症、低体温、低血压、代谢障碍以及中枢神经系统疾病。这些病因也要积极治疗。给予足够的镇痛，将患儿抱起，采用安慰性的语言或者让父母回到孩子身边，对于大多数患儿来说都可以减少躁动的发生。

（谭　蕾　罗爱林）

35

第三十六章 ● ● ● ●

围手术期呼吸衰竭

　　围手术期呼吸衰竭是指在术前、术中和术后直至与本次手术有关的治疗基本结束为止的一段时间内，由肺内、外各种疾病引起的肺通气和（或）换气功能障碍，以致在静息状态下亦不能维持足够的气体交换，导致缺氧伴（或不伴）二氧化碳潴留，从而产生一系列生理功能和代谢紊乱的临床综合征，同时排除心内解剖分流和原发于心排出量降低等情况。本章重点介绍术中及术后所发生的呼吸衰竭。

一、围手术期呼吸衰竭的病理生理

　　围手术期呼吸衰竭的发病机制可分为通气功能障碍和（或）换气功能障碍。

　　（一）通气功能障碍

　　由于有效肺泡通气量 =（潮气量 – 无效腔量）× 呼吸频率，因此凡引起潮气量减少、无效腔量增加或呼吸频率减慢的因素均可引起通气量下降。

　　1. 限制性通气功能障碍

　　由吸气时肺泡扩张受限引起的肺泡通气量不足。其病因如下：

　　（1）中枢神经系统及神经肌肉疾病：颅脑外伤、脑血管病变、颅内感染、镇静及麻醉药物过量、中毒等因素可使呼吸中枢抑制，呼吸频率或潮气量下降导致肺通气不足；此外，高位硬膜外麻醉、脊髓损伤、脊髓灰质炎、吉兰-巴雷综合征、多发性肌炎、重症肌无力等神经肌肉疾病以及低钾等因素导致呼吸肌收缩功能障碍，潮气量减少也可导致肺泡通气不足。

（2）肺部病变：由于严重肺部感染（细菌、病毒、结核、真菌及寄生虫）、肿瘤、肺气肿、急性呼吸窘迫综合征、肺尘埃沉着症、放射性肺炎，侵及肺的结缔组织病等导致严重肺纤维化、肺泡表面活性物质减少致使肺顺应性下降从而使肺泡扩张受限，肺泡通气不足。

（3）胸部及横膈病变：胸廓畸形、胸部创伤、大量胸腔积液及积气、膈疝、大量腹水、病态肥胖及腹腔镜手术过度 CO_2 气腹导致横膈抬高等均可导致肺通气受限。

2. 阻塞性通气功能障碍　由呼吸道狭窄或梗阻导致肺通气量不足。如舌后坠、口咽部术后组织充血水肿、声门水肿、喉痉挛、颈部或纵隔肿瘤及血肿压迫、痰栓、呼吸道异物及新生物、支气管哮喘等均可使呼吸道狭窄及气道阻力增大而使通气量下降。当阻塞位于胸外时，呼吸困难主要表现为吸气性呼吸困难；当阻塞位于内径 2mm 以下的外周性气道时，呼吸困难主要表现为呼气性呼吸困难。

（二）换气功能障碍

（1）弥散障碍：由肺泡气与肺泡毛细血管之间气体交换面积减少、距离增加导致气体交换障碍。①肺泡膜面积减少：肺实变、肺不张、肺叶切除等。②肺泡膜厚度增加：如肺水肿、肺泡透明膜形成、肺纤维化等。

（2）肺泡通气血流比例失调：正常时，通气血流比例为 0.8，当肺部严重病变，是肺内各部血流及通气分部不均，比例失调时，如肺泡有血流无通气或有通气无血流均可使血液流经肺泡时无法获得足够的氧和充分排出 CO_2，而导致换气功能障碍。①肺泡通气不足：支气管哮喘、慢性支气管炎、慢性阻塞性肺气肿、肺纤维化、肺水肿等导致流经肺泡的静脉血未充分进行气体交换。②肺泡血流不足：肺动脉栓塞、弥散性血管内凝血、肺血管收缩、严重肺动脉高压等导致肺泡有通气无血流，形成无效腔样通气。

（3）解剖分流增加：肺动脉血未经氧合直接流入肺静脉，如支气管扩张，肺动-静脉瘘。

当然在呼吸衰竭的发生机制中，通常通气功能障碍和换气功能障碍是同时伴存，很少孤立发生。

二、急性呼吸衰竭的诊断

结合病史、临床表现，根据动脉血气结果及影像学检查即可做出诊断。

（一）病史

有前述发生呼吸衰竭的病因或诱因。

（二）临床表现

1. 呼吸困难　呼吸频率增快是呼吸困难最早出现的症状，通常大于 20 次/分；同时可伴有呼吸幅度较小，以及辅助呼吸肌活动加强，如三凹征。如为中枢性呼吸衰竭可出现呼吸频率减慢及节律异常。

2. 皮肤黏膜　严重缺氧时可出现口唇、指甲发绀。但严重贫血时发绀可不明显。同时应注意与严重休克导致的末梢循环障碍相鉴别。还可出现多汗、球结膜充血水肿。

3. 神经精神症状　由于缺氧导致烦躁、抽搐、昏迷等症状。由于二氧化碳蓄积导致淡漠、嗜睡，甚至呼吸心搏骤停。

4. 循环系统表现　初期多表现为心动过速，血压升高，严重时可出现心律失常，心力衰竭，血压下降及心搏停止。

5. 消化和泌尿系统表现　可出现消化道出血，肝功能异常，少尿甚至肾衰竭。

（三）动脉血气

在海平面，于静息状态下吸空气，动脉血 PaO_2 低于 60mmHg，或伴有 $PaCO_2$ 高于 50mmHg，即为呼吸衰竭。

Ⅰ型呼吸衰竭　PaO_2 低于 60mmHg，$PaCO_2$ 正常或

36

下降，主要见于换气功能障碍。

Ⅱ型呼吸衰竭　PaO_2 低于 60mmHg，同时伴有 $PaCO_2$ 高于 50mmHg，主要见于肺通气功能障碍，若伴换气功能障碍，则缺 O_2 更为严重。

（四）影像学检查

胸部 X 线，头胸部 CT、肺血管造影及心胸部 B 超是明确呼吸衰竭的原因、病变范围、程度的重要辅助检查。同时可帮助排除心源性呼吸困难。

（五）纤维支气管镜

在取得病理学证据，协助明确诊断的同时还具有治疗的作用。

三、治疗

（一）急救措施

围手术期呼吸衰竭多由某些突发因素，如严重肺部创伤，气道梗阻；或在慢性肺部疾病基础上合并肺部感染，支气管哮喘等，导致短时间内出现呼吸衰竭，因此应迅速采取措施缓解缺氧和二氧化碳潴留，维持生命体征的稳定。

1. 保持呼吸道通畅

（1）清除气道分泌物，促进排痰。

（2）解除呼吸道梗阻：①若喉头水肿，呼吸道痉挛，可酌情给予糖皮质激素，雾化吸入 $β_2$ 受体激动剂或选择性 M 受体阻滞剂，茶碱等。②若为气道异物，在病情允许下尽早行气道异物取出。③若为颈部血肿或脓肿压迫，应紧急行床边切开引流。④必要时置入口咽通气道防止舌后坠。

2. 氧疗

（1）吸入氧浓度：在保证 PaO_2 大于 60mmHg 情况下，尽量降低吸入氧浓度。Ⅱ型呼吸衰竭往往需要低浓度（<35%）给氧。

（2）吸氧装置：鼻导管或面罩，包括无重复吸收面罩、文丘里面罩等。

36

3. 呼吸兴奋剂

兴奋呼吸中枢，增加通气量，常用于中枢性呼吸衰竭及Ⅱ型呼吸衰竭，常用药物有尼可刹米和洛贝林。新药有多沙普仑。

4. 辅助通气　若以上措施无效，则应立即行辅助通气。

（1）人工辅助通气：利用简易呼吸囊行面罩加压给氧。

（2）呼吸机辅助通气：①无创机械通气，对于清醒合作者，可有效清理呼吸道分泌物，近期无胃肠道手术等禁忌的情况下可行无创机械通气。②有创机械通气，在无创机械通气失败或有禁忌时，在建立人工气道的基础上，如气管插管或气管切开时行有创机械通气。根据病情，适当采用镇痛镇静治疗。

（二）病因治疗

病因治疗是呼吸衰竭治疗的根本。如控制肺部感染，胸腔穿刺引流等，若为肺栓塞则应根据病情行溶栓或抗凝治疗。

（三）支持治疗

纠正电解质和酸碱平衡失调，注意液体管理，防治肺水肿。同时注意营养支持治疗，保证热卡供应。

（四）防治并发症

积极维护其他脏器功能，减少并发症的发生，如呼吸机相关性肺炎，应激性消化道出血，急性肾损伤，深静脉血栓，脑水肿等。

四、脱离机械通气

脱离机械通气是指逐渐减少呼吸机支持的时间，同时逐渐恢复患者的自主呼吸，直至患者完全脱离机械通气的过程。目前多用自主呼吸试验作为脱机方法。

（一）脱机前准备

1. 基本条件

（1）呼吸衰竭的原发病因解除或有效控制。

36

（2）呼吸中枢驱动力正常。

（3）呼吸频率 <35 次/分。

（4）浅快呼吸指数 <105。

（5）$FiO_2 \leq 0.4$，$PEEP \leq 5cmH_2O$，氧合指数（PaO_2/FiO_2）$\geq 200mmHg$。

（6）气道自净能力恢复，可自主咳嗽排痰。

（7）全身各器官功能状态改善。

（8）循环状态稳定，无休克、严重心功能不全或严重心律失常等。

（9）无严重酸碱平衡紊乱或电解质紊乱。

（10）患者意识清楚或容易唤醒，可按指令运动。

2. 自主呼吸试验（SBT）若满足上述基本条件，则进行自主呼吸试验，即让患者通过 T 管自主呼吸或在低压力支持水平下呼吸，通过短时间（30～120 分钟）的观察，判断其自主呼吸能力是否恢复。

（1）试验方法

1）T 管试验：吸痰，清除气囊上分泌物，脱开呼吸机，T 管加温加湿吸氧。

2）低水平 CPAP：$5cmH_2O$ 压力，FiO_2 不变。

3）低水平 PSV：$5～7cmH_2O$ 压力，FiO_2 不变。

试验时间 30～120 分钟，COPD 患者应适度延长时间一般 60～120 分钟。

（2）SBT 评价标准

1）SBT 耐受标准

A. 主观标准　无呼吸窘迫的表现：不安焦虑，大汗，明显主观感觉不适，辅助呼吸肌过度活动。

B. 客观标准

a. $FiO_2 \leq 0.4$，$PaO_2 \geq 60mmHg$，或氧合指数（PaO_2/FiO_2）$\geq 150mmHg$。

b. $PaCO_2$ 升高小于 10mmHg。

c. 呼吸频率 ≤ 35 次/分。

d. 心率及血压较脱机前基础值增加小于 20%。

2）SBT 失败标准：反之，若在实验时间内出现与耐受标准相反的主、客观变化，且持续 3~5 分钟，则可终止实验，实验失败，并给予充分稳定的呼吸支持。

（二）经口气管导管的拔除

1. 清除气囊上、口鼻腔分泌物。

2. 气囊漏气实验：评价上气道通畅度。

3. 根据情况准备拔管后氧疗设备。

4. 拔除气管导管。

（三）拔除气管导管后处理

1. 观察患者生命体征、呼吸状态及询问主观感觉。

2. 1 小时后复查动脉血气。

3. 注意有无声嘶，吸气三凹征等声门水肿表现，必要时给予激素雾化吸入或静脉给予激素。

4. 注意改变患者体位，理疗，鼓励促进咳嗽咳痰。

（四）序贯性机械通气

经人工气道机械通气的患者，在未满足拔管和撤机的条件下，提前拔管，改用无创辅助通气，然后逐渐撤机的通气方式，主要用于拔管困难的气管插管患者，如COPD 或慢性心功能不全患者的撤机。

（邹晓静　袁世荧）

36

第三十七章

成人、小儿及新生儿复苏

一、概述

一切为了挽救生命而采取的医疗措施，都属于复苏的范畴。心肺复苏（cardiopulmonary resuscitation，CPR）：是针对呼吸、心跳停止所采取的抢救措施，即以人工呼吸代替患者的自主呼吸，以心脏按压形成暂时的人工循环并诱发心脏的自主搏动。心肺脑复苏（cardiopulmonary cerebral resuscitation，CPCR）：将心肺复苏扩展为心肺脑复苏，强调维持脑组织的灌注是心肺复苏的重点，力争脑功能的完全恢复。复苏时限：4分钟。从心跳停止到脑细胞坏死的时间为4分钟。在心跳停止后4分钟内开始初期复苏，8分钟内开始后期复苏者的恢复出院率最高。时间是成功与否的关键。只有心肺功能复苏而没有脑功能的恢复，复苏没有意义。心肺脑复苏包括初级生命支持，高级生命支持及长程生命支持。

二、心搏骤停

各种原因导致心脏突然停止跳动，造成了有效排血的停止，称为心搏骤停。

（一）心搏骤停的病因

心搏骤停的原因包括心源性和非心源性因素。根据年龄，婴幼儿以呼吸道梗阻及感染多见，青年人以心肌疾病多见，老年人以心肌梗死和脑卒中多见。

1. 心源性因素

（1）心肌梗死，在心源性猝死中约占80%。

（2）心肌炎、心肌病，如肥厚梗阻型心肌病。

（3）各种心瓣膜病。

（4）先天性心脏病，如法洛四联症，大动脉转位。

（5）离子通道病，如长QT综合征，Brugada综合征。

（6）细菌性心内膜炎。

（7）其他：心脏破裂，心脏压塞，左房黏液瘤等。

2. 非心源性因素

（1）血管病变，如肺栓塞、重度肺动脉高压，主动脉夹层破裂。

（2）颅内病变，如大面积脑梗，颅内出血。

（3）意外事件，如严重创伤，高位脊髓损伤，休克，电击，中毒，低温。

（4）严重电解质紊乱及酸碱平衡失调，如高钾血症，严重酸中毒。

（5）内分泌病急症，如低血糖。

（6）医疗意外，如麻醉及手术意外，心包穿刺。

（二）心搏骤停的心电图分型

1. 心室扑动、颤动

（1）心室扑动：心电图表现为振幅相同、快慢规则，正旋波样曲线，不能辨认QRS波及ST段和T波，频率为150～250次/分钟。多很快转变为室颤。

（2）心室颤动：心肌发生不协调、快速而紊乱的连续颤动。心电图表现为QRS波群与T波完全消失，代之以形态大小不等、频率不规则的颤动波，频率150～500次/分钟。

2. 心电-机械分离　心电图表现为等电位线，有正常或宽而畸形、振幅较低的QRS波群，频率多在30次/分以下。此时，心脏已无收缩能力而非心电静止。

3. 心室停搏　心肌完全失去电活动，心电图表现为

37

一条直线。窦性、房性、结性冲动不能到达心室，且心室起搏点也不能发出冲动。

（三）心搏骤停的判定

1. 意识丧失。

2. 没有呼吸或无正常呼吸。

3. 大动脉搏动消失（10 秒内完成呼吸和脉搏的检查）。

三、成人复苏

（一）初级生命支持

此阶段的主要任务是支持基本生命活动。包括通畅气道，建立有效的人工呼吸和人工循环。

1. 及早识别患者并启动应急反应系统　即一旦发现患者没有反应，必须立即就近呼救，同时继续检查脉搏和呼吸，启动应急反应系统。

2. 着重胸外按压的早期 CPR　包括胸外按压，开放气道，人工呼吸。

一旦发现无反应患者，应立即进行单纯胸外按压式心肺复苏，如有能力进行人工呼吸，则应以 30 次按压给予 2 次人工呼吸的比率，实施胸外按压和人工呼吸，并持续按压直至体外除颤器或专业施救者赶到。

（1）胸外按压

1）按压部位：胸骨下 1/2 处，胸部正中两乳头之间。

2）按压深度：至少 5cm，但不超过 6cm。

3）按压速率：100～120 次/分钟。

4）尽可能减少胸部按压中断的次数和持续时间，中断时间限制在 10 秒内。

5）保证每次按压后胸廓回弹和避免过度通气，避免在按压间隙倚靠在患者胸上。

6）按压姿势：肩肘腕三点一线垂直患者胸骨。

7）临床上心脏按压有效的标志是：①大动脉搏动可触及；②发绀消失；③测得血压；④散大的瞳孔开始缩小，甚至出现自主呼吸及体动。

37

（2）开放气道

1）昏迷患者气道梗阻的常见原因为舌后坠，因此关键是解除舌肌对呼吸道的堵塞。

方法：左手置于患者前额，下压使头部后仰，使下颌角与耳垂的连线与地面垂直。或双手向上牵拉下颌角，使下颌角向前（如有颈椎损伤，不宜使用）。

2）清除气道异物：如有呼吸道异物，则采用 Heim-lich 法，挤压腹部进行急救。

（3）口对口人工呼吸

1）一手捏住患者鼻子。

2）口对口密闭。

3）每次吹气时间 1 秒钟以上，并使胸廓有明显起伏。

4）通气速率每分钟 10 次。

5）胸外按压与人工呼吸比例为 30:2。

3. 迅速除颤　当可以立即取得体外除颤器时，对于有目击的成人心搏骤停，应尽快使用除颤器。若成人在未受监控的情况下发生心搏骤停，或不能立即取得 AED 时，应该在获取及准备 AED 的时候开始胸外按压。视患者情况，应在设备可供使用后尽快尝试进行除颤。

（二）高级生命支持

此阶段的主要任务是使用辅助设备、特殊技术和药物，以维持更有效的血液循环和通气，争取恢复自主呼吸和心律，为脑复苏提供良好的基础。

1. 除颤　除颤要点：①在意识丧失的 4 分钟内立即施行除颤，可提高存活率。②首次成人电击能量为200J，第 2 次用200J；第 3 次用360J。③如室颤为细颤，可先用肾上腺素1mg 静脉注射后再除颤。④除颤后立即继续胸外按压 2 分钟，再检查心律，如需要可再次电击。⑤除颤部位在患者右锁骨下胸骨旁及左乳头或左侧腋前线第 4、5 肋间处。

2. 尽早建立人工气道并行机械通气

（1）咽部置管：包括口咽通气道和鼻咽通气道，主

37

要用于舌后坠，分泌物、呕吐物或凝血块等阻塞上呼吸道。

（2）球囊面罩辅助通气：是气管插管前，急诊最常用的辅助通气装置。可提供正压通气，双人复苏效果较好，单人复苏易出现通气不足。

（3）气管插管：条件具备时，应尽早进行。可确保呼吸道通畅及充分供氧。防止过度通气。

3. 复苏药物

（1）肾上腺素：室颤和无脉性室速，1mg/次，静脉注射或骨髓腔给药。若无效，3～5分钟后可重复。适用于各型心搏骤停。递增肾上腺素剂量的方法不能提高患者存活率。可使细室颤转为粗室颤，利于早期实施电除颤。因不可电击心律引发心搏骤停应尽早给予。不需要联合使用加压素和肾上腺素。

（2）胺碘酮和利多卡因：胺碘酮可以用于对 CPR、除颤和血管活性药治疗无反应的室颤或无脉性室速。

胺碘酮首剂 300mg 用 5% 葡萄糖 20ml 稀释，经静脉快速推注，随后电除颤 1 次，如仍未转复，可于 10～15 分钟后再应用 150mg，如需要可以重复。在首个 24 小时内使用维持剂量，开始 6 小时内 1mg/min，后 18 小时改为 0.5mg/min，总量不超过 2g。

如果没有胺碘酮，可使用利多卡因。恢复自主循环后，不需要常规使用利多卡因。若为室颤/无脉性室性心动过速导致心搏骤停，恢复自主循环后，可以考虑立即开始或继续施用利多卡因。初始剂量为 1～1.5mg/kg 静脉注射，如果室颤无脉性室速持续，每隔 5～10 分钟后可再用 0.5～0.75mg/kg 静脉注射，直到最大量为 3mg/kg，静滴维持，2～4mg/min。

（3）硫酸镁：用于尖端扭转型室速。1～2g，5% 葡萄糖 20ml 稀释，静脉注射 10 分钟。

37

（4）碳酸氢钠：严重酸中毒（pH<7.2）时，谨慎使用碳酸氢钠。初量一般为 1mmol/kg（相当于 5% $NaHCO_3$ 溶液 1.66ml/kg），随后应根据血气分析结果决定 $NaHCO_3$

的用量。在 CPR 时需在通气足够的条件下使用 $NaHCO_3$，否则反而引起 CO_2 蓄积而加重酸中毒。

（5）β-受体阻滞剂：不需要常规使用，但因室颤/无脉性室性心动过速导致心搏骤停而入院，若可耐受，可以考虑尽早开始使用 β-受体阻滞剂。

（三）长程生命支持

此阶段的主要目的是提高生命质量，促进脑复苏和治疗原发病及并发症。

1. 维持循环功能　加强监护，根据病情选用强心、抗心律失常及血管活性药物，纠正低血压状态（MAP ≥ 65mmHg），维持重要器官血流灌注。

对所有 ST 段抬高的患者，以及无 ST 段抬高，但血流动力学或心电不稳定，心血管病变可疑患者，建议紧急冠状动脉血管造影。

2. 维持呼吸功能　根据动脉血气分析结果，调整通气参数及吸氧浓度。

3. 维持水、电解质及酸碱平衡。

4. 监测肾功能。

5. 监测颅内压。

6. 病情允许时尽早恢复肠内营养。

7. 脑复苏　心肺复苏一开始，就应开始脑复苏。

（1）保持稳定的循环、呼吸功能和酸碱平衡。

提高脑组织灌注压，将动脉血气维持在正常范围，防止电解质紊乱。

（2）温度管理：对所有恢复自主循环的昏迷成年患者均应实施目标温度管理。目标温度为 32 ~ 36℃ 之间，至少维持 24 小时。并且在目标温度管理后积极预防昏迷患者发热，以减少神经功能的恶化。

（3）脱水：可选用或联用 20% 甘露醇、甘油果糖、激素、呋塞米。

（4）防治抽搐。

（5）氧疗：必要时高压氧治疗，宜尽早进行。

（6）清除氧自由基、促进脑代谢。

37

四、小儿复苏

（一）初级生命支持

1. 识别心搏骤停，呼救并启动应急反应系统。

医疗人员可最多用 10 秒触摸脉搏（婴儿肱动脉，儿童颈动脉或股动脉），如 10 秒内无法确认触摸到脉搏，或脉搏明显缓慢（60 次/分），需开始胸外按压。非医疗人员可不评估脉搏。

2. 儿童心肺复苏中胸部按压、开放气道及人工呼吸顺序与成人一致。

（1）胸外按压

1）按压部位：若为婴儿，将 2 根手指放在婴儿胸部中央，双侧乳头连线中点（一名施救者）；或将双手拇指环绕放在婴儿胸部中央，双侧乳头连线中点（两名施救者）。若为 1 岁以上患儿，按压部位在胸骨中下 1/3 交界处。1~8 岁，单掌按压。8 岁以上，双掌按压。

2）按压深度：至少胸骨前后径的 1/3，婴儿约 4cm，儿童大约 5cm，青少年至少 5cm，不超过 6cm。

3）按压频率：100~120 次/分钟

4）尽可能减少胸部按压中断的次数和持续时间，中断时间限制在 10 秒内。

5）保证每次按压后胸廓回弹和避免过度通气，避免在按压间隙倚靠在患者胸上。

6）按压姿势：肩肘腕三点一线垂直患者胸骨。

7）临床上心脏按压有效的标志是：①大动脉搏动可触及；②发绀消失；③测得血压，动脉收缩压达 60mmHg 为度。④散大的瞳孔开始缩小，甚至出现自主呼吸及体动。

（2）开放气道同成人。

窒息性心搏骤停在儿童中最为常见，因此清理及开放气道对患儿至关重要。

（3）口对口人工呼吸：方法同成人。若为一名施救者，则按压通气比为 30:2，若为两名施救者，则按压通

37

气比为15∶2。避免过度通气。若无法行人工呼吸，则进行单纯式胸外按压。

（二）高级生命支持

1. 除颤　如有可能，应尽早除颤。除颤能量：初始剂量2J/kg，难治性室颤4J/kg，最大能量10J/kg或成人剂量。

2. 尽早建立人工气道并行机械通气　方法同成人。

3. 复苏药物

1）肾上腺素：为不可电击心律（心跳停搏，无脉电活动），应尽快建立静脉或骨髓通路，给予肾上腺素，剂量：0.01mg/kg（0.1ml/kg，1∶10 000）静脉注射或骨髓腔注射；或者0.1mg/kg（0.1ml/kg，1∶1 000）气管内给药，3~5分钟后可重复，每2分钟评估心律。

2）胺碘酮和利多卡因：对于电击难治性室颤或无脉室速的患者，考虑胺碘酮或利多卡因治疗。胺碘酮5mg/kg。利多卡因1mg/kg，5~10min后可重复，病情稳定后按20~50μg/（kg.min）速度静脉滴注维持。

3）硫酸镁：用于尖端扭转型室性心动过速，硫酸镁25~50mg/kg，静脉滴注。

4）阿托品：心动过缓时，可选用阿托品，每次0.01~0.1mg/kg，5分钟后可重复使用。

4. 液体复苏　对于脓毒性休克患儿可使用20ml/kg的等渗液静脉推注进行复苏，对发热患儿谨慎使用液体复苏。

（三）长程生命支持

1. 使用静脉补液和（或）强心药或血管活性药物（肾上腺素、多巴胺、多巴酚丁胺、去甲肾上腺素、米力农）来维持收缩压高于年龄相关的第5百分位。

2. 防止严重低氧，使$SpO_2 > 94\%$，维持正常的动脉血气。

3. 对于复苏后昏迷患儿，应维持正常体温。

4. 防止电解质及酸碱平衡紊乱。

5. 脑复苏　维持正常动脉血气，不需要过度通气。

37

维持正常体温，防止发热。治疗缺血后惊厥发作。

五、新生儿复苏

（一）确定需复苏的新生儿

刚出生新生儿出现心动过缓通常是肺膨胀不全或严重低氧血症的结果，给予充分的通气是复苏的最重要步骤。因此当出现以下 3 种情况中任意一种时：

1. 早产。
2. 无呼吸或无哭声。
3. 肌张力差。

应立即行以下处理：

1. 提供保暖，以获得正常体温。
2. 如果有需要时清除气道分泌物。
3. 保持皮肤干燥、有效刺激。
4. 正压通气　完成步骤 1～3 后，评估呼吸及心率，若心率低于 100 次/分，或存在喘息或窒息，则开始进行正压通气（正压通气要求：呼吸频率 40～60 次/分，初始充气压力 20cmH$_2$O，某些可能需 ≥30～40cmH$_2$O，或者能够使心率增加的最小压力）。并行血氧饱和度监测。以上 1～4 步骤必须在 60 秒内完成。
5. 最优化氧管理，使用空气或混合氧气，复苏 90 秒后，若心动过缓（<60 次/分钟），氧气浓度应提高到 100% 直到心率恢复正常。

（二）气管插管

再次评估心率，若心率低于 60 次/分，则考虑气管插管、心脏按压及正压通气。

气管插管指征：

1. 无活力的胎粪污染新生儿；
2. 面罩通气无效或延误；
3. 要胸外按压时；
4. 在特殊复苏情况，如先天性膈疝或极低体重儿。

37

气管内插管，确定气管导管在气管内（双侧呼吸音对称，胸廓起伏良好，呼末 CO$_2$ 监测可有助于确认气管导管位置），并用间歇正压通气后，若心率显著上升，则经气管插管通气有效。

（三）胸外按压

经充分给氧通气 30 秒后，心率 < 60 次/分则应开始胸外按压。通气是新生儿复苏中最有效的措施，胸外按压可能会与有效通气相竞争。因此，胸外按压前，应确保辅助通气有效。

胸外按压部位应在胸骨下 1/3 交界处，按压深度为其胸廓前后径的 1/3。采用双拇指环抱技术按压。

按压和通气协调，避免同时进行。应让胸廓充分回弹，拇指不离开胸壁。原发病因是通气困难的新生儿复苏，按压通气比为 3∶1。如果是因心脏原因引起骤停时，应采用较高的比率，如，15∶2。协调的按压和通气应持续进行直至自主心率≥60 次/分。

（四）复苏药物

1. 肾上腺素 一旦建立静脉通路，应静脉推注方法给药。静脉推注剂量每次 0.01 ~ 0.03mg/kg。

（五）扩容

若有失血表现或对以上复苏措施无反应时，应考虑扩容。首选等张晶体或血液。剂量 10ml/kg，可重复。

（六）复苏后处理

1. 加强通气支持，以恢复自主心率和呼吸。

2. 避免低血糖。

3. 对≥36 周的中至重度缺血缺氧性脑病的新生儿，给予亚低温治疗（33.5 ~ 34.5℃）。出生后 6 小时开始，连续 72 小时，缓慢复温至少 4 小时。

（七）终止复苏

若复苏 10 分钟后，仍无自主心率，可考虑终止复苏，但应考虑患儿自身情况及父母态度等多个因素。

（邹晓静　袁世荧）

37

第三十八章

疼痛治疗

一、定义与术语

（一）疼痛的定义

疼痛是一种常见症状，亦是一种主观感受，无论其表现形式如何，疼痛的定义一直都是"与现有组织损害有关的主诉或与此组织损害相关的感觉和情感体验，或根据对损伤的忍受程度所做的描述"。

疼痛是机体自我防御的表现，能启动复杂的体液反应，早期有助于急性疾病和损伤时保持稳态；但如果这种变化过度或持续时间过长，将引起其他并发症或增加患者的死亡率；疼痛可提示疾病的部位和性质，利于诊断和鉴别诊断。

（二）疼痛分类

1. **按疼痛的来源** 表浅疼痛，深部疼痛，内脏疼痛，神经源性疼痛；

2. **按发作、程度及持续时间分类** 急性疼痛（持续时间 <6 个月）、慢性疼痛（持续时间 >6 个月）；

3. **按原因分类** 急性疼痛、慢性恶性疼痛、慢性非恶性疼痛；

4. **按特殊性质分类** 放射性疼痛、牵涉痛、幻肢痛。

（三）疼痛评估工具

1. 0～5 描述性疼痛量表（Verbal Rating Scale，VRS）此量表对于每个疼痛分级都有描述，用轻度疼痛、中度疼痛、重度疼痛、剧烈疼痛及无法忍受的疼痛来帮助患者描述自己的疼痛。此量表容易被患者理解，但精确度不够，有时患者很难找出与自己的疼痛程度相对应的评分。

0 级　无疼痛（No Pain）

1 级　轻度疼痛（Mild Pain）　可忍受，能正常生活睡眠。

2 级　中度疼痛（Moderate pain）　轻微干扰睡眠，需用镇痛剂。

3 级　重度疼痛（Severe pain）　干扰睡眠，需用镇痛剂。

4 级　剧烈疼痛（Very Severe pain）　干扰睡眠较重，伴有其他症状。

5 级　无法忍受（Worst possible pain）　严重干扰睡眠，伴有其他症状或被动体位。

2. 视觉模拟评分量表（Visual Analogue Scale，VAS）在纸上画一条粗直线，通常为 10cm，在线的两端分别附注词汇，一端为"无痛"，另一端为"最剧烈的疼痛"，患者可根据自己所感受的疼痛程度，在直线上某一点作一记号，以表示疼痛的强度（图 38-1）。从起点至记号处的距离长度就是疼痛的量。刻度较为抽象，较不适合于文化程度较低或认知损害者。

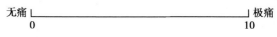

图 38-1　视觉模拟评分量表

3. Wong-Banker 面部表情量表　该方法 1990 年开始用于临床评估，是用 6 种面部表情从微笑、悲伤至痛苦得哭泣的图画来表达疼痛程度的，疼痛评估时要求患者选择一张最能表达其疼痛的脸谱（图 38-2）。这种评估

38

方法简单、直观、形象易于掌握，不需要任何附加设备，特别适用于急性疼痛者、老人、小儿、文化程度较低者、表达能力丧失者及认知功能障碍者。

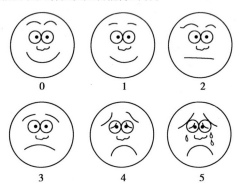

图 38-2 不同程度疼痛的面部表情

（四）疼痛的规范化处理

规范化疼痛处理（good pain management）是近年来倡导的镇痛治疗理念。强调规范化才能有效提高疼痛的诊疗水平，减少疼痛处理过程中可能出现的并发症。

（五）疼痛的规范化处理原则

1. 明确治疗目的 缓解疼痛、改善功能，提高生活质量。其中包括身体状态、精神状态、家庭、社会关系等的维护和改善。

2. 疼痛的诊断及评估 掌握正确的疼痛评估方法，定期再评估疼痛。

3. 规范化治疗的关键是遵循用药和治疗原则。药物治疗是疼痛治疗最基本、最常用的方法。选用药物治疗疼痛疾患时，多种药物的联合应用、多种给药途径的交替使用可取长补短，提高疗效。但在药物选择上应予以重视，避免盲目联合用药，力争用最少的药物、最小的剂量来达到满意的镇痛效果。

4. 要重视对不良反应的处理，镇痛药物与控制不良反应的药物应合理配伍，同等考虑。决不能等患者耐受

38

不了时才考虑处理。

（六）疼痛治疗的常用方法

1. 药物治疗　主要镇痛包括阿片类药物，非阿片类药物、中枢性镇痛药和其他类型的镇痛药等。

2. 多模式镇痛。

3. 神经阻滞疗法。

4. 硬膜外或蛛网膜下腔植入镇痛泵持续镇痛。

5. 物理镇痛：包括电疗、光疗、磁疗、水疗等。

6. 中医中药及针灸。

7. 手术疗法。

二、围手术期急性痛的治疗

（一）围手术期急性痛治疗方法的分类

1. 全身给药　阿片类和非阿片类药物的使用

2. 局部镇痛技术　多种椎管内（主要是硬膜外）和外周局部镇痛技术。

3. 其他非药理学方法。

（二）全身镇痛技术

1. 阿片类药物　阿片类药物是术后疼痛治疗的基础用药，理论上阿片类药物镇痛的优势是无镇痛的封顶效应，其实阿片类药物的镇痛功效往往受药物相关副作用的限制，如恶心、呕吐、镇静或呼吸抑制。

（1）吗啡：肌内注射后 15～30 分钟起效，45～90 分钟产生最大效应，作用时间为 4 小时，静脉注射 20 分钟产生最大效应，成人每次 4mg，10～20 分钟可以重复；

（2）哌替啶：镇痛作用相当于吗啡的 1/10，肌注 10 分钟起效，作用时间为 2～4 小时，成人每次 20～50mg 静脉注射。

（3）芬太尼：镇痛效力为吗啡的 80～100 倍。起效快，时效短，副作用小。一般限于手术室内小剂量静注（25～50μg），重复用药后可导致明显的蓄积和延时效应，快速静脉注射可引起胸壁肌肉僵硬而影响通气。

2. 非阿片类药物　包括阿司匹林和对乙酰氨基酚等

38

非甾体抗炎药，但作为单一给药，非甾体抗炎药仅能对轻、中度疼痛提供有效镇痛，而对于中重度疼痛的治疗，是阿片类药物有效的辅助镇痛药。虽然有诸多优点，但围手术期使用非甾体抗炎药物同样会引起许多副作用，包括凝血机制障碍、肾功能障碍、胃肠道出血、影响骨骼的愈合和再生，且存在封顶效应。

3. 患者自控静脉内镇痛（intravenous patient-controlled analgesia，IPCA）　被认为是阿片类镇痛药的最佳给药方式，能够将患者之间药代动力学及药效动力学的差异降到最小。常用方案，阿片类药物（芬太尼、舒芬太尼等）复合止吐药、镇静药，常用：$0.1 \sim 1\mu g/kg$ 芬太尼负荷量加 $1 \sim 2.5\mu g/(kg \cdot h)$ 持续背景用药量。

（三）局部镇痛技术

1. 局部浸润　简单易行，常用于浅表或小切口手术如阑尾手术、疝修补术等。如对于腹股沟疝，可采用 $0.5\% \sim 0.75\%$ 罗哌卡因 $30 \sim 40ml$ 用于伤口浸润麻醉。

2. 外周神经阻滞　适用于相应神经丛、神经干支配区域的术后镇痛，例如肋间神经阻滞、椎旁神经阻滞等，患者可保持清醒，对呼吸循环功能影响小。采用低浓度持续外周神经阻滞可有效镇痛不影响术后功能锻炼。

3. 患者自控硬脊膜外腔给药（epidural patient-controlled analgesia，EPCA）　适用于胸腹部及下肢手术后疼痛的控制，不影响神志和病情观察，镇痛完善，可做到不影响运动和其他感觉功能，常用方案：罗哌卡因 $0.1\% \sim 0.2\%$，首次剂量 $6 \sim 10ml$，维持剂量 $4 \sim 6ml/h$，冲击剂量 $4 \sim 6ml$，锁定时间 $20 \sim 30$ 分钟，最大剂量 $12ml/h$。

4. 关节腔镇痛　术后将阿片类药物用于外周局部（如膝关节腔内注射）产生约 24 小时的镇痛，并降低慢性痛的发生率。

（四）其他非药理学方法

其他非药理学方法，如经皮神经电刺激疗法、针灸和心理学的方法，可用于缓解术后疼痛，尽管这些方法的镇痛效果上有争议，但因为有利于降低阿片类药物相关副作用且相对安全，可能成为传统镇痛药物的辅助治疗手段。

（张宗泽）

38

参考文献

1. 邓小明，姚尚龙，于布为，等．现代麻醉学．第 4 版．［M］．北京：人民卫生出版社，2014.

2. Wilson W, Taubert KA, Gewitz M, et al. Prevention of infective endocarditis: guidelines from the American Heart Association: a guideline from the American Heart Association Rheumatic Fever, Endocarditis, and Kawasaki Disease Committee, Council on Cardiovascular Disease in the Young, and the Council on Clinical Cardiology, Council on Cardiovascular Surgery and Anesthesia, and the Quality of Care and Outcomes Research Interdisciplinary Working Group [J]. Circulation, 2007, 116 (15): 1736-1754.

3. Watson D. ABC of major trauma. Management of the upper airway [J]. BMJ, 1990, 300 (6736): 1388-1391.

4. Teitelbaum DH, Tracy T. Parenteral nutrition-associated cholestasis [J]. Semin Pediatr Surg, 2001, 10 (2): 72-80.

5. Shankaran S, Laptook AR, Ehrenkranz RA, et al. Whole-body hypothermia for neonates with hypoxic-ischemic encephalopathy [J]. N Engl J Med, 2005, 353 (15): 1574-1584.

6. Qadan M, Akca O, Mahid SS, et al. Perioperative supplemental oxygen therapy and surgical site infection: a meta-analysis of randomized controlled trials [J]. Arch Surg, 2009, 144 (4): 359-366, 366-367.

7. Muzi M, Goff DR, Kampine JP, et al. Clonidine reduces sympathetic activity but maintains baroreflex responses in normotensive humans [J]. Anesthesiology, 1992, 77 (5): 864-871.

8. Miller R, Eriksson L, Fleisher L, et al. Miller's Anesthesia. [M]. Philadephia: Churchill Livingstone, 2010.

9. Mauermann WJ, Nemergut EC. The anesthesiologist's role in the prevention of surgical site infections [J]. Anesthesiology, 2006, 105 (2): 413-440.

10. Kopko PM, Holland PV. Transfusion-related acute lung injury [J]. Br J Haematol, 1999, 105 (2): 322-329.

11. Joshi GP, Bonnet F, Shah R, et al. A systematic review of randomized trials evaluating regional techniques for postthoracotomy analgesia [J]. Anesth Analg, 2008, 107 (3): 1026-1040.

12. Jones D, Opdam H, Egi M, et al. Long-term effect of a Medical Emergency Team on mortality in a teaching hospital [J]. Resuscitation, 2007, 74 (2): 235-241.

13. Ho PM, Peterson ED, Wang L, et al. Incidence of death and acute myocardial infarction associated with stopping clopidogrel after acute coronary syndrome [J]. JAMA, 2008, 299 (5): 532-539.

14. Halpenny M, Rushe C, Breen P, et al. The effects of fenoldopam on renal function in patients undergoing elective aortic surgery [J]. Eur J Anaesthesiol, 2002, 19 (1): 32-39.

15. Goldszmidt E. Principles and practices of obstetric airway management [J]. Anesthesiol Clin, 2008, 26 (1): 109-125.

16. El-Magharbel I. Ventricular assist devices and anesthesia [J]. Semin Cardiothorac Vasc Anesth, 2005, 9 (3): 241-249.

17. Devereaux PJ, Goldman L, Yusuf S, et al. Surveillance and prevention of major perioperative ischemic cardiac events in patients undergoing noncardiac surgery: a review [J]. CMAJ, 2005, 173 (7): 779-788.

18. Collier B, Goreja MA, Duke BR. Postoperative rhabdomyolysis with bariatric surgery [J]. Obes Surg, 2003, 13 (6): 941-943.

19. Chacko T, Ledford D. Peri-anesthetic anaphylaxis [J]. Immunol Allergy Clin North Am, 2007, 27 (2): 213-230.

20. Carollo DS, Nossaman BD, Ramadhyani U. Dexmedetomidine: a review of clinical applications [J]. Curr Opin Anaesthesiol, 2008, 21 (4): 457-461.

21. Bryson GL, Chung F, Cox RG, et al. Patient selection in ambulatory anesthesia-an evidence-based review: part II [J]. Can J Anaesth, 2004, 51 (8): 782-794.

22. Boumendil A, Somme D, Garrouste-Orgeas M, et al. Should elderly patients be admitted to the intensive care unit? [J]. Intensive Care Med, 2007, 33 (7): 1252-1262.

23. Bartlett RH, Roloff DW, Cornell RG, et al. Extracorporeal circulation in neonatal respiratory failure: a prospective randomized study [J]. Pediatrics, 1985, 76 (4): 479-487.

索　引